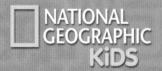

美国国家地理

脑力 修炼手册

少儿版

著 [美]史蒂芬妮·华伦·德利马

　　 [美]詹妮弗·斯万森

译 石劲宇 李彦 马会灵

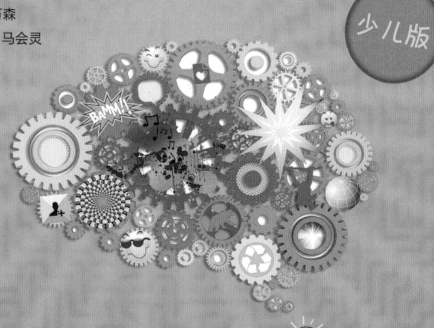

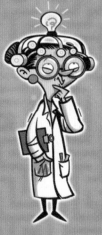

时代出版传媒股份有限公司
安徽科学技术出版社

[皖] 版贸登记号：12171701

图书在版编目（CIP）数据

脑力修炼手册 /（美）史蒂芬妮·华伦·德利马，（美）詹妮弗·斯万森著；石劲宇 李彦 马会灵译. —合肥：安徽科学技术出版社，2018.3（2020.9重印）

（美国国家地理）

ISBN 978-7-5337-7396-0

Ⅰ.①脑… Ⅱ.①史… ②詹… ③石…④李…⑤马… Ⅲ.①大脑 – 少儿读物

Ⅳ.①R338.2-49

中国版本图书馆CIP数据核字(2017)第271812号

自1888年起，美国国家地理学会在全球范围内资助超过13 000项科学研究、环境保护与探索计划。学会的部分资金来自National Geographic Partners, LLC，您购买本书也为学会提供了支持。本书所获收益的一部分将用于支持学会的重要工作。更多详细内容，请访问natgeo.com/info。

NATIONAL GEOGRAPHIC和黄色边框设计是美国国家地理学会的商标，未经许可，不得使用。

绿色印刷 保护环境 爱护健康

亲爱的读者朋友：

本书已入选"北京市绿色印刷工程——优秀出版物绿色印刷示范项目"。它采用绿色印刷标准印制，在封底印有"绿色印刷产品"标志。

按照国家环境标准（HJ2503-2011）《环境标志产品技术要求 印刷 第一部分：平版印刷》，本书选用环保型纸张、油墨、胶水等原辅材料，生产过程注重节能减排，印刷产品符合人体健康要求。

选择绿色印刷图书，畅享环保健康阅读！

北京市绿色印刷工程

NAOLI XIULIAN SHOUCE

脑力修炼手册

[美]史蒂芬妮·华伦·德利马 [美]詹妮弗·斯万森 著　　石劲宇 李彦 马会灵 译

出 版 人：丁凌云	总 策 划：李永适　张婷婷	选题策划：张 雯
责任编辑：张 雯	责任印制：廖小青	封面设计：王 艳

出版发行　时代出版传媒股份有限公司　http://www.press-mart.com

　　　　　安徽科学技术出版社　　　　http://www.ahstp.net

　　　　　（安徽省合肥市政务文化新区翡翠路1118号出版传媒广场　邮政编码：230071）

　　　　　电话：（0551）63533323

印　　制　北京博海升彩色印刷有限公司　　联系电话：010-60594506

（如发现印装质量问题，影响阅读，请与印刷厂商联系调换）

开本：889mm × 1194mm 1/16	印张：27.5	字数：700千字
版次：2018年3月第1版	2020年9月第2次印刷	

ISBN 978-7-5337-7396-0　　　　　　　　　　　　　　　　定价：158.00元

版权所有，侵权必究

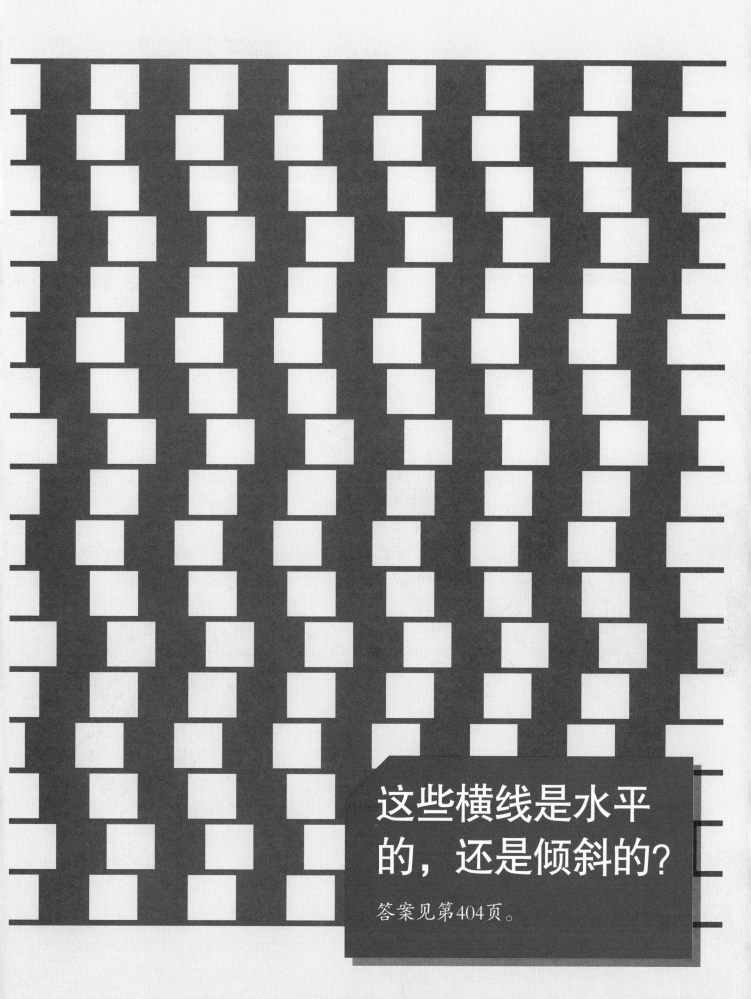

这些横线是水平的，还是倾斜的？

答案见第404页。

前 言

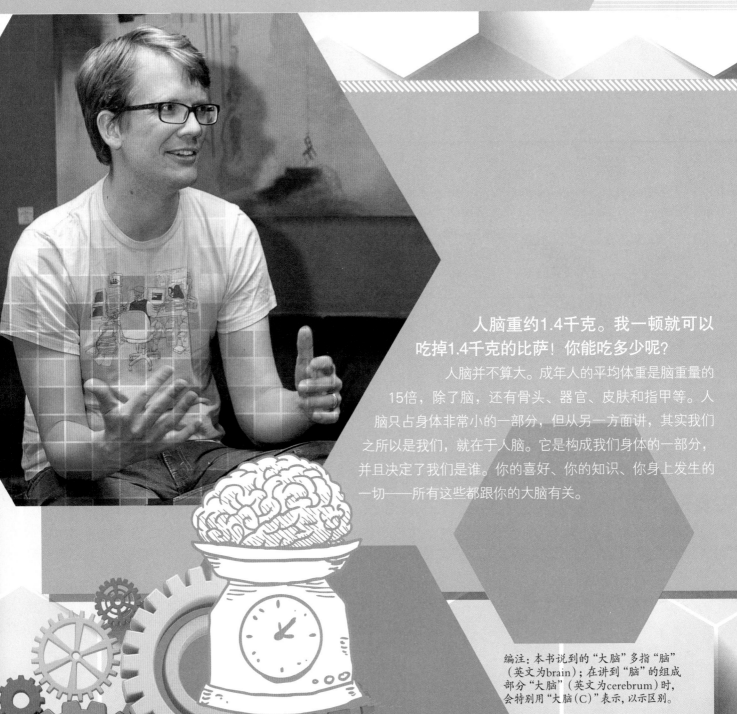

人脑重约1.4千克。我一顿就可以吃掉1.4千克的比萨！你能吃多少呢？

人脑并不算大。成年人的平均体重是脑重量的15倍，除了脑，还有骨头、器官、皮肤和指甲等。人脑只占身体非常小的一部分，但从另一方面讲，其实我们之所以是我们，就在于人脑。它是构成我们身体的一部分，并且决定了我们是谁。你的喜好、你的知识、你身上发生的一切——所有这些都跟你的大脑有关。

编注：本书说到的"大脑"多指"脑"（英文为brain）；在讲到"脑"的组成部分"大脑"（英文为cerebrum）时，会特别用"大脑（C）"表示，以示区别。

怎么可能？好吧，这有点复杂。

实际上，很多科学家认为人脑是已知世界里最复杂的东西。这太神奇了！你两耳之间的这团脂肪和神经组织，囊括了你所有的记忆、技能、希望、需求、情绪和喜好。在我们探寻世界过程中的发现里，人脑是最复杂的。

静下来仔细想想，每次我们去超市购物，是不是就是这团1.4千克的大脑在超市货架通道间逛来逛去，想找东西把自己喂饱？

脑子像头饥饿的猛兽，一刻不停地在寻找食物。虽然大脑的重量低于人体平均重量的2%，但人体20%的热量得供应给它。思考需要大量的能量！

地球上的资源是有限的，而且随着我们的进化，资源会越来越少。我们不能随意浪费能量。可是，如果出于维护大脑的需要，哪怕大脑额外需要一吨食物，那也是因为它需要这些能量去做重要的事情，比如：寻找食物、建立友谊、解决问题，也许还有最重要的，例如个人之间分享信息（对了，就是我现在正在做的事情）。

你刚吃完的午饭正在被身体消耗，而且大脑比身体其他部位消耗能量的速度快，那你就得好好利用大脑才行。最好的办法是，先用你的大脑去研究和了解大脑。除了惊叹于大脑的神奇，它还会帮助我们治疗疾病，延长生命，探寻、开发我们更多的能力。

当然，这听起来有点怪异：大脑是用来做学习研究的，也是学习研究的对象。我们用大脑来学习了解大脑。这真是个挑战！

汉科·格林
《科学秀》（SCISHOW）和
《速成班》（CRASHCOURSE）主持人

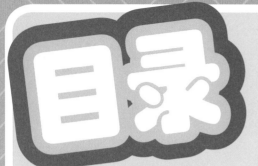
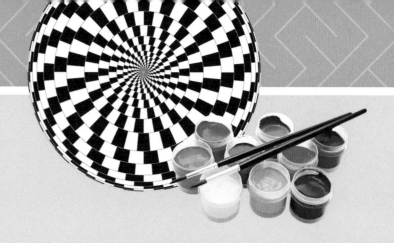

目录

第一部分
成为脑力大师

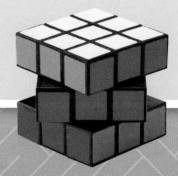

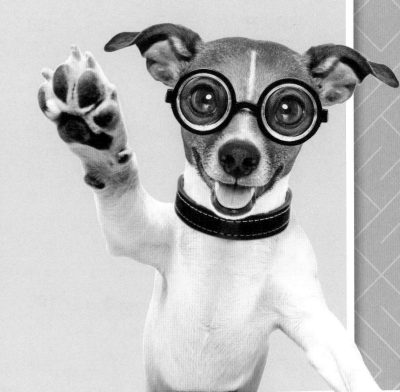

第二部分
脑力大师VS天才博士

第一章

第二章

第三章

第四章

第五章

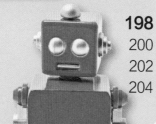

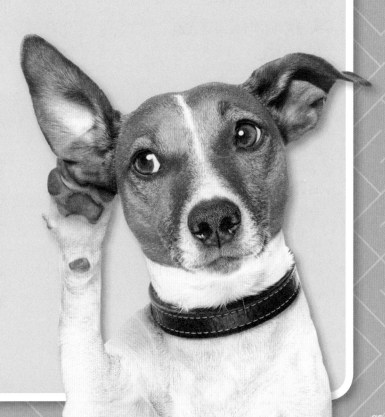

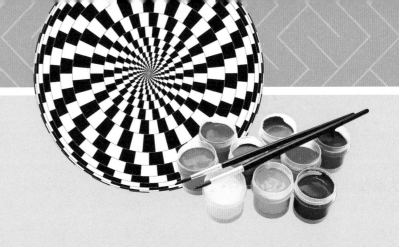

第三部分
脑内探秘

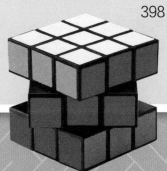

第五章

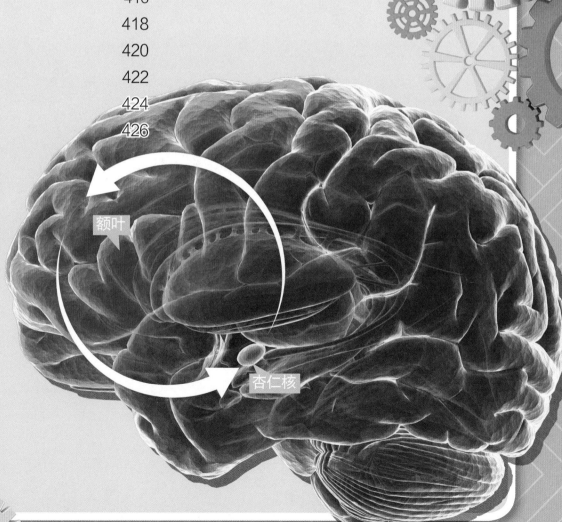

信号在扁桃体和额叶皮层之间来回传输。因此,人脑能不断地回顾自己对周围世界的情绪反应。

额叶

杏仁核

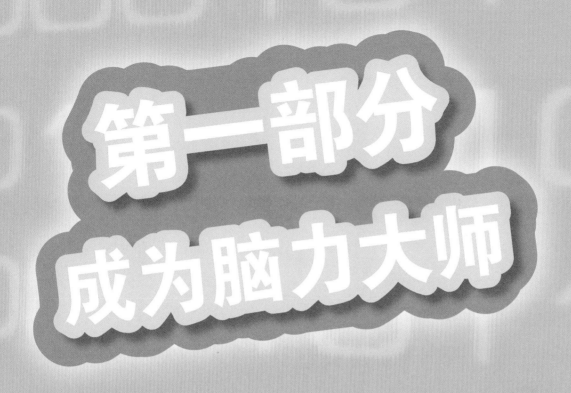

第一部分
成为脑力大师

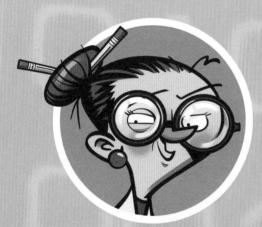

准备好锻炼大脑，
晋升为脑力大师了吗?

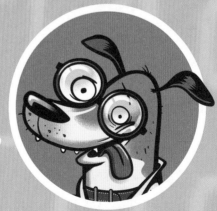

哈! 马上见分晓!

致脑力大师的一封信

你好，普通人。

我是天才博士，权威认证的脑力大师，也是你在这本书里的向导。你是不是也想成为脑力大师呢？祝你好运。我敢说你根本不知道自己的大脑有多么奇妙。举个例子，你知不知道大脑一天会产生七万个想法？这还是一个普通人的水平。像我这样的脑力大师，脑子里每天产生的想法至少还要多一倍！

我无所不知、无所不晓，并引以为傲。我是怪人、是奇葩，又是书呆子。像我一样的脑力大师在世上凤毛麟角。这实在不利于人类的未来。所以，你幸运地被选中了。我愿意将我这颗发达大脑里的全部知识都分享给你幸运的小脑袋瓜。我会领你走进大脑的深处，让神奇的科学令你叹为观止，让诡异的题目开启你的智慧。

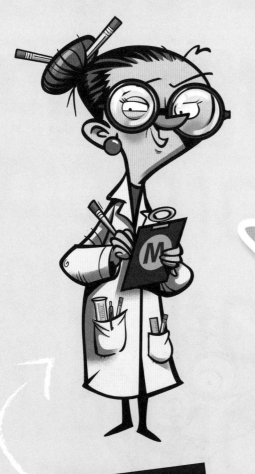

天才博士
权威认证的脑力大师

同时，我还肩负着训练你的任务。我的谜题会把你的小脑袋瓜从一个懒汉训练成体育健将。在训练完成之后，你的脑袋会变得硕大无比，大到连你脖子都直不起来。哈哈，逗你玩啦！这种事儿就发生过一回。

如果你实在想报答我的辛勤付出，我只有一点要求，请你完成每章最后的章节小测试。这些实验——不，我是说趣味题，能让我一窥你的大脑内部是如何运转的。

只有完成这一部分所有的小测试，你才能被认证为脑力大师。然后，我就能启用你无与伦比的脑力来控制世界——呃……当我什么都没说。开始吧！

Ima Genius（天才博士）

哦，对了，别忘了我的得力助手——原子。原子可不是普通的狗，他已经被我施以几次简单实验，现在变成了犬界的脑力冠军。你在书里碰到他，记得和他打声招呼，他会为你介绍一些具有神奇本领的动物。只要别让他看到网球就好，因为网球会让他分心的！

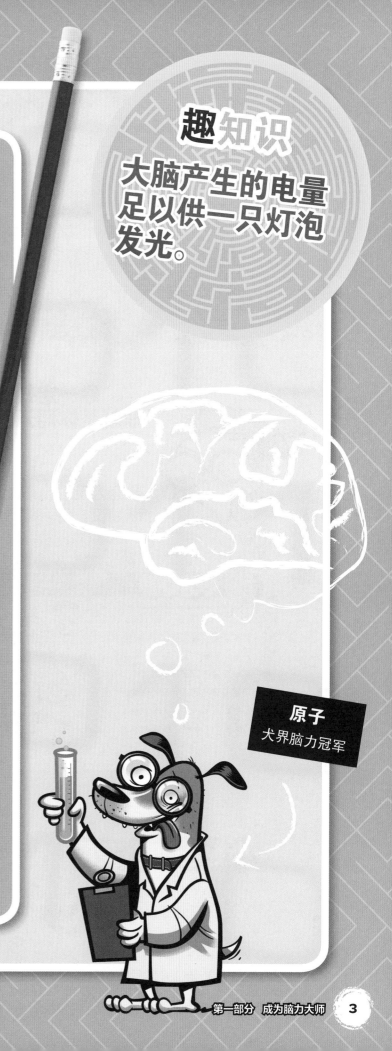

趣知识
大脑产生的电量足以供一只灯泡发光。

原子
犬界脑力冠军

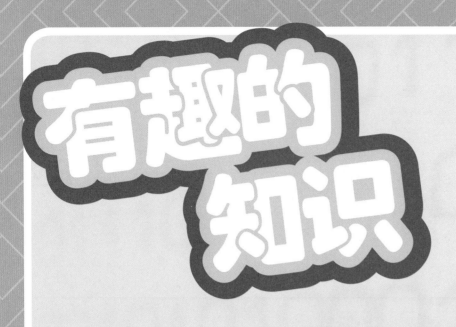

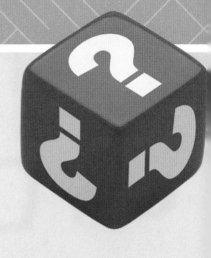

你一定知道一本普通的书是什么样——无非就是你翻开书，看一看，又翻到下一页。

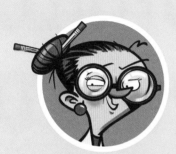

但《脑力修炼手册》可不是一本普通的书！这本书里有大量的小贴士、小窍门、小测验，还有许多有趣的小知识，每一细节都值得你仔细阅读！

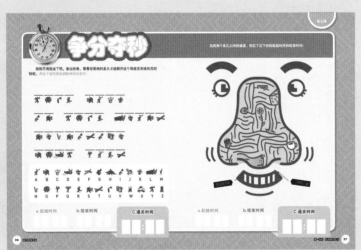

争分夺秒

每章都会有两个限时游戏。你需要准备一个秒表——预备，开始！你要在最短时间内解开我们的谜题。如果你一次比一次快，那就说明我们的训练已经成功提升了你的脑力！

小贴士和小窍门

如果你被书里的题目难住了，可以瞧瞧放大镜旁的提示。另外，我和原子也时不时会冒出来指点你，所以你一定要留意我所说的每一个字。

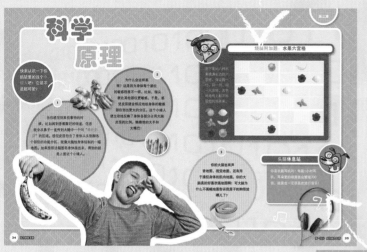

烧脑附加题
和大脑休息站

在成为脑力大师的路上，随时注意我出的烧脑附加题，这些题目可能让你栽跟头。另外，我知道你这样的新手也时不时需要休息。累的时候记得去找原子吧，他老喜欢给别人讲一些可笑的故事。

谣言粉碎机

在训炼脑力的路上，别错过谣言粉碎机，看看为什么真相和表象不一样。有些你一直深信不疑的东西说不定是弥天大谎呢！

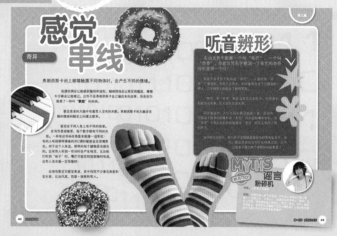

脑力测试计

还感受不到大脑的膨胀？别着急，我在每章结尾都放了一个脑力测试计，你能直观地看到大脑的成长。

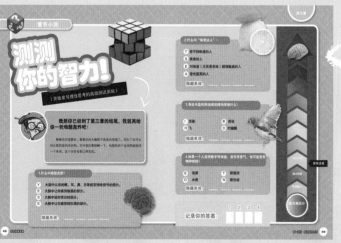

为了将天才胚子和自作聪明的人区分开，我已经将所有谜底挪到这一部分的末尾，以防作弊。当然，如果有些题目你实在解不开，偶尔翻翻答案，也无须感到内疚。即便是天才也做不到百分之百正确——当然了，我是个例外。我希望你遵守脑力大师的荣誉准则——不拼尽全力绝不言弃。

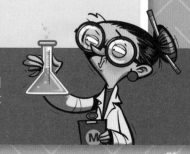

你是什么类型的天才

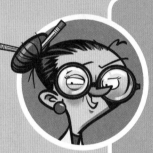

哎哟，你还没打退堂鼓呢？看来，你是真的很想成为脑力大师呀！好吧，在我正式开始之前，先让我看看你的大脑是什么样的材料。

做一做旁边的小测试，看看你是哪类天才。然后通过全书继续寻找你的天赋所在，看看哪类谜题最对你的口味。

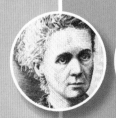 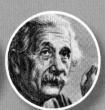 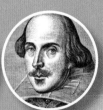 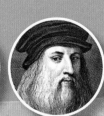 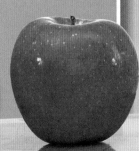

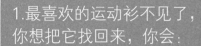

1.最喜欢的运动衫不见了，你想把它找回来，你会：

A.在脑海中列一个清单，列出你可能把这件衣服遗落的地方：衣柜、洗衣房、足球袋……
B. 闭上眼睛，回想你上次是什么时候穿它的。
C. 跟老妈聊这件事。有时候谈论一个问题会让你灵光乍现。
D. 拉开抽屉，看看其他衣物。我想想，上次穿这件运动衫的时候我还配了这条裤子，戴了那顶帽子……当时是星期一……想起来了！落在钢琴教室里了！

2. 最严厉的老师给你布置了一项繁重的读书任务，限时两周完成。你会：

A. 将整个任务分为若干步骤。首先写出大纲，接着拿出日历，给每个步骤确定时间节点。然后，你只要按计划一步一步做下去就行了。
B. 拿出一张纸和几只彩笔，动手画出一张思维导图，将书的各个部分和你想讲的内容连线。
C. 小菜一碟！书中你最爱的内容已经在脑海中闪闪发亮。你只需要动笔把这些内容记下来，接着依据这些内容继续写下去就好了。
D. 整整一周你都没想到任何可写的东西。突然，灵光乍现！可能是某晚你正躺在床上，文思如泉涌，赶紧起身拿笔记下。

3.你在帮人带娃，快被这个小朋友逼疯了。如果你不想办法逗他，他就会在墙上乱写乱画。这时，你会：

A. 跟他讲道理。如果他乖乖听话，你就放最新的超级英雄电影给他看，即便你自己已经看过一次。
B.拿出纸和笔，画一张藏宝图，让小朋友看着藏宝图在屋里寻找他最爱吃的糖。
C.给他讲个故事："很久很久以前，有一位王子和一条会喷火的恶龙……"
D.环顾四周，寻找灵感——咦，桌上有包橡皮筋，可以拿来做弹弓玩呀！

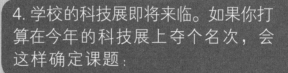

4. 学校的科技展即将来临。如果你打算在今年的科技展上夺个名次，会这样确定课题：

A.列举自己最近经常遇到的问题，比如鞋带经常松脱、书签经常从书里滑出来等。然后，你想出对应的解决办法，从而轻松拿奖。
B.漫无目的地涂鸦。你画出自己背着书包、戴着耳机的样子，突然想到是不是能在书包上装一块太阳能电池板，这样就能边走边充电了。
C.你听到电视正在播天气预报，于是突然想到为什么天冷的时候人会流鼻涕呢？啊，课题有了！
D.去一个很远的地方放松头脑。你正在公园里骑着自行车，突然进出灵感。你立马拿出平板电脑，画出一个机器人厨师的草图——你想让它在你睡觉的时候帮你做煎饼。

 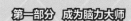

选A居多

逻辑领袖
玛丽·居里

你是一位逻辑领袖。你的大脑擅长探究因果，寻找规律。你热衷于做实验、解难题和调查未解之谜。你喜欢逻辑推理和数学。

玛丽·居里（1867—1934）是一位化学家，以通过实验发现放射现象而闻名。放射现象就是元素自动释放能量的现象，X光就是靠这一原理工作的。居里夫人也是首位两次获得过诺贝尔奖的人。真是一位了不起的天才女性！

选B居多

空间达人
阿尔伯特·爱因斯坦

你是一位空间达人。你喜欢用图像思考，擅长画画、拼图、识读图表。

阿尔伯特·爱因斯坦（1879—1955）是一位物理学家。他以提出广义相对论而闻名，该理论解释了外太空的星球如何相互环绕运行。爱因斯坦的过人之处还在于，他只通过想象物体在太空中如何运动，就提出了复杂的数学理论。

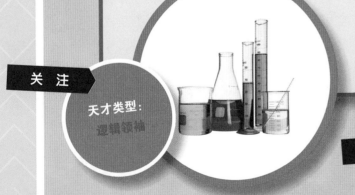

关注

天才类型：
逻辑领袖

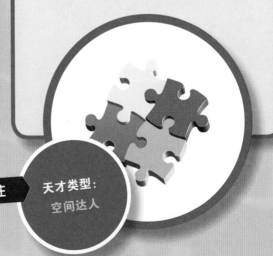

关注

天才类型：
空间达人

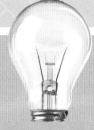

选C居多

语言大师
威廉·莎士比亚

你是一位语言大师。你热爱语言文字和与之相关的一切。你爱好阅读，擅长押韵、填字、找词等文字游戏。

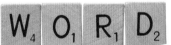

威廉·莎士比亚（1564—1616）是一位作家。作为一名文学巨匠，英语的词汇已经满足不了他的创作需求。如果他需要的表达法还不存在，他就会自己创造出来。没有莎士比亚，今天的很多英语成语就不会出现。

关注 → 天才类型：
语言大师

选D居多

创意冠军
列奥纳多·达·芬奇

你是一位创意冠军，擅长跳出常规思维。凡是碰到猜谜这种需要灵机一动的时候，人们第一个想到的就是你。只要灵感一来，你就能拿出不凡的成果。

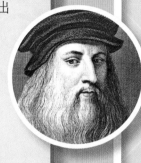

列奥纳多·达·芬奇（1452—1519）是一位画家、雕塑家、音乐家、作家、工程师……除了这些，他还有多重身份。他创作了世界上最美的画作之一——《蒙娜丽莎》。在闲暇时间，他还会搞一些稀奇古怪的设计，比如飞行器、装甲车、太阳能设备等。他真的什么都会！

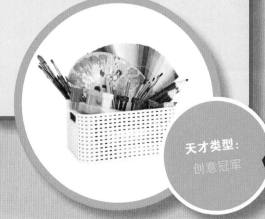

天才类型：
创意冠军 ← 关注

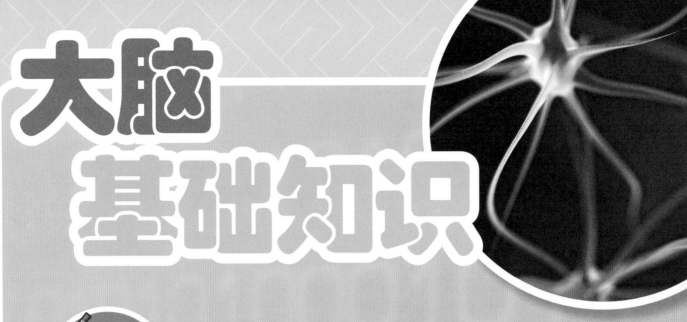

大脑
基础知识

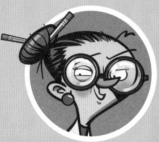

如果现在剖开你的颅骨，我们能看到什么？我可没真的这样做过，只是见过图片而已……

如果可以近距离观察你的大脑，你可能会对眼前的画面略感失望。这可不是你个人的问题，即便是我的大脑也没什么好看的。人脑就是一块大约1.4千克重的浅红色肉团。如果用手指戳它一下，你会感觉它弹弹的、滑滑的……好吧，我承认这有点恶心。

大脑虽不漂亮，却十分独特。我问问你：全宇宙最强大的机器是什么？超级计算机？才不是！给你讲个故事：2013年，一个科研团队干了件大事。他们使用了世界上最强计算机中的82000个处理器，产生的思考力才相当于1秒钟人脑活动的1％。

科学家已经发明出能将人类运送到40万千米外的太空、在月球精准着陆的飞船，却不能创造出一个能与人类脑力匹敌的设备。不得不承认，人脑确实是一台精妙绝伦的"机器"！

人脑平均重量约1.4千克。

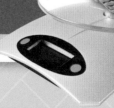

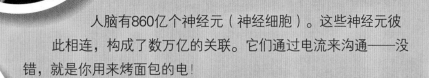

人脑有860亿个神经元（神经细胞）。这些神经元彼此相连，构成了数万亿的关联。它们通过电流来沟通——没错，就是你用来烤面包的电！

你的脑袋里每时每刻（包括睡觉的时候）都有无数的电信号在传输。这些信号从一个神经元跳到另一个神经元，无数的信号同时在传递。

我们依靠脑力建立城市，将人类送入太空，甚至推测出了宇宙的起源。但有一个问题我们始终没弄明白：我们的大脑是怎样运作的？这块黏糊糊的肉团又是如何产生了思想、感觉、记忆、希望和爱呢？

趣知识
神经元向大脑传输信息的速度高达每小时241千米。

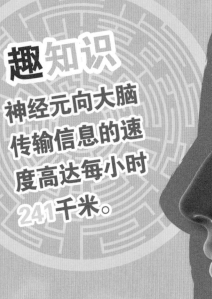

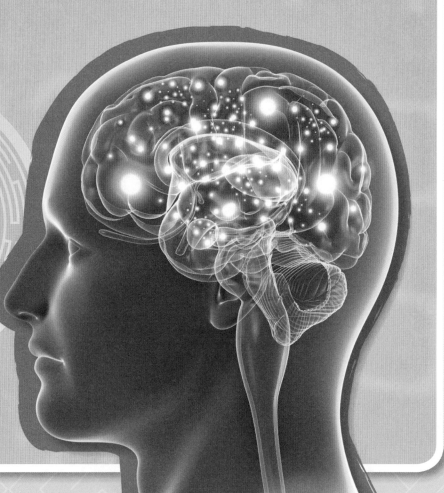

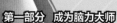

大脑基础知识

目前，全世界的科学家都在研究人脑的奥秘。接下来的几页会介绍他们的一些发现。

请回头再看一下你的测试结果。如果你是语言大师，你大脑的布洛卡氏区和韦尼克氏区（详情见第七章）就很发达。如果你是逻辑领袖，你的额叶皮层（详情见第九章）很强健。但也别限制自己！人脑最神奇的一点就是，你越是用它，它就越强大。现在请进入头脑健身房，训练你的小脑袋瓜吧！

最大的脑

8.2千克重的抹香鲸脑是地球上最大的脑。但是如果把抹香鲸的体型缩小到跟人类一样，它的脑子跟人脑相比就小得可怜了。事实上，如果地球上所有动物都一样大的话，人类无疑会拥有最大的脑。

拥有一个巨大的大脑是一件相当了不起的事。大脑就像一架飞机，需要燃料才飞得动。尽管人脑的重量只占人体重量的2%，它消耗的能量却达到人体耗能的20%。

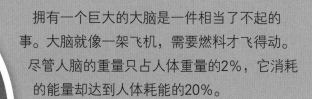

左脑右脑

　　左、右脑各控制你身体的一侧。左脑控制右半身，右脑控制左半身，刚好相反。为什么会这样呢？没人解释得通，就是这么交错分工！

　　左、右脑各有所长。例如，左脑擅长做算数，右脑擅长察言观色。左、右脑必须团结协作，才能解决问题。还请左、右脑好好相处！

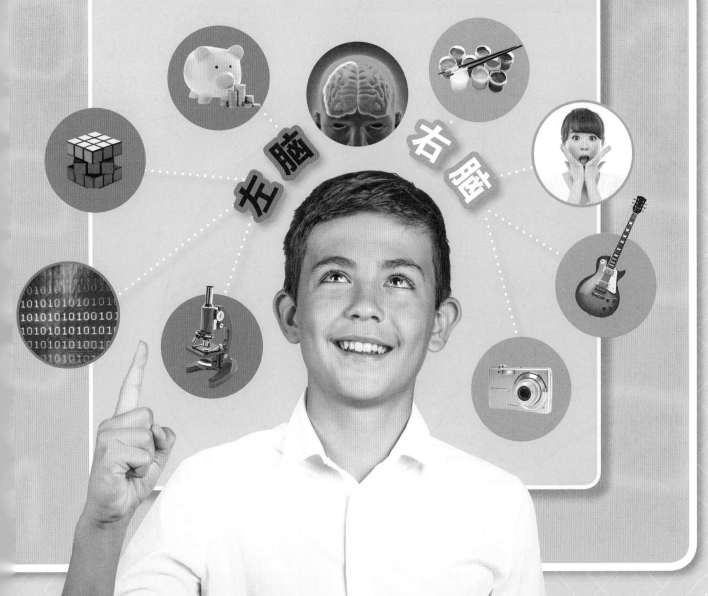

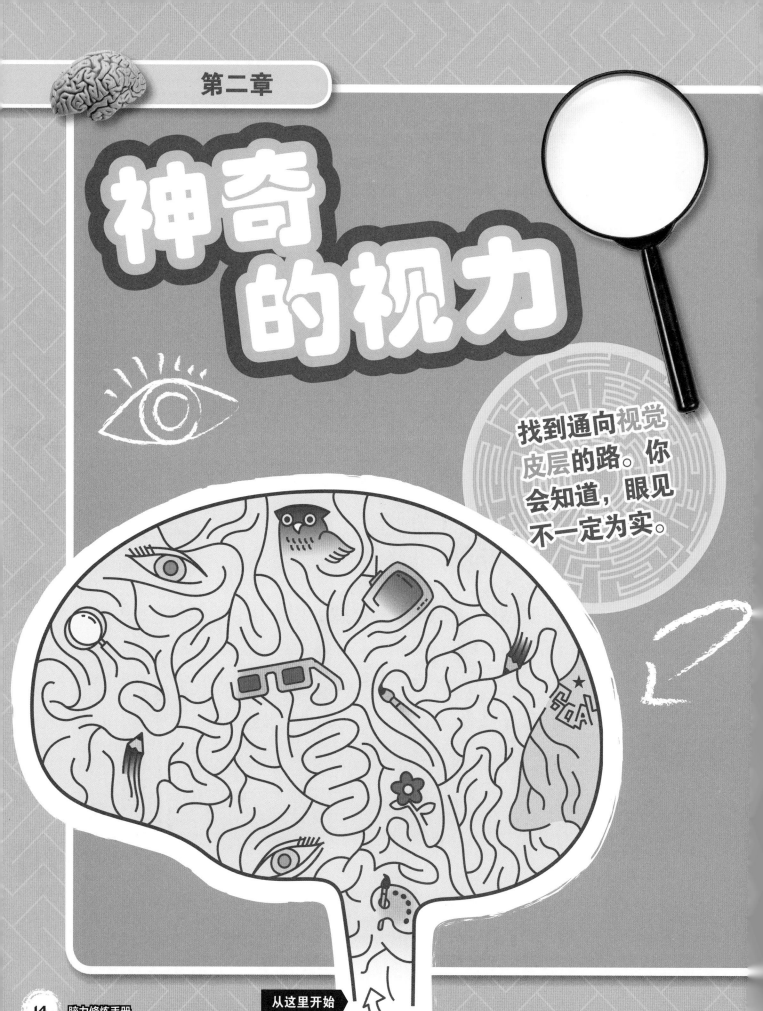

神奇的视力

找到通向视觉皮层的路。你会知道，眼见不一定为实。

从这里开始

孩子，听好了！想成为脑力大师，你就必须知道这个秘密——你每次睁开眼睛的时候，大脑都在欺骗你。

我知道你在想什么，你觉得大脑永远不会骗人？事实上，它不得不这么做。大脑没法处理眼睛所捕捉到的每一个细节，只能靠猜来填充空白区域，而你对于这一切浑然不觉。

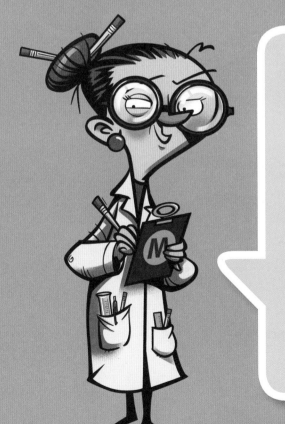

大脑的视觉中枢偶尔也会犯错。不信就看看第30至31页的错觉图片。但一般来说，视觉中枢运转得非常顺畅，这是因为大脑的三分之一都献给了视力。那可是上百亿个神经元，比你其他感官所占的神经元之和还多！你想知道视觉的工作原理吗？继续读下去吧！

科学
原理

1

光线通过一个叫作"瞳孔"的小孔进入你的眼睛。

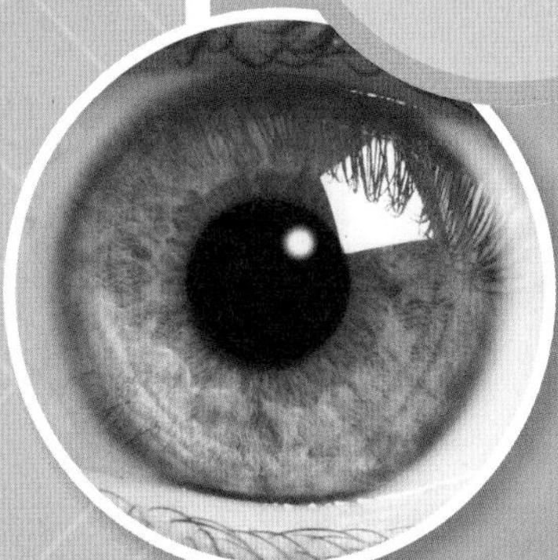

2

晶状体将光线聚焦到眼球的后部，那里覆盖着一层感光细胞。它们的作用就像翻译官一样，将光线转化为大脑的语言——电信号。

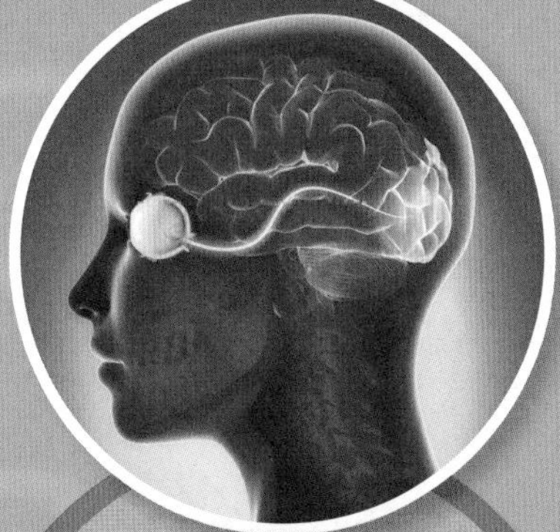

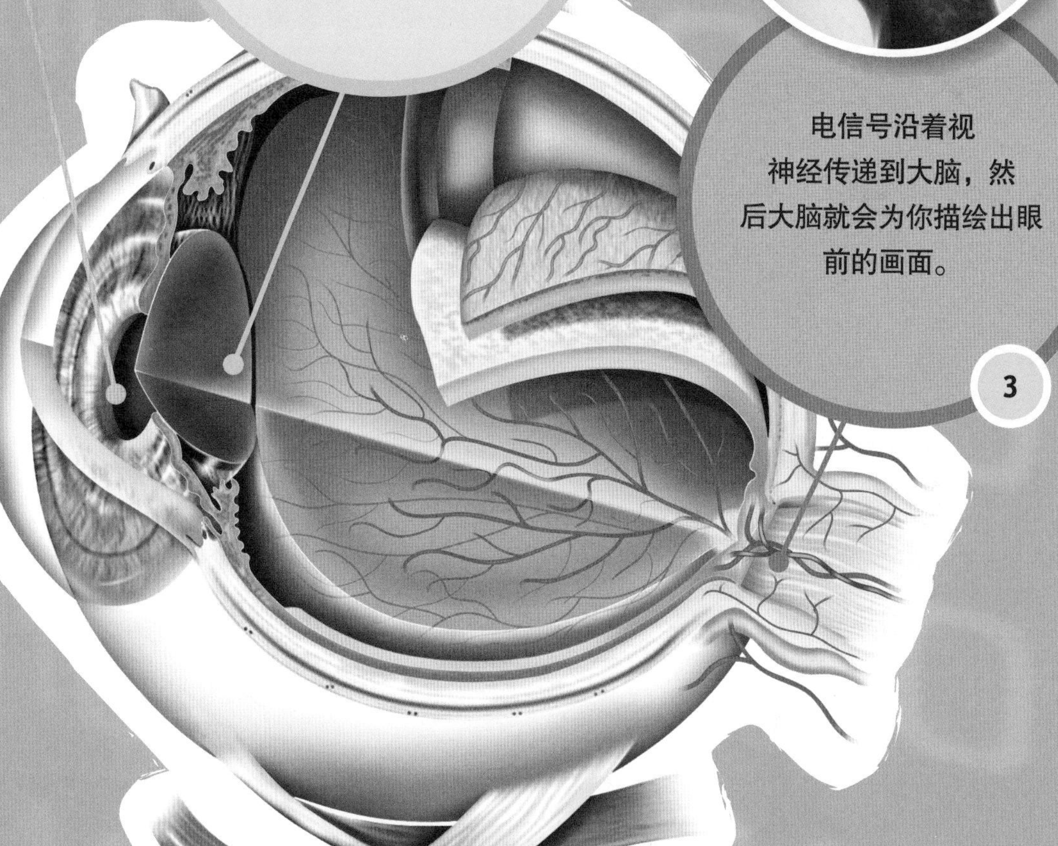

3

电信号沿着视神经传递到大脑，然后大脑就会为你描绘出眼前的画面。

亲眼见证

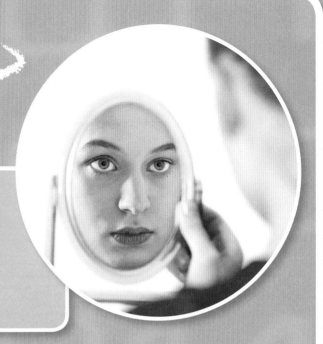

你知道吗，瞳孔的大小会改变。站在镜子前，闭上眼睛，过几秒再睁开，你会发现瞳孔随着环境由暗到明而放大。

大脑休息站

大多数人都舔不到自己的手肘。我就知道你正在试，愚蠢的人类！

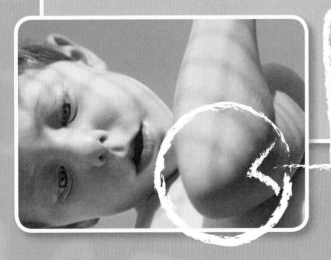

MYTHS BUSTED! 谣言粉碎机

传言：哥伦布扬帆远航的时候，人们都认为世界是平的，觉得他会从世界的边上掉下去！

真相：其实，人类很早就知道世界是个球体了——早在公元前3世纪，古希腊人就提出了这一观点。很多现象也佐证了他们的看法，比如当一艘船出现在海平线上的时候，船的底部会被地球的弧线遮挡。

争分夺秒

准备好迎接你的第一个争分夺秒的挑战了吗？准备好铅笔和秒表，记下你的起始时间和结束时间，看看你在这个测试上耗时多久。读这本书的时候，你会发现自己的解题速度会越来越快！

你能看出隐藏的信息吗？
用这个密码表来破解神秘信息吧！

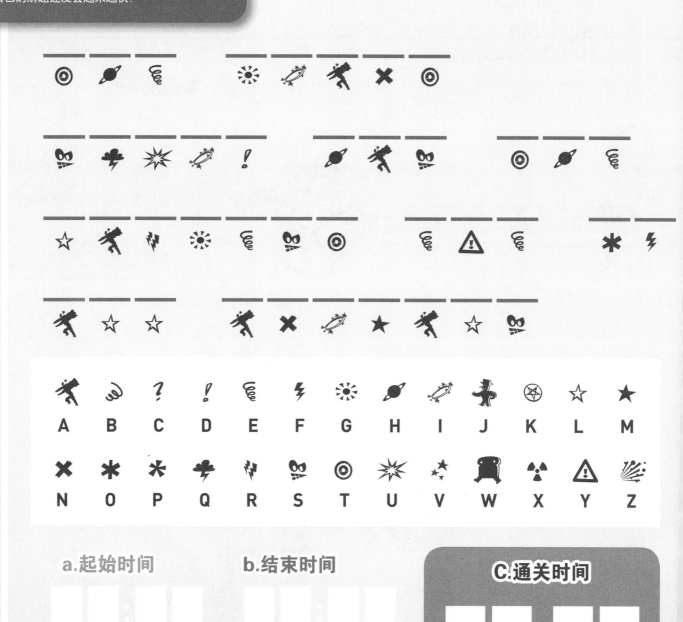

找到通往瞳孔的路。别忘了记录自己的起始时间和结束时间哟!

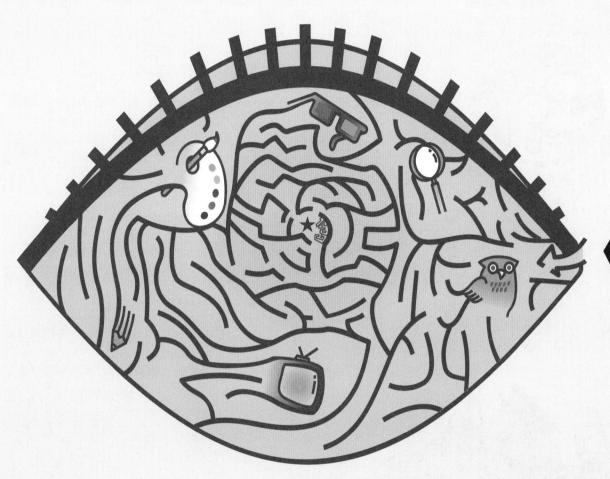

从这里开始

a.起始时间

b.结束时间

C.通关时间

超级视力!

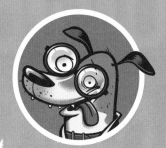

你们人类认为自己的视力很了不起吗？跟我比起来确实要强，毕竟我连红色都看不到。不过，下面这四种动物可个个都是真正的视力冠军。

鹰 眼

你有没有叫过哪个眼尖的人为"鹰眼"？（比如考试时抓到你传纸条的老师）鹰眼绝不是浪得虚名。鹰能从高空中捕捉地上的小动物，全靠那双无比锐利的鹰眼。鹰能在3.2千米的高空看到地上的兔子！

人的每只眼睛只有一个**中央凹**（焦点），位于眼球后部。鹰每只眼睛各有两个中央凹，一个用来看正前方，一个观察侧前方。有了这两个凹，鹰不用转脑袋就能看见周围一切，视角达340°。多么幸运的鸟！

趣知识

如果你有鹰一样的视力，你就能从10层高的楼上看到地上的蚂蚁。

三眼蜥蜴

提到三只眼的生物，你能想到的大概只有外星人了吧。人类真是思维简单！

三只眼的动物其实到处都是。蜥蜴的头顶有一个叫作"**颅顶眼**"的小点，它就起到了第三只眼的作用。科学家认为，这些高妙的爬行动物将颅顶眼作为指南针。蜥蜴会将颅顶眼对准太阳，帮助自己辨别方向。

跳蛛的夜视能力

你知不知道人眼只能看到红、绿、蓝三种颜色？你看到的其他任何一种色彩——绿色、亮粉色、青绿色，都是这三色混合而成的。是不是很酷？

狗等动物只能看见两种颜色，而跳蛛等动物能看到四种颜色——这意味着它们的世界更加丰富多彩。跳蛛能看到**紫外光谱**，从而具有了夜间看到猎物的超能力。对于人类来说，黑色帝王蝎在夜晚是"隐形"的。但在跳蛛眼里，这些蝎子是一顿绿色的荧光大餐！

墨鱼的眼睛

尽管看不到颜色，墨鱼却有着动物界最锐利的眼睛。它能看到人眼看不到的**偏振光**。

墨鱼不仅看得到偏振光，还把它当作暗号使用，能通过改变身上的花纹来交流。它们利用偏振光来改变外观，发出只有其他墨鱼才能读懂的信号。太狡猾了！

你是不是色盲？

最常见的色盲类型是红绿色盲，7%的男性患有这种色盲症。女性得色盲的概率很低。你是不是色盲？做下测试就知道了。

从下图中找出圆圈、五角星、方框三个图案。

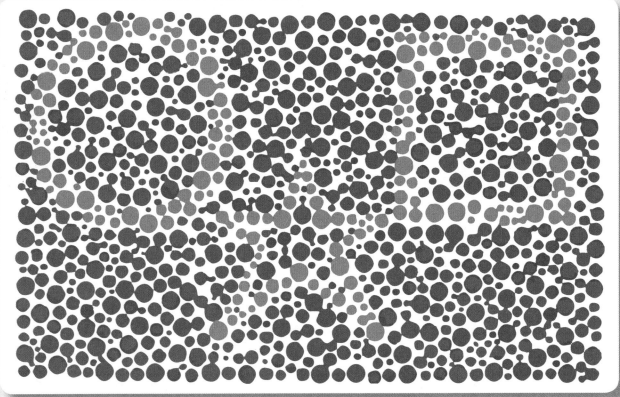

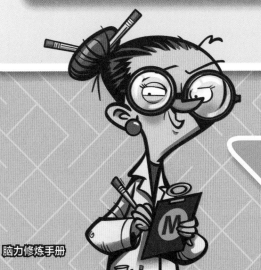

哇，这些动物的眼睛真是太不可思议了！别急，你的眼睛也不差。做做下一页的题目证明一下吧！

狗的视力

天才类型：

你有没有想过狗狗眼里的世界是什么样的？下面两幅图分别是人和狗的眼里的世界。你能在两幅图中找到下列物品吗？用人的视力和狗的视力找起东西来，哪个更难呢？

找一找

1. 消防栓　　2. 红桶　　3. 水皮球　　4. 篮球　　5. 盆栽

6. 红雀　　7. 一把彩色气球　　8. 旗子　　9. 红海星　　10. 蓝沙桶

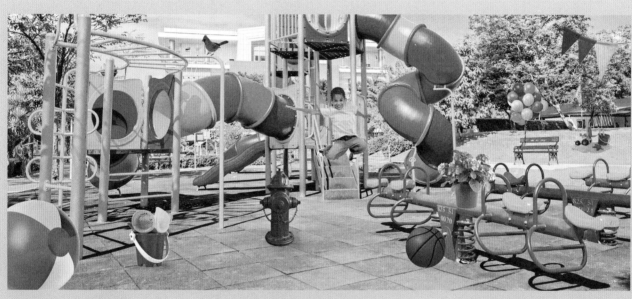

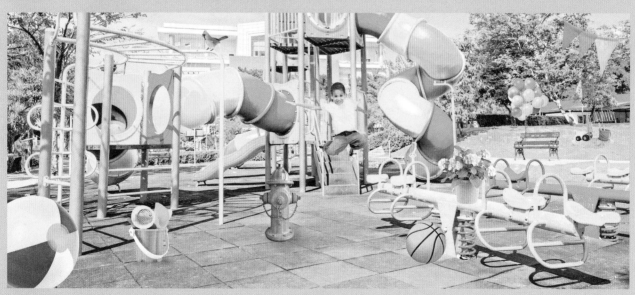

认不出自己的人

想象一下：某天早上你走进自家厨房，却发现有个陌生人在做早餐；你在生活了多年的小区里溜达，看着修草坪和遛狗的邻居，却感觉一个都不认识；你一照镜子，吓了一大跳，镜子里有个从来没见过的人！

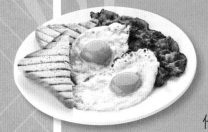

这就是一个脸盲症患者的日常。一般来说，人类很擅长认脸。事实上，人脑中有一块区域专门负责这一功能。认脸是人类与生俱来的天赋，我们正是通过面部表情来洞悉他人的情绪。由于脸盲症患者脑中的这块区域受损，他们失去了这样的本领。

最有名的脸盲症患者叫P博士。他是一位教师、一位有天赋的音乐家，一个非常聪明的人，却因脸盲症干出了不少荒唐事：他常常认不得自己的学生；有时走在路上，他会抚摸停车计时器，以为那是孩子的头；还有一次，在医生办公室，他把自己太太的头当成了帽子，想抓来戴在头上。这些错误是不是不可思议？

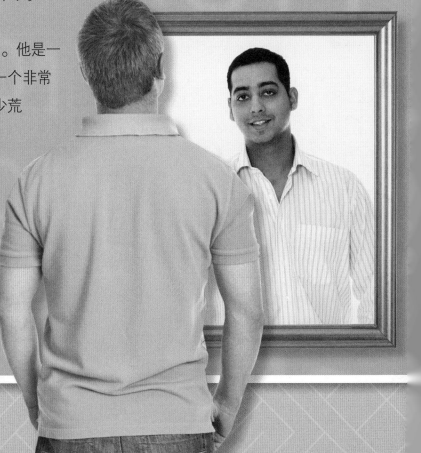

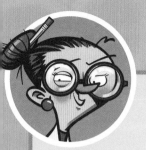

烧脑附加题：字梯游戏

请在四步之内将"BRAIN"变成"CRAWL"。你每次只能改动一个字母，且每次改动后必须构成一个有实意的新词。

B	**R**	**A**	**I**	**N**
C	**R**	**A**	**W**	**L**

视觉故障

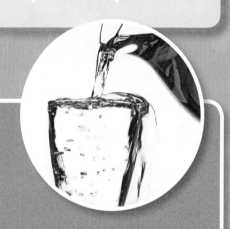

大脑的视觉中枢分为不同区域，每个区域都有各自的分工，让人看到不同的内容——一个区域负责辨识色彩，一个区域负责识别形状，一个区域负责认脸，等等。

一旦视觉中枢的某个区域受损，人就会看到奇怪的画面。有位女士脑中负责观察运动的区域受损，看着沿街行驶的小汽车时，她看到的不是连续的画面，而是一幅幅的快照——车子先在公交站牌旁边，接着在黄房子旁，然后又在信箱旁。她拿起水壶倒水的时候，看到的不是流水，而是一根玻璃柱子。她看不清自己杯子里灌了多少水，所以每次倒水都会洒一桌子！

是时候给你出几道题练练脑了。看看下面这些让人眼花的幻觉图，你的眼睛被骗了吗？

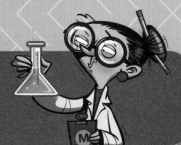

花的力量

盯着左图花朵的中心看15秒，然后迅速把目光移到右图的黑点上。
你看到了什么？

 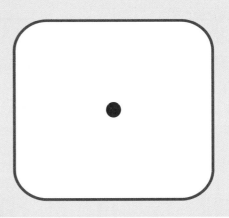

盲区

人的两只眼睛各有一个盲点。
做下这个测试找找自己盲点的位置吧！

　　看上面这幅图的时候，请将鼻子对准加号和圆点的中点。闭上左眼，用右眼看加号。一边用右眼盯着加号，一边将书拉近。随着你的脸离书越来越近，圆圈会从你视线中消失。这个圆圈就处于你的**盲区**里。然后换左眼试试。这次闭上右眼，用左眼盯着圆圈看。把书拉近，圆圈也会消失。

线条错觉

下面哪条线是最长的?

这是什么?

1

2

1.这是什么图案? 如果你觉得你知道的话，请看下一题。

2.将书逆时针旋转90°，你是不是看到了一个新的图案?

3.再将书逆时针旋转90°，你是不是又看到了一个不同的图案?

3

哎哟，不错哟！我好像发现你的脑子又长大了一点，也有可能是我的幻觉。现在请继续挑战下面这些让人眼花的视觉图吧！

撒切尔效应

你发现这幅图哪里不对了吗？把书倒过来看看！

现在看出问题了吧！这种现象叫作"撒切尔效应"。科学家也说不清为什么会有这种现象，但他们知道这跟大脑识别人脸的机制有关。部分脸盲症患者是没有撒切尔效应的——他们不用把图片倒过来，就已经能察觉到这个人的五官不对劲了。

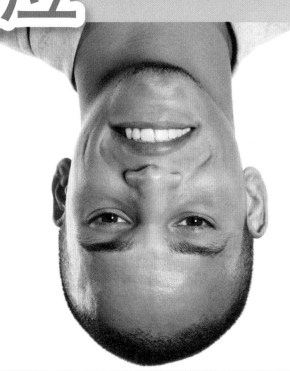

天才类型：
空间达人

无中生有

你既可以通过画画，也可以通过剪纸拼图来完成这道题。你画出来或剪出来的半圆不一定要跟书上的图案一样大，但它们本身必须是同一尺寸。

任务： 用八个半圆拼出一个X。

填字游戏

用下面的词语完成填字游戏。

天才类型：
语言大师

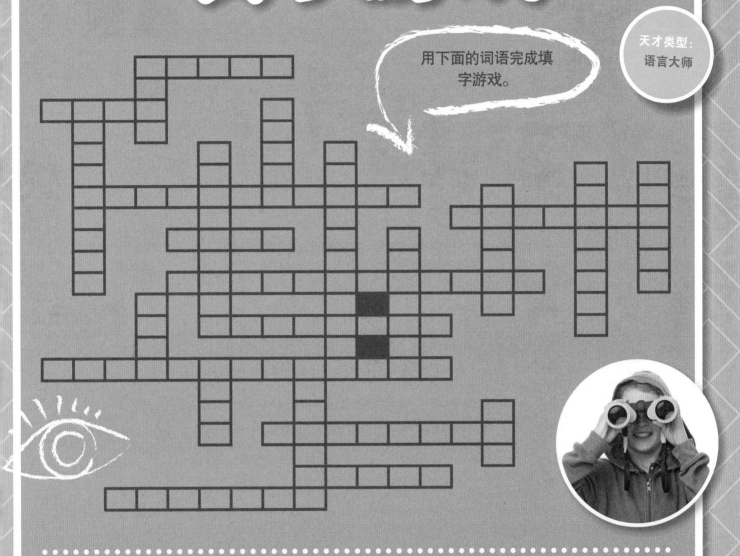

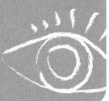

3个字母	4个字母	5个字母	6个字母	7个字母	8个字母
RED（红）	BLUE（蓝） DARK（黑暗） LENS（晶状体） LOBE（叶片） PREY（猎物）	FOVEA（凹） LIGHT（光） PUPIL（瞳孔）	VISION（视觉） YELLOW（黄）	DETAILS（细节） NURONS（神经元） PROCESS（处理） SIGNALS（信号）	EAGLE EYE（鹰眼） SCORPION（蝎子） SURVIVAL（生存）

9个字母	11个字母	12个字母	13个字母
OCCIPITAL顶叶 PREDATORS 捕食者	EYE POSITION眼位 PARIETAL EYE 颅顶眼	FOCUSING SPOT 焦点	FACE BLIND-NESS脸盲症

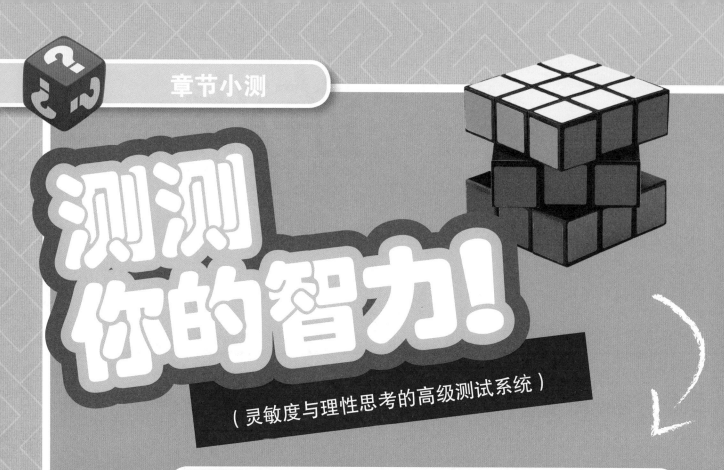

测测你的智力！

(灵敏度与理性思考的高级测试系统)

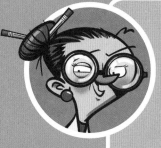

　　我真没料到你能完成那些让人头晕目眩的视觉题。可能你的小脑袋瓜儿还真的有点潜力。那就继续发掘一下吧！下面请用你在这一章所学的知识回答以下问题。每个答案都有一个对应的字母。完成练习之后，你把每道题的答案对应的字母填到蓝色方框里就行。跟你提前透露一下，这些答案以后还有用哟！但是我暂时还不想跟你透露详情，不然就没乐趣了。

　　如果你觉得自己脑子格外好使，不妨再挑战一下我的附加练习——把四个答案对应的字母组成一个单词。祝你好运！

1. 眼睛里的感光细胞有什么作用？

K　告诉你的眼睛往哪个方向看

L　将进入眼睛的光线转化为电信号

O　将光线聚焦到眼睛后部

O　在你每次眨眼的时候拍照

隐藏单词：_____

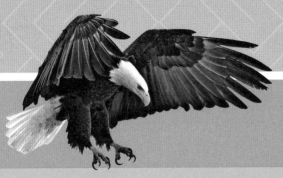

2.鹰能从多少千米的高空看到地上的小动物?

T 1.6千米   S 4.8千米

O 3.2千米   P 100万千米

隐藏单词: ＿ ＿ ＿ ＿ ＿ ＿

3.墨鱼用什么光来传送信息?

E 偏振光   P 亮光

R 彩色光   Y 闪光

隐藏单词: ＿ ＿ ＿ ＿ ＿ ＿

4.如果你有脸盲症,下面什么事情是你做不到的?

C 闻香味   F 开车

E 看到脸   A 认脸

隐藏单词: ＿ ＿ ＿ ＿ ＿ ＿

你的答案:

1 2 3 4

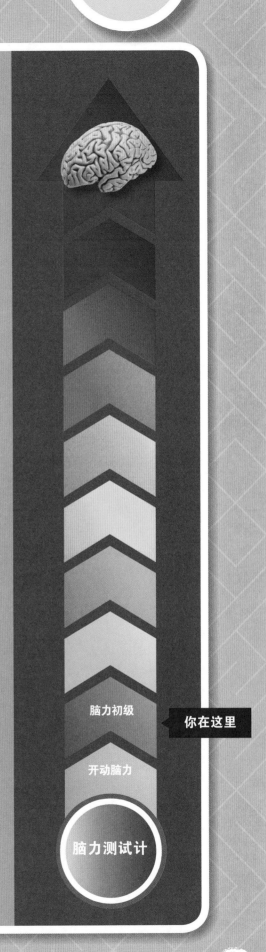

脑力初级

你在这里

开动脑力

脑力测试计

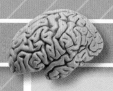

感觉的奥秘

尝一尝，闻一闻，摸一摸，找到通往感觉皮层的路！

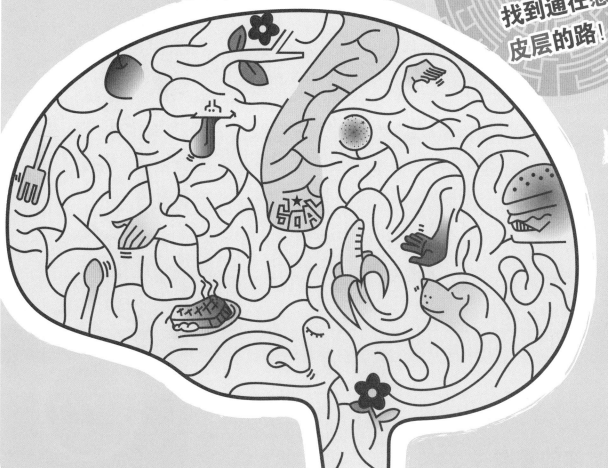

从这里开始

想象自己一觉醒来，发现味觉、嗅觉、触觉全消失了：你爬出被窝，下楼吃早餐，发现家里做了你最爱吃的煎饼！你想用筷子夹煎饼吃，但手指没了知觉，使用筷子变得困难无比。你最后好不容易咬到一口煎饼，发现一点儿味道都没有，像是在嚼海绵！你又添了点蜂蜜调味，却闻不到一点香味，仿佛刚刚加的是糨糊。唉！

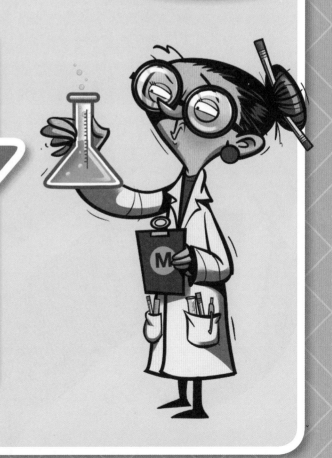

你很少想起自己有味觉、嗅觉、触觉，却无时无刻不在使用它们。也许你在做题方面还是个新手，但在使用各种感觉方面绝对是老手。继续阅读，了解一下如何开发你的各种感觉，努力迈入脑力大师的行列！

科学原理

快来认识一下你脑袋里的这个小矮人吧！它是不是超可爱？

1 当你感觉到某些事物的时候，比如闻到香蕉腐烂的味道，信息就会从鼻子一直传到大脑中一个叫"感觉皮层"的区域。感觉皮层包含了身体从头到脚各个部位的功能分区，就像大脑给身体绘制的一幅地图。如果按照这幅图将身体画出来，得到的就是上图这个小矮人。

2 为什么会这样画呢？这是因为身体每个部位的敏感程度不一样。比如，指尖就比其他部位更敏感。于是，感觉皮层便会相应地给身体的敏感部位划出更大的分区。这个小矮人便生动地反映了身体各部分占用大脑皮层的比例。瞧瞧他的大手和大嘴巴！

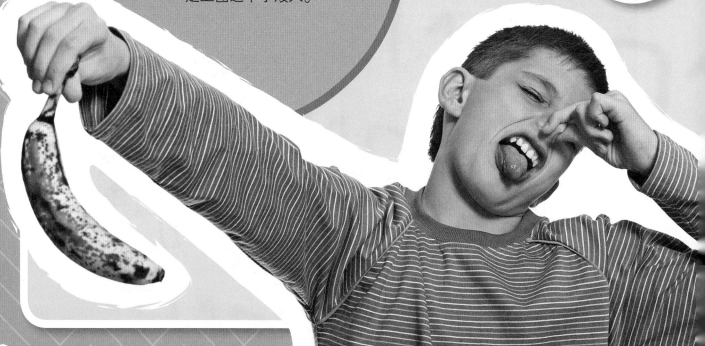

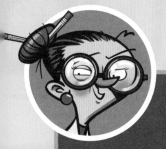

烧脑附加题：水果六宫格

用下面的六种水果填满右边的六宫格，保证同一行、同一列、同一六宫格、灰色对角线上都不出现相同的水果。

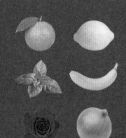

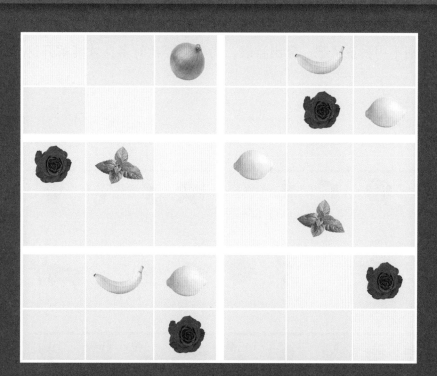

3

你的大脑也有声音地图、视觉地图，还有用于操控身体的肌肉地图。你的大脑真的好喜欢画地图啊！可大脑为什么不画幅地图告诉我原子的狗带放哪儿了？

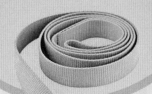

头脑休息站

你喜欢戴耳机吗？每戴1小时耳机，耳朵里的细菌就会繁殖700倍。细菌也一定很喜欢流行音乐！

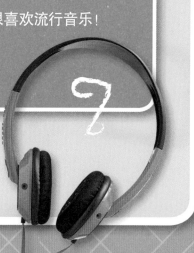

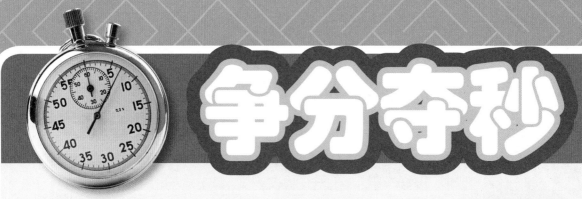

争分夺秒

规则不用我说了吧。拿出秒表，看看你要耗时多久才能解开这个跟感觉系统有关的秘密。用这个密码表来破解神秘信息吧！

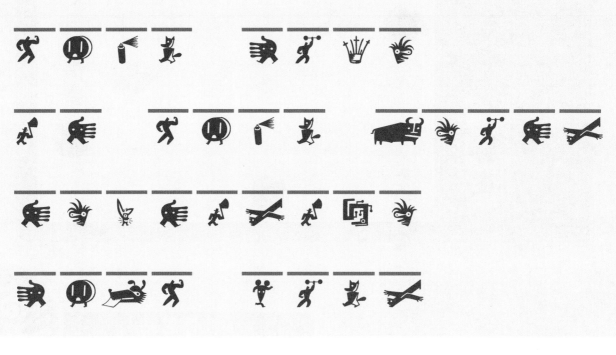

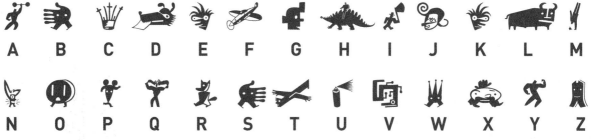

A	B	C	D	E	F	G	H	I	J	K	L	M

N	O	P	Q	R	S	T	U	V	W	X	Y	Z

a.起始时间　　　　b.结束时间

C.通关时间

找到两个鼻孔之间的通道。别忘了记下你的起始时间和结束时间！

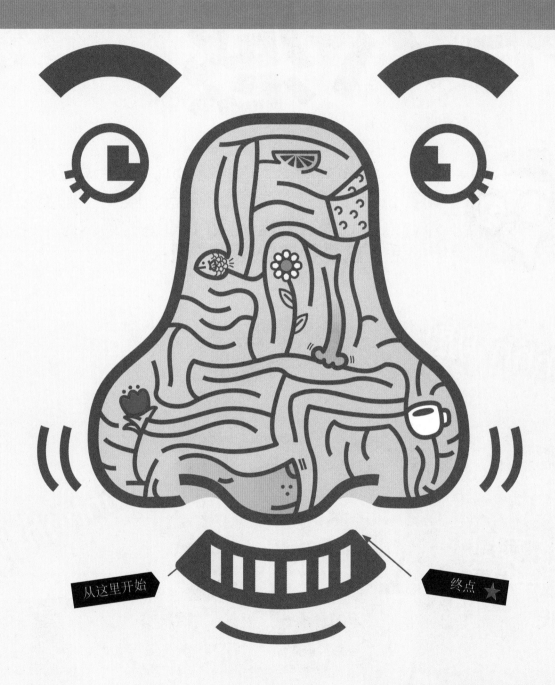

从这里开始

终点 ★

a.起始时间

b.结束时间

C.通关时间

第六感

shhhhh 嘘!

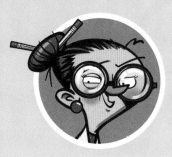

人体一共有几种感觉？也许你会说五种。其实，除了视觉、听觉、味觉、嗅觉、触觉以外，人体还有连你自己都不知道的第六感。不信的话，**就看看这些隐藏本领：**

shhhhh 嘘!

趣知识
你的味蕾两周会完成一次更新换代。

shhhhh 嘘!

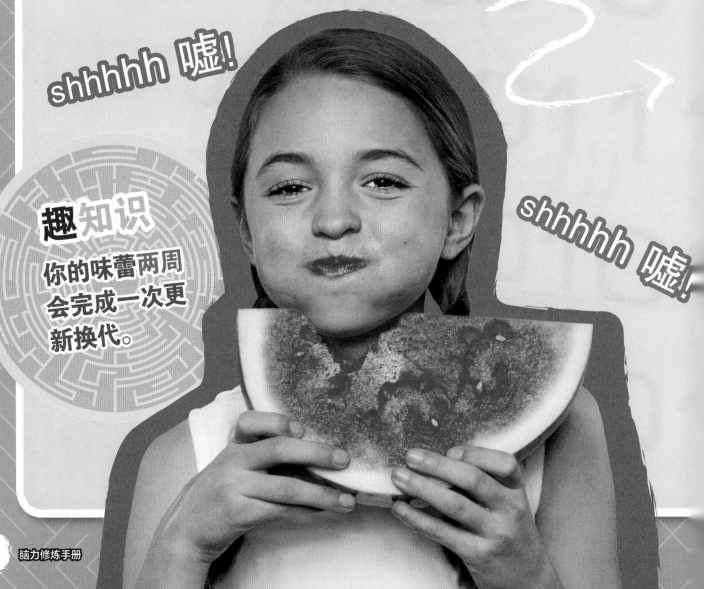

闻香识友人

鼻子不光能闻到饭菜的香味，还能嗅出人的性格。

回想一下第一次遇见你最好朋友的情景。你是不是看到他（她）第一眼时就对他（她）有好感？我们每个人都会对他人产生第一印象，直觉会告诉我们，一个人是可以亲近还是应当保持距离。我们对他人的第一印象如何，可能跟他（她）身上的气味有关。

科学家是这样发现这个现象的：他们先让一伙人三天不换衣服，再让另一群人闻他们的衣服。出乎意料的是，负责闻衣服的一组仅凭衣服气味就能非常准确地猜出衣服主人是开朗的人、焦虑的人，还是强势的人。不过这个科学实验还真是恶心！

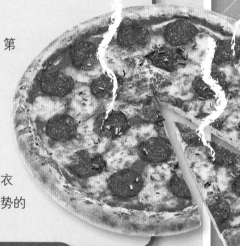

地磁导航

有些鸟类会在冬天来临前**迁徙**到温暖的地方躲避严寒。即便路途遥远，它们也找得到方向。北极燕鸥每年会飞八万多千米。可是你见过哪只鸟带着GPS导航吗？没有！那么，它们是怎么知道方向的呢？

鸟类和其他迁徙动物一样，会利用眼球里一类特殊细胞来感知地磁场。磁场就像指南针一样为它们导航。

科学家最近发现，人类可能也具备这种细胞。这不是说我们能看得见磁场，而是这种细胞能帮我们弄明白物体如何在时空中运动。

味觉达人

你是不是很讨厌吃西兰花、甘蓝等蔬菜？妈妈可能会说你是个挑食宝宝，但其实你也可以有另一个外号——"味觉达人"。每四个人中就有一个会对食物的味道更敏感。

味觉达人们是如何获取这种逆天本领的呢？原来，他们舌头上的**味蕾**比一般人要多。你觉得自己也是"味觉达人"吗？但不管你是不是，蔬菜都是要吃的！

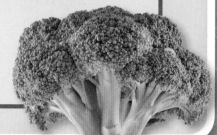

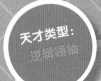

天才类型：
逻辑领袖

候鸟迁徙

四群候鸟打算飞到别的地方过冬，没想到刚飞出密苏里州就遭遇了一场怪异的暴风雨，眼睛里的磁感应细胞也受到干扰。现在这群鸟儿晕头转向，需要你的帮助才能找到去路。请借助以下线索，帮鸟儿找到目的地。

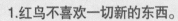

1. 红鸟不喜欢一切新的东西。
   （提示：纽约<New York>的本义是"新约克"）
2. 绿鸟喜欢在名字里有O的州生活。
3. 蓝鸟生活在名字有两个单词的州里。
4. 绿鸟、红鸟不与其他鸟群为邻。
5. 黄鸟随遇而安，对住的地方不挑剔。

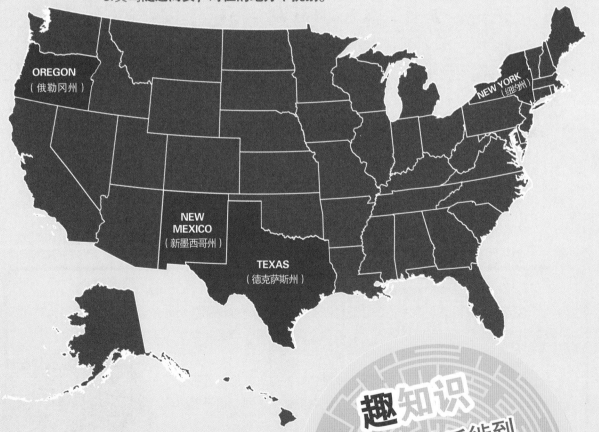

OREGON
（俄勒冈州）

NEW YORK
（纽约州）

NEW MEXICO
（新墨西哥州）

TEXAS
（德克萨斯州）

趣知识
每年都会迁徙到
温暖地区的鸟类
有300种以上。

填字游戏

填字游戏完成后，将所有黄色方格内的字母重新组合，就能得到附加题的答案。

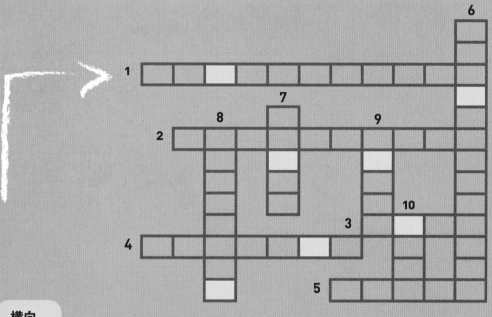

横向

1.如果你舌苔数量超出常人的话，你是_____。（s, u, t, p, e, r, r, s, t, e, a）

2.某种隐藏感觉会让我们产生对他人的第一_____。（m, p, i, r, s, e, s, o, i, n）

3.如果没有了体内天然的GPS导航系统，候鸟就会_____。（o, s, l, t）

4.如果你是第1题里描述的那类人，食物吃起来会更加_____。（s, e, n, e, n, t, i）

5.北极燕鸥是_____。（d, r, i, b, s）

纵向

6. 我们会无意识地用鼻子闻别人的_____。（e, p, r, s, n, o, l, a, i, i, t, s, e）

7.感觉皮层位于_____。（a, n, i, b, r）

8.一个特殊的_____场环绕着地球，能帮助某些动物导航。（a, g, n, m, e, t, i, c）

9.人体的主要感觉包括视觉、听觉、嗅觉、味觉、_____。（e, l, l, m, s）

10.一个人的_____可能会显示这个人是开朗还是忧虑。（o, o, d, r）

附加题：

什么能帮助你找路？

_____

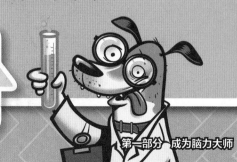

实验结果显示你很快就能成为脑力大师了！

感觉串线

弗朗西斯卡闭上眼睛触摸不同物体时，会产生不同的情绪。

抚摸丝绸会让她感到愉快和放松，触碰蜡烛会让她觉得尴尬，摩擦牛仔裤会让她难过。这些不是弗朗西斯卡自己编出来的故事，而是因为她患了一种叫"**联觉**"的疾病。

联觉患者的大脑中有着常人没有的关联。弗朗西斯卡的大脑会在她的情感和触觉之间建立联系。

联觉在不同人身上有不同的效果。在有些患者眼里，每个数字都有不同的色彩。一串电话号码在他看来就像一道彩虹！有的人听到钢琴弹奏的升C调时眼前会呈现橘黄色。对于这个人来说，钢琴的每个键都是有颜色的。还有些人听到一些词时会产生味觉，比如他们听到"袜子"时，嘴巴可能尝到甜甜圈的味道。这些人洗衣服一定很勤快！

全球有数百万联觉患者，其中包括不少著名画家和音乐家，比如凡高、凯耶·维斯特等人。

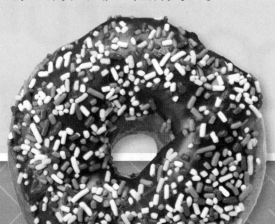

听音辨形

右边这两个图案一个叫"布巴",一个叫"奇奇"。你能仅凭名字猜测一下布巴和奇奇分别是哪一个吗?

你是不是觉得下面的是"布巴",上面的是"奇奇"?恭喜你,你是个正常人。科学家曾将这个问题抛给一群人,几乎所有人都给出了相同答案。

"布巴"和"奇奇"都是没有实义的名字,与图案的形状没有关系,但又或许有点关系。

科学家认为,人们之所以看法如此一致,是因为下面这个圆滑的图案和读"布巴"时的圆圆嘴型相似。而"奇奇"七角尖尖的形状就像读"奇奇"时舌尖抵住上颚的样子。

这项研究也暗示,我们并不是随随便便给各种事物取名字。或许,联觉患者也没有什么特殊之处,只不过是善于建立两个事物间的联系罢了!

MYTHS BUSTED! 谣言粉碎机

传言:人类有五种感觉。

真相:如果你问人有几种感觉,不同的人会给出不同的答案——少则三种,多则上千。这是因为科学家对"感觉"的定义不同。传统说法是人有视觉、听觉、嗅觉、味觉、触觉五种感觉,但痛觉和平衡感又该归入哪类呢?人类的各种感觉可不是五种类型就能完全涵盖的!

谁的车牌？

四位粗心的司机在停车场里找不到自己的车。请你看看下面的四块车牌分别属于哪位车主？

STATE	STATE
FUN-G-4M	**O-DOOR**

STATE	STATE
MY-GR8	**HMN-Q-LS**

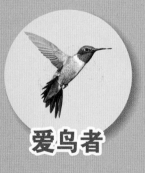

爱鸟者

口腔科医生

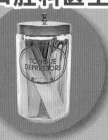

脑科医生

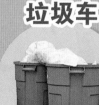

垃圾车

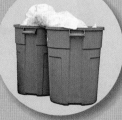

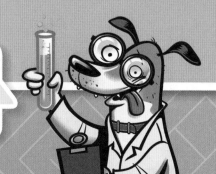

开动你的小脑瓜，解开这道烧脑题！

触觉测试

嘴唇比指尖更敏感吗？膝盖、脸颊、脚趾，哪个更敏感呢？全身的皮肤里都有压力传感器，有些地方多，有些地方少。传感器多的地方自然更敏感。做下这个实验，看看自己有多敏感吧！

需要用到

回形针

纸和笔

尺子

搭档

（你也可以闭着眼睛独立完成）

步骤：

1.先把回形针掰直，再塑成U字形，保证两个针尖在同一平面，间距1厘米。

2.让搭档闭上眼睛，将两个针尖同时轻按在搭档的手背上，问搭档感受到了几个针尖。

3.身体的敏感部位很容易感受到两个针尖，而身上不那么敏感的区域，就需要把两个针头间的距离调宽，才能清晰地感受到两个针尖。

4.如果搭档只感受得到一个针尖，就把回形针的角掰大一点，再试一次。记录下你需要把间距调成多大，搭档才能感受到两个针尖。

5.增加难度，让搭档不容易猜对。你可以不断调整两个针尖的距离，也可以一时用一个针尖，一时用两个针尖。

测测这些部位

测测手心、手背、指尖、前臂、上臂、肩膀、后背、脖子、脸颊、额头、嘴唇、鼻子、大腿、脚趾尖、脚掌、脚背。哪个部位在间距最小的时候还能感受到两个针尖，那就是你身上最敏感的部位。

盲文破译

路易·布莱尔为盲人发明了一套盲文字母表。人的指尖非常敏感，能够摸出一块小区域内凸点的数量和排列顺序，所以只要通过摸纸上的凸点就能阅读了！这本书上的点是平的，你就别用手摸了，直接用眼睛看看这段盲文说了什么。

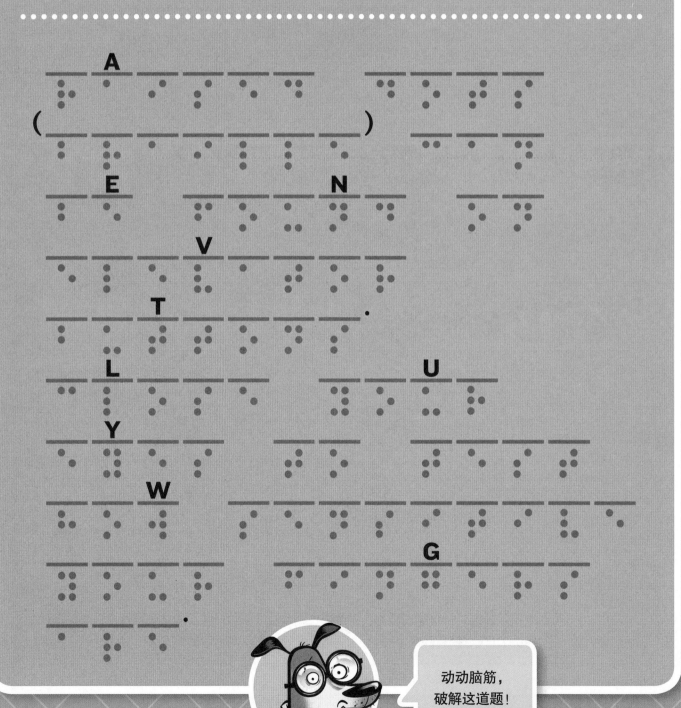

动动脑筋，
破解这道题！

火眼金睛

要找的单词有什么共同点呢？一旦你找出了所有正向、反向、横向、纵向、斜向排列的单词，你就能得出答案。

Y	M	I	L	S	S
R	E	C	E	P	O
T	C	O	L	D	F
H	O	R	B	S	T
A	R	O	U	G	H
R	I	N	M	T	T
D	P	W	P	O	O
Y	E	R	Y	H	O
T	O	W	A	R	M
U	R	S	K	H	S
I	N	Y	R	D	S

单词表

JUMPY（凹凸不平） HOT（热） SMOOTH（光滑） COLD（冷） ROUGH（粗糙） SOFT（柔软）

DRY（干燥） SHARP（尖锐） WARM（温暖） HARD（坚硬） SLIMY（纤细） WET（潮湿）

如果你还没想出答案的话，看看找词游戏用不到的字母吧。它们能拼成下面空格里的几个单词？

What _____ sense.（皮肤中的感受器的感觉。）

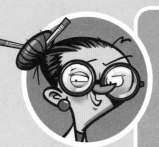

测测你的智力！

（灵敏度与理性思考的高级测试系统）

既然你已经到了第三章的结尾，我就再给你一轮难题轰炸吧！

做做这四道题目，看看你的大脑是不是真的变强了。别忘了你可以回头看前面的内容哟。另外我还要提醒一下，每题的四个选项都能组成一个单词，这个任务也要记得完成。

1.什么叫感觉皮层？

- **Y** 大脑中从你的眼、耳、鼻、舌等感官接收信号的部分。
- **E** 大脑中让你感到敏感的部分。
- **S** 大脑中给你常识的部分。
- **E** 大脑中让你感受到饥渴的部分。

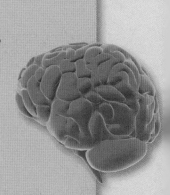

隐藏单词: _____

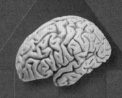

2.什么叫"味觉达人"？

T 尝不到味道的人

S 挑食的人

E 对味道（尤其是苦味）超级敏感的人

A 爱吃蔬菜的人

隐藏单词：_____ _____ _____ _____ _____

3.有些鸟能利用地球的磁场来做什么？

I 迁徙   B 游泳

R 飞   D 打瞌睡

隐藏单词：_____ _____ _____ _____ _____

4.如果一个人觉得数字有味道、音符有香气，他可能患有哪种疾病？

E 流感   T 脸盲症

O 水痘   N 联觉症

隐藏单词：_____ _____ _____ _____ _____

脑力二级

你在这里

脑力初级

开动脑力

脑力测试计

记录你的答案：

1	2	3	4

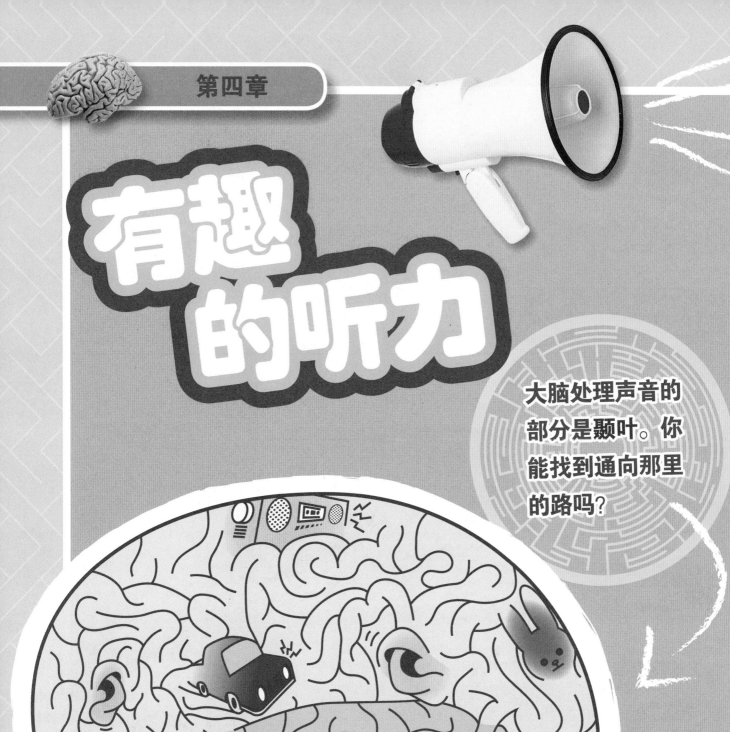

有趣的听力

大脑处理声音的部分是颞叶。你能找到通向那里的路吗?

从这里开始

闭上眼睛……等一下！ 先听完我的口令！闭上眼睛，数一数你现在能听到几种声音。数完之后，睁开眼睛，继续阅读。

你只要不是住在地洞里，一般会听到六种声音。什么？你难道真住在地洞里？

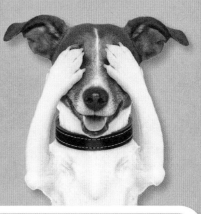

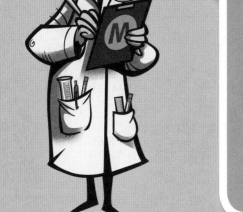

我还是假设你住在地表吧。你或许能猜到这些声音是从哪里发出来的：唰唰声是洗碗机在运行，嘀嘀咕咕声是隔壁房间的电视，嗡嗡声是外面奔驰的汽车。

识别声音其实并不简单，科学家至今都没有研制出能像人脑一样识别声音的计算机。你想知道你的耳朵是怎么工作的吗？仔细听我讲吧！

科学原理

1

"叮咚！"门铃响了。这个声音引起的振动传入你的耳朵，碰到了鼓膜，引起鼓膜振动。

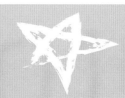

2

接着，振动传到了**耳蜗**，在耳蜗的液体里产生波。耳蜗是一块包裹着液体的蜗牛状组织，上面覆盖着上百万根细毛。这些细毛叫作毛细胞。

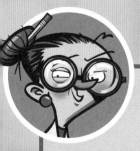

烧脑附加题：天然制造

有样东西在大自然中广泛存在，海螺、台风、蜗牛壳中都有它。请一笔将右边的字母按照一定顺序连接起来，你就能得出答案。（提示：从红色的A开始）

S H A P
G S P E
N A L I C
A L R
I D E A
D N L I W

3

振动引起的波会压弯毛细胞，就像大风把树吹弯一样。毛细胞也会像翻译官一样，把振动转化为大脑能识别的电信号，于是大脑就知道："叮咚！比萨到了！"

头脑休息站

老虎的皮肤纹理和它的皮毛图案一样，都是条状的。

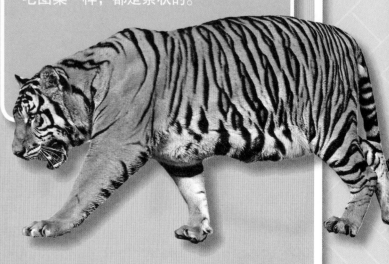

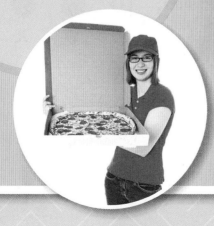

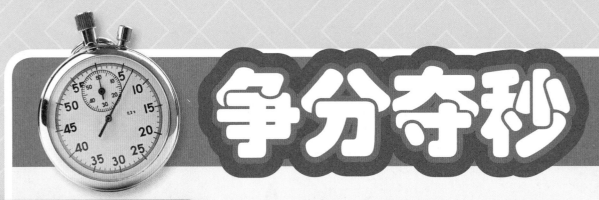

争分夺秒

你觉得自己破解密码的速度已经很快了吗？呵呵，路还长着呢！快速解开这个谜题，别忘了计时！

解开了这个密码题，你就能知道一个关于听觉的秘密。你知道后一定会大吃一惊的！用这个密码表来破解神秘信息吧！

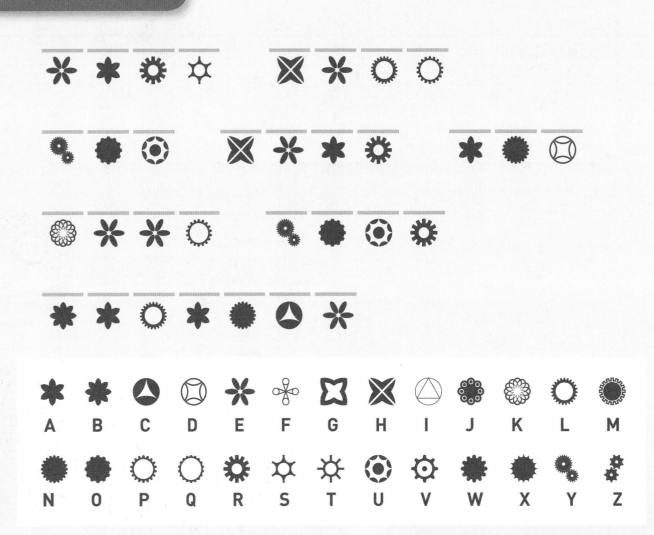

找出声波传到鼓膜的路线。别忘了记下你的起始时间和结束时间！

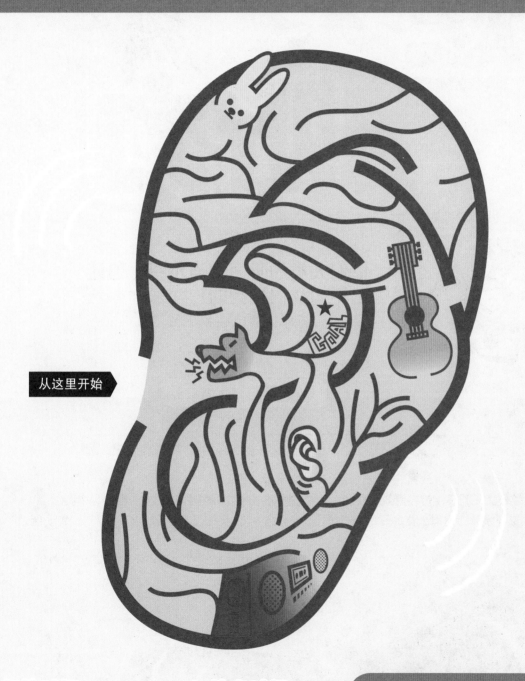

从这里开始

a.起始时间

b.结束时间

C:通关时间

逆天听力

你们人类的听力相当不错，但还是远远不如我们狗狗的！可要跟下面这些听力大师相比，我们狗狗也甘拜下风了！

夜间"视力"

你以为蝙蝠是瞎子吗？蝙蝠其实看得见，只是视力不太好而已。但它们有着逆天的听觉，仅凭耳朵就能"看"清一切，所以其实不太用得上眼睛。

蝙蝠依靠**回声定位**在黑暗中飞行。它们发出高频率的叫声，这些声音从地上、树上、虫子身上反弹回来，传回它们耳朵里，为蝙蝠测绘了一幅周围环境的三维地图。

所以，晚上千万别跟这位听力大师玩捉迷藏，不然你肯定会输的！

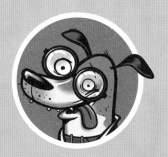

X光级耳朵

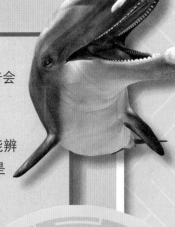

跟蝙蝠一样，海豚也会用回声定位来感知周围环境。海豚发出短促的叫声，声音会从附近的物体反射回来。通过听回声，海豚就能知道这些物体的位置。

海豚的回声定位能力非常强大，甚至能找到躲在海底软沙里的小鱼。它们还能辨别鱼皮和鱼骨反射回来的声音有何区别，相当于给鱼做了个全身扫描——这简直是X光级耳朵！

双耳定位

你有没有想过人为什么有两只耳朵？两只耳朵能帮助你判断声音的源头。举个例子，假如有条狗在你的右边叫，那么狗叫声就会首先到达右耳，晚一些再到达左耳。大脑会依据这个时间差来判断狗的位置。

猫头鹰在这方面可是专家。某些种类的猫头鹰耳朵是歪着长的，一只偏高一只靠前，这让它们格外擅长寻找声音的源头。一只灰林鸮0.01秒钟之内就能确定老鼠的位置！

趣知识

漫威超级英雄超胆侠有着海豚般的听力。

飞蛾大师

谁才是动物界的听力冠军呢？这份荣誉非大蜡螟莫属。这种飞蛾能听到**超声波**，也就是说它能听到人耳听不见的声音。

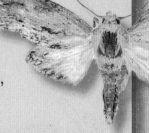

你能听到最高频率的声音在20千赫左右（想想音响发出的刺耳啸叫）。狗能听到的最高音大约在45千赫。训狗师常用高音口哨来训练狗狗，而人却听不到哨声。

大蜡螟能听到的声音高达300千赫！科学家认为，大蜡螟之所以进化出这种超能力，是为了躲避会发出高频率叫声的天敌——蝙蝠。真是魔高一尺，道高一丈啊！

飞行路线

蝙蝠之歌

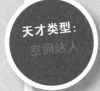

天才类型：
空间达人

蝙蝠依靠声呐避免互相碰撞。即便上千只蝙蝠一起飞，它们也能保证不互相撞到。请你画两个同样大的圆圈，保证下图每只蝙蝠都在圆周上。两个圆圈可以相交。

目光虽短浅，

本领却很高。

超声尖尖叫，

四周皆明了。

回声定位妙，

飞虫无处逃。

拥有此绝招，

不愁吃不饱。

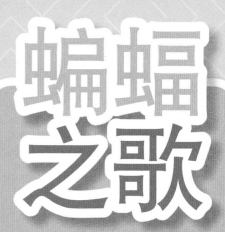

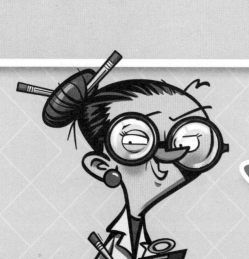

这首诗是不是又押韵又传神？不看标题你能猜到它写的是蝙蝠吗？

海豚觅食

海豚喜食鳟鱼，但有两条鳟鱼混进了三文鱼群。这两种鱼外观十分相似，海豚只能通过回声定位法给鱼做全身扫描来辨别它们。

你能找到这两条鳟鱼吗?

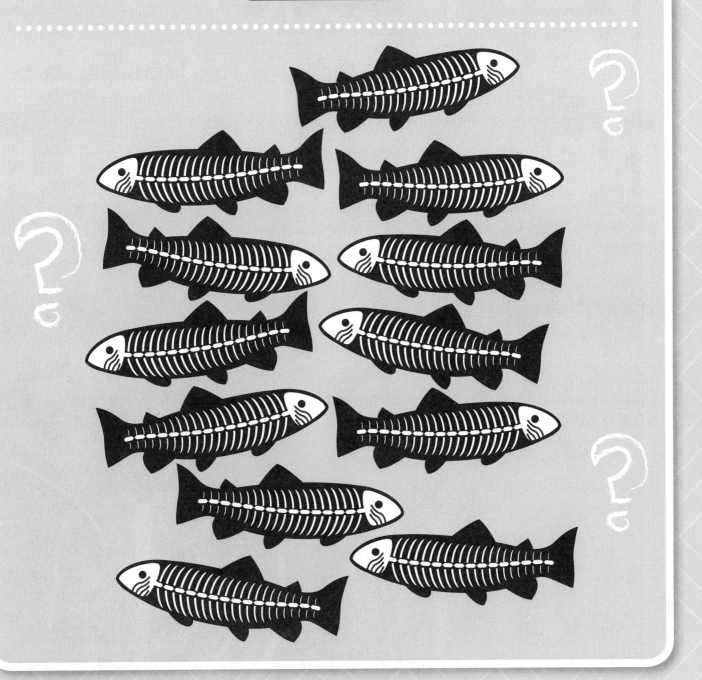

聋人鼓手

依芙琳·葛兰妮在全世界巡回演出，演奏架子鼓、木琴等打击乐器。她是国际上最有名的音乐人之一，但她的耳朵其实已经失聪了。

葛兰妮在8岁的时候听力开始衰退，但双耳失聪没能阻止她追逐音乐梦想。

听力是接收语音信息的一种能力。振动产生的声波会在空气中传播。绝大多数人用耳朵来感知声波，但葛兰妮不一样，她用身体来感知声波！

葛兰妮打鼓时会打赤脚，这能帮助她用脚掌感知乐器产生的振动。葛兰妮说她的腿脚能感受到低音，胸腔、手臂、脸部能感受高音。

科学家不确定她是怎么做到的。葛兰妮认为所有人都不只是用耳朵来感知声音的，只是大家不知道罢了！

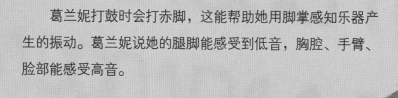

依芙琳·葛兰妮

因祸得福

双目失明有一个奇怪的副作用——它能提升人的音乐能力！

具有高音辨别力的人只凭耳听就能辨别所有的音调。你在钢琴上弹奏一个音调，他能说出弹的是升F调。你按一下车喇叭，他也能准确告诉你喇叭的音调。高音辨别力是一种非常罕见的能力，全世界只有不到万分之一的人有这种能力。

在盲人群体中，具有高音辨别力的概率很高。科学家测试了一群失明的孩子，发现近半数的孩子都具有高音辨别力。他们的大脑可能将原先用于视力的区域都用到听力上去了！

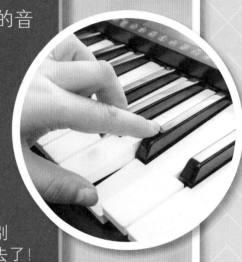

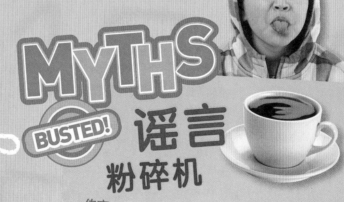

MYTHS BUSTED! 谣言粉碎机

传言：舌头上的不同区域分辨出不同的味道。

事实：舌头的每一部分都能感受任何一种味道。另外，很多人认为只有四种味道，但其实有五种！除了酸、甜、苦、咸之外，舌头还能感受到鲜味。

注：辣本质上是一种触觉，而非味觉。

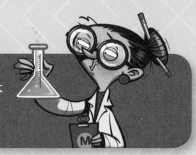

你已经了解听力在大脑中的工作原理，现在来做做练习吧！用这些谜题和活动挑战一下你的大脑。这些题目在我看来相当容易，不过貌似世上也没有什么让我觉得不容易的！

刚听到了什么？

你的大脑会自动屏蔽背景噪音，以免它们分散你的注意力。但如果认真听的话，你还是能听到它们的。关掉音乐和电视，房间似乎完全安静下来，其实不然！竖起耳朵好好听听，看看你能听出几种声音。（这些声音包括马路上传来的声音、屋外的鸟叫、洗衣机发出的响声、自己的心跳。）

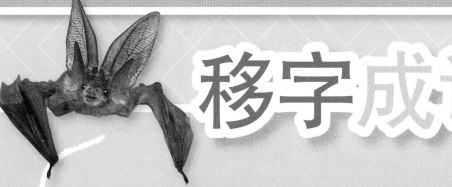

移字成词

天才类型：
文字奇才

将五个字母上移或下移，你就能知道蝙蝠为何不需要好的视力。记得是"上下"，别左右移动哟！

U THR SORNI

L EAA INCG

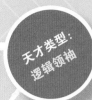
天才类型：
逻辑领袖

喧闹世界

下图的各种物品都会发出噪声，但声音大小各异。音量的单位是分贝。
在85分贝的环境中待上8小时会对耳朵造成永久损伤，而高于120分贝的响声
会当场造成听力受损！你能将下列物品和它们的音量大小一一连线吗？

| 30 | 45 | 70 | 85-90 | 88 | 98 | 110 | 110 | 130-150 | 140 |

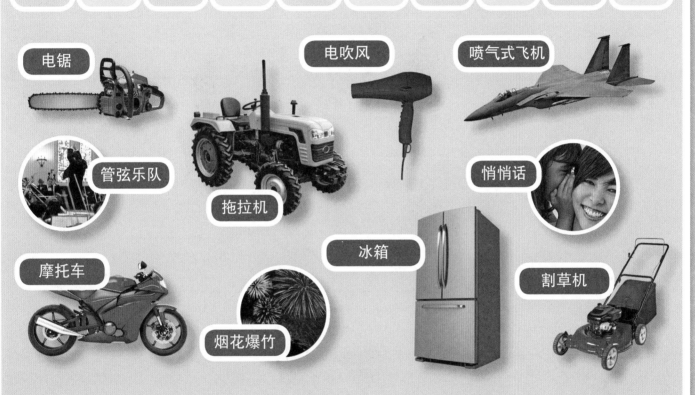

电锯

电吹风

喷气式飞机

管弦乐队

拖拉机

悄悄话

摩托车

冰箱

割草机

烟花爆竹

谜语

有个马镫真奇怪，谁的脚也不能踩。
左有砧板右有锤，没皮一样造出来。

（打耳朵里的一个部位）

谁的耳朵？

脑力修炼手册

耳朵有时具有欺骗性。大动物不一定有大耳朵，小动物的耳朵也未必小。你能将下面的耳朵和动物一一配对吗？

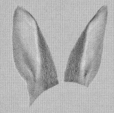

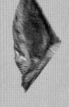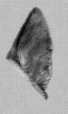

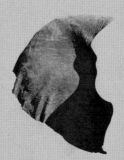

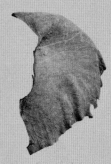

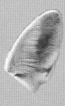

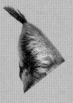

北极熊　德国牧羊犬　猞猁　狐狸
巴吉度猎犬　河马　大象　兔子

提示： 你分得清德国牧羊犬和巴吉度猎犬吗？

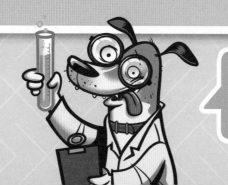

做题还没过瘾？或许你真比我想的要聪明哦！再来看看你能不能把这些题都做对吧！

漏听的字母

A A A B
B C E H
L N N O
R R S Y

有时候我们大脑一开小差，耳朵就会漏听别人说的话。有个人就遇到了这种情况，他本想记下别人说的话，却只听到了一部分内容。所幸我们能够知道缺了哪些字母。

你能把句子补全吗？

文字游戏 →

___ ___A__'S __RY

I_ ____U_D

T_H__ _ _CA_ _OR_!

乱套啦！

有人把这段话里的字母打乱了顺序，幸亏每个单词里的字母都有自己的颜色。你能给这段话重新整理下顺序吗？

E		S	C	S	C	K	I	T	R	E	U
	G		I	E	T	R	E	L	H		S
N	E	T	E		O		S				S
V	S	N	A	S	D	U	W	O			E

提示：你可以在一张纸上画出这个表格，然后剪下所有方格，方便你重新组合。

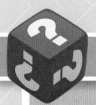

测测你的智力！

（灵敏度与理性思考的高级测试系统）

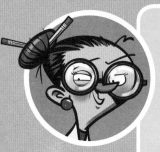

哇，我必须承认你解开听力谜题的速度远超我的期待！

但在闯下一关之前，你还需要完成这个测验。

用本章所学知识回答下列问题，看看你对听觉了解多少。（别忘了将选项里的字母重组成词）

1.把声音转化为电信号的东西是什么？

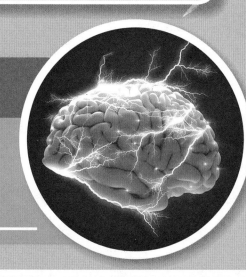

N 神经　　　　　**R** 鼓膜

U 毛细胞　　　　**T** 电工

隐藏单词：＿＿＿＿＿＿＿＿＿

2.本章中提到了哪两种利用回声定位感知周围环境的动物?

H 大象、人类

E 猫、狗

O 蝙蝠、海豚

C 鱿鱼、章鱼

隐藏单词: ___ ___ ___ ___ ___

3.大蜡螟的超级听力能帮它干什么?

M 远离天敌——蝙蝠

T 飞得更快

H 在森林中导航

O 享受歌剧

隐藏单词: ___ ___ ___ ___ ___

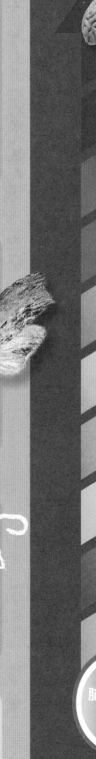

你在这里

脑力三级

脑力二级

脑力初级

开动脑力

脑力测试计

4.能够仅靠耳听就能准确分辨音调的人具有什么能力?

A 脸盲症   E 联觉

R 高音分辨力   H 明星魅力

隐藏单词: ___ ___ ___ ___

记录你的答案:

1	2	3	4

第五章

运动的原理

找到通往
运动皮层
的路。

从这里开始

你已经读完本故事的一半啦，真棒！

你已不再是刚翻开书的那个小傻瓜了，但仍然有很长的路要走。现在，请你一边阅读，一边想象这样一个情景：

课间休息时间，你和同学一起打篮球。队友给了你使了个眼色，把球往你的方向传来。球在空中画出完美的抛物线，你的身体也朝球飞行的方向侧倾。你飞速跑到一个完美的接球点，伸出双手，球稳当地落在你的掌心！你转身一跃，投篮！好球！

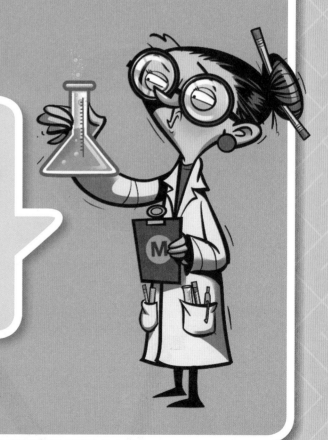

要想完成一个两分篮，大脑需要往全身各块肌肉高速发出复杂的指令。我相信你从没意识到这一切！

科学原理

1

大脑中的运动皮层是人体运动系统的司令部，控制着人休每一处的运动。从抬眉毛到动舌头，每个动作都需要针对它的指令。运动皮层负责制订计划、设定目标，然后把过程、细节都交给身体其他部分完成。简而言之，运动皮层发话，身体服从指示。

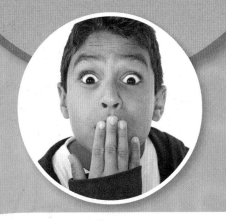

2

大脑发令后，信号先传到脊髓，再从脊髓传到全身。整个过程就像接力赛一样!

肌肉和关节里的感受器能够时刻追踪身体各部分的位置。比如当你试图保持平衡时，脚趾里的感受器就会发出信号，向大脑汇报。大脑做出批示，发令调动小块肌肉来调节你的位置。

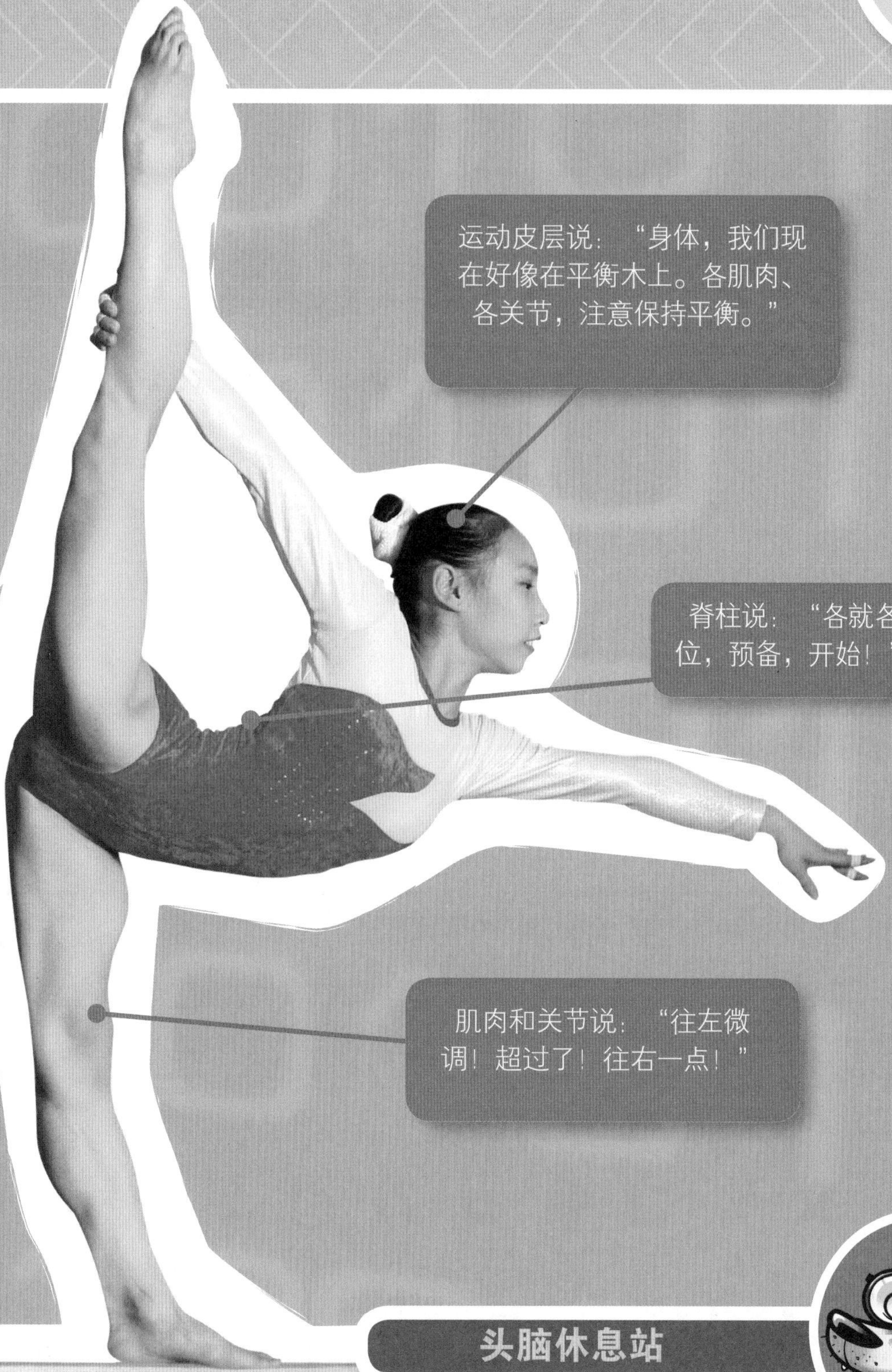

运动皮层说："身体，我们现在好像在平衡木上。各肌肉、各关节，注意保持平衡。"

脊柱说："各就各位，预备，开始！"

肌肉和关节说："往左微调！超过了！往右一点！"

头脑休息站

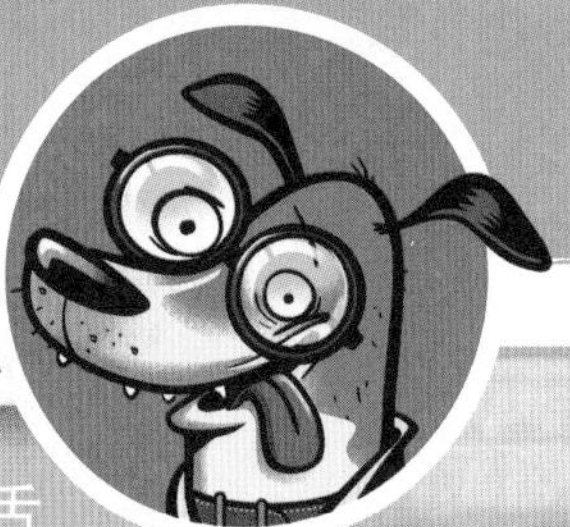

跟指纹一样，每个人的舌纹也是独一无二的！

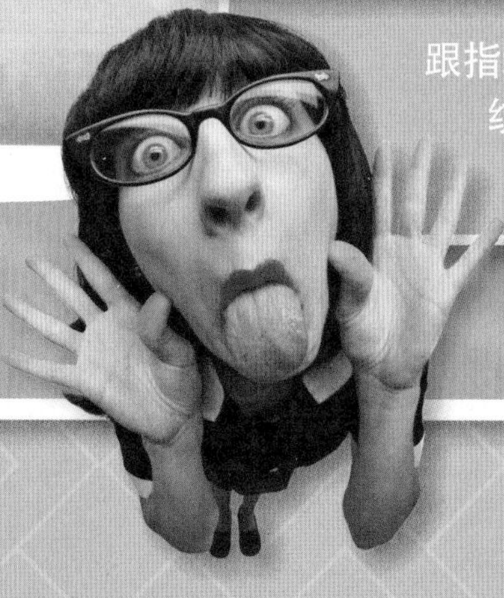

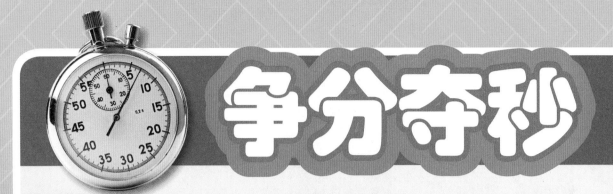

争分夺秒

规则不用我多说啦，来检测一下你的脑袋是不是转得更快了！拿支笔开始吧！

调动你的运动皮层，完成下面这道密码题。用密码表来破解神秘信息！

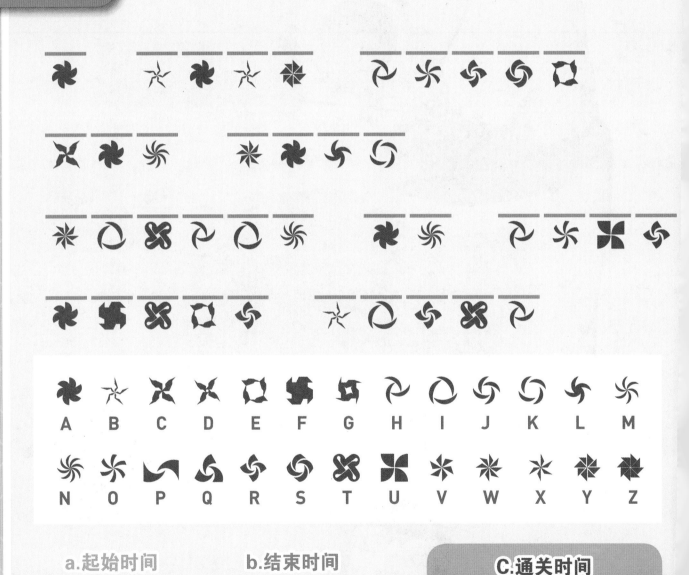

a.起始时间　　　　b.结束时间

C.通关时间

找出信号沿着脊柱传递的路线。别忘了记下你的起始时间和结束时间！

从这里开始

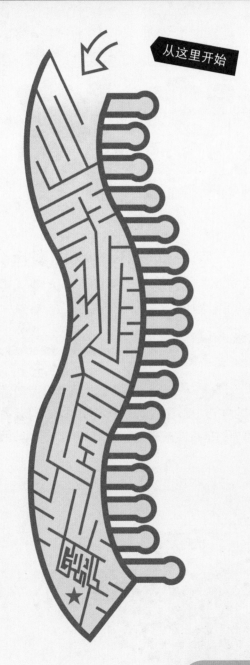

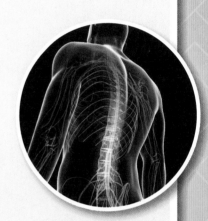

a.起始时间

b.结束时间

C.通关时间

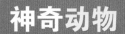

体育健将

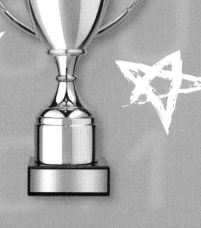

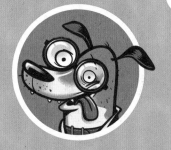

幸好动物不能参加奥运会，否则动物界的体育健儿们会让人类无地自容的！这些动物冠军的招数从何而来呢？当然是大脑啦！

比法拉利还快！

猎豹能在3秒钟内把速度从0提到97千米/小时，加速能力比绝大多数跑车还要强！猎豹躲在非洲热带草原的草丛里，它会先偷偷接近猎物，等距离猎物15米左右的时候发起突袭。

即便在达到最大速度（113千米/小时）的时候，猎豹仍能非常灵活地控制身体、制服猎物。猎豹若想改变方向，只需将尾巴往身体的另一侧一甩，就像船舵一样。面对这样的猎手，羚羊恐怕在劫难逃了！

短小精悍的小虫

动物界的跳高冠军是一种不起眼的昆虫，叫作沫蝉。它身长仅半厘米，却能一跃70厘米高——相当于一个人一步跃上七楼！沫蝉跳高的秘诀是什么呢？原来，它的胸部有两块蓄力满满的肌肉，给腿部提供了充足的力量。沫蝉准备好跳跃后，两腿一屈、一伸，就纵身飞出去了！

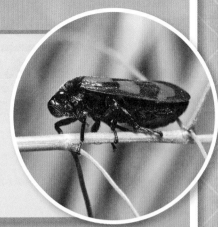

举重健将

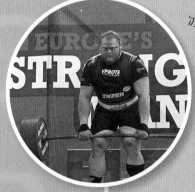

冰岛大力士本尼迪克特·马格努松以460公斤的成绩创下了世界举重记录，要知道这可是他体重的2.7倍！但要跟动物界的举重冠军——独角仙相比，马格努松的成绩不值一提。这个体重才20克的小虫，能扛起体重850倍的物体。这好比一个人两只手各拎十几辆小汽车！

浪里白条

菲尔普斯等奥运健将的游泳速度可达每小时10千米。但要跟旗鱼相比，这个速度根本微不足道。旗鱼能以每小时109千米的速度在海里穿梭，堪比高速公路上疾驰的小汽车。它们是地球上游泳最快的动物，这全靠它们发达的鱼鳍。它们也因此才能躲过鲨鱼的血盆大口。

趣知识

身体的平衡中心发生紊乱的话，人就会患上晕动病——晕车、晕船、晕机都属此类！

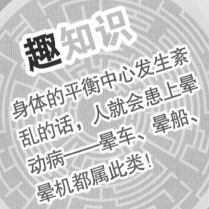

会跳的动物

要想解开这道题目，你需要用到左边的线索，将中间打乱的字母重组成词。然后将黄色方框内的字母重组成词。

孩子们用我来锻炼他们的跳跃能力。我是什么？

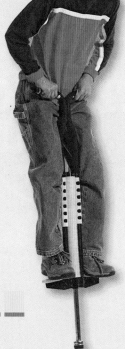

线索	打乱的字母	答案
我一高兴就会蹦蹦跳跳，一跃有近一米高呢！	BIBART	_ _ _ _ _ _
人类发明了一项体育运动，内容就是让我跳。	SHORE	_ _ _ _ _
我能蹦18厘米高，还能从一只狗的身上跳到30厘米远的地方。	LEAF	_ _ _ _
如果允许助跑，我一次可跃9米高！	IAMLAP	_ _ _ _ _ _
科学家也没弄清我为何喜欢跃出水面，或许我就是爱给大家表演吧！	PINHOLD	_ _ _ _ _ _ _
我颜色鲜艳，身长约7.6厘米，一生大多数时间都高高在上，远离地面。	RETE ORGF	_ _ _ _ _ _ _ _ _
我的两条后腿就像两把弹弓，一次能把我发射到半米高的空中。	RAGSPERSHOP	_ _ _ _ _ _ _ _ _ _
别管我叫昆虫了，人家是节肢动物啦！我的家族里最强的跳跃健将一跳能达到身长的50倍远！	GUMJINP REDSIP	_ _ _ _ _ _ _ _ _ _ _ _ _

答案 ☐☐☐☐☐☐☐☐

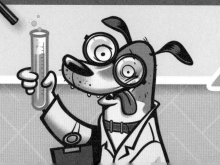

我超级喜欢球！一看到球就会兴奋得跳起来！

独角仙任务

四只外出觅食的独角仙发现了一张重0.9千克的桌子，桌上摆着10千克美食。这些食物足以养活它们整个大家族。唯一的问题就是，它们选择将哪样食物带回家？独角仙无疑是大力士，最多可以扛起17千克重的物体，但是不能搬多远。因此，它们一次只能搬一样东西。请问这几只独角仙应该优先搬什么东西，才能保证带回去的食物最多呢？

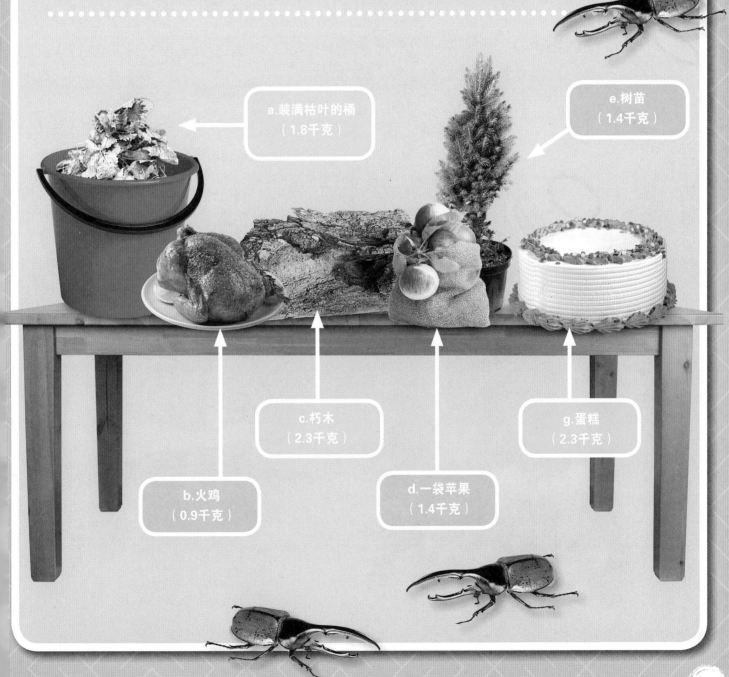

a.装满枯叶的桶
（1.8千克）

e.树苗
（1.4千克）

c.朽木
（2.3千克）

g.蛋糕
（2.3千克）

b.火鸡
（0.9千克）

d.一袋苹果
（1.4千克）

大脑机器

2008年，一只猴子仅凭意念移动了一只机器臂。它坐在椅子上，让机器臂抓起几颗葡萄和软糖，塞到自己嘴里。

它是怎么做到的呢？原来，科学家在猴脑中植入了一个微型设备，刚好安装在运动皮层控制四肢活动的区域，并用电线将该设备和机器臂连接。当猴脑指挥猴子的手臂运动时，指令会传给机器臂。

几天之内，猴子就学会了用机器臂抓取食物。刚开始，猴子表现得很笨拙，食物根本放不进嘴里。但随着它不断练习，调整脑与机器臂之间的配合，它也变得越来越熟练。后来，食物一摆到面前，它就能熟练地用机器臂拿起来吃。

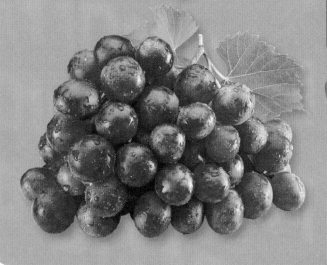

MYTHS BUSTED! 谣言粉碎机

传言：洗澡的时候手指出现皱褶是因为手指吸水。

真相：遇水后，手指上的神经末梢会向大脑发出信息，请求缩水。实验证明，发皱的手指更容易抓起湿物，就像轮胎的花纹能在雨天防止汽车打滑一样。

人机合体

29岁的朱利安·平托是一名残疾人，腰部以下全部瘫痪。2014年巴西世界杯上，他却走上绿茵场，开脚踢出了第一球，正式宣告比赛开始。他究竟是怎么做到的？

平托穿着一件用大脑操控的机器服。跟上一页提到的猴子一样，平托也仅靠大脑就能移动这套机器服，不需要运动身体。科学家希望这项技术能让所有残疾人再次走起来、跑起来、踢起来、跳起来。这是多么了不起的科技！

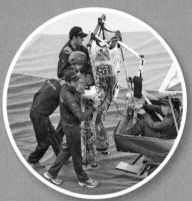

烧脑附加题：**狗狗过河**

一群背着包裹的狗狗要去营地给伤员补给物资，路上需要乘独木舟渡河。由于河水即将暴涨，它们仅有一次渡河的机会，否则就会陷入险境。独木舟的中间必须空着，只有两边可以乘坐。请问怎么安排这群狗狗就座，才能让它们安全渡河？
（提示：背包可以卸下来；狗狗的体重和包裹重量都已标注。）

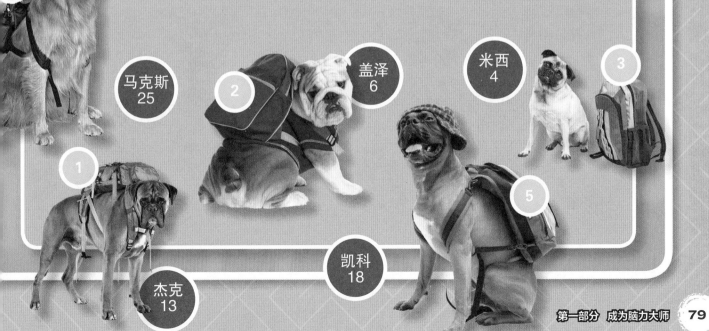

马克斯 25
2
盖泽 6
米西 4
3
3
1
凯科 18
杰克 13
5

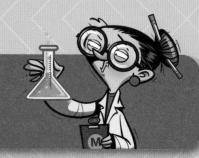

你的大脑能非常精准地控制身体，所以你才能在骑车时保持平衡、准确接住别人抛给你的东西，等等。但有时候，身体也会欺骗大脑！做做下面这些实验，你就能明白我在说什么。

转转转

身体站直，双臂打开，以你的最快速度转四圈，然后停下。你有什么感觉？

你停止转圈的时候，是不是感觉自己还在动？这种感觉被称为"眩晕"。为什么会产生眩晕呢？这是你的前庭感觉，即平衡感，在发挥作用。耳朵里藏着装满液体的小囊，这是前庭器官。你转圈的时候，囊内的液体也会跟着一起转，液体运动导致囊内的毛细胞弯曲。你突然停止转动的时候，液体仍在运动，于是大脑就误以为身体还在转动，这就引发了眩晕。

怎么转圈才不会眩晕呢？试试这个办法：转了几圈之后，往反方向再转几圈，两个方向的运动一抵消，就能让前庭器官里的液体静止下来了。

匹诺曹的鼻子

试试这个幻觉试验，感受一下有着和匹诺曹一样的长鼻子是什么感觉！

第一步：蒙上双眼，站在搭档身后。

第二步：伸出一只手去摸、捏、揉身前搭档的鼻子，同时另一只手在自己鼻子上做一模一样的动作。做的动作尽量随意，持续1分钟。

见证奇迹：30~40秒后，你就会感觉自己的鼻子仿佛长在了别的地方。有些人会感觉自己的鼻子跟匹诺曹的一样长！

身体向大脑传递信号，大脑识别它们，但有时候大脑也是会犯错的！

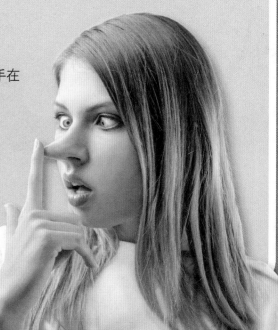

不听话的脚

身体永远都会按照你的意志运动吗？或许并非如此……

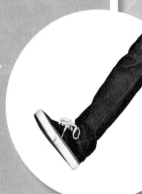

第一步：坐在凳子上，将右脚抬起，距离地面几厘米，然后按顺时针方向用脚在空中画圈。

第二步：用右手的食指在空中写"6"。

见证奇迹：你的脚会不听指挥，开始做逆时针运动。这是因为控制右半身的左脑同时也负责把控节拍，不允许你同时做两个方向相反的运动。

双手交错

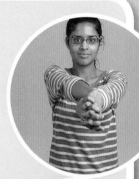

1. 伸出双手，两手腕关节内旋，使左右手背对背。
2. 将右手架在左手上，十指紧扣。
3. 手肘弯曲，两手下压、上翻，停在你的下巴下面。同时，保证手离开胸脯，与身体无接触。
4. 让你的爸妈或搭档随机说某只手的某根手指，然后你动一下那根手指。
5. 每一个手指都这样测试一遍。是不是感觉有些困难？

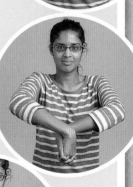

这个测试打乱了你的本体感受，即大脑对于身体各部分位置的感受。只有有了本体感受，你才能时刻知道自己的手脚在哪，哪怕你闭着眼睛。这个测试便欺骗了我们的本体感受，让大脑误以为左右手交换了位置。

一切皆有关联

将下面字母组合嵌入横向方格，构成本章出现过的单词。横行填满后，再猜猜纵列里是什么词。如果你还需要帮助的话，可以看看下面的提示。

我敢打赌，做完前两页的测试，你的大脑肯定被骗傻啦！
看看你的小脑袋瓜还能记得多少东西！

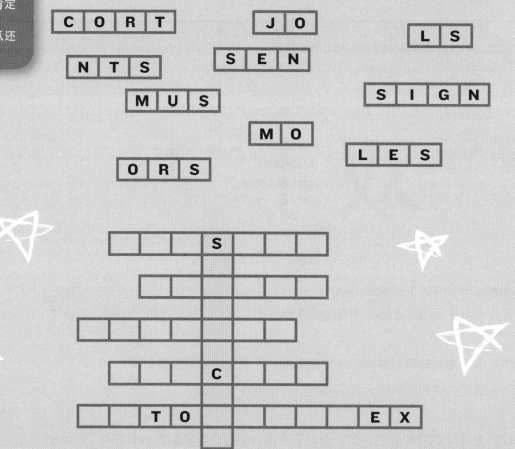

提示：中间纵列的字母已经被打乱为"OLD CAR PINS"。

你知不知道我跟狼是亲戚？啊呜呜呜呜呜！

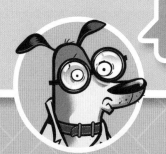

字母易位

有两个字母在下面的表格中完全错位。
将这两个字母的顺序调换回来，你就能读出隐藏的信息。

W	E	D	O	T	N	J	U	S	N	G	E	N	S
E	T	S	A	N	I	O	T	S	F	R	O	M	O
U	R	A	R	M	S	A	T	D	L	E	G	S	.
O	U	R	I	T	N	E	R	T	A	L	O	R	G
A	T	S	C	A	T	S	E	T	D	N	H	E	M
N	O	O	.	H	U	T	G	E	R	P	A	I	T
S	L	E	N	Y	O	U	K	T	O	W	I	N	I
S	N	I	M	E	N	O	E	A	N	!			

隐藏的真相

当你感到恐惧或寒冷时，肌肉就会让皮肤上的汗毛竖立起来。人类祖先的毛发
更为旺盛，汗毛竖立可以让他们显得体型庞大，反过来吓退那些让他们害怕的人或
动物。同时，这也能将热量锁在毛发以下，让身体保持温暖。

按照以下提示，找出这堆字母里隐藏的信息

1. 划掉第1、4、9、10列里所有的元音字母。

2. 表格的第一个和最后一个字母分别是哪个？它们在表
   格其他地方还出现过吗？把它们找出来，全部划掉。

3. 将所有的T替换为M。

4. 划掉"HAIR"一词含有的所有字母。

5. 将所有的Z替换为O。

6. 划掉第2、5、7、8列里的第三个字母。

7. 划掉所有的"DM"组合。

8. 划掉第2、4、8行里的第一个字母。

9. 按照上述步骤操作后，每列还会剩下一个字母，
   把它们写出来就能得到答案啦！

1	2	3	4	5	6	7	8	9	10
C	S	C	N	E	H	H	S	P	K
G	I	Z	D	M	R	K	I	K	I
R	Z	C	H	M	B	G	B	O	S
E	Z	R	E	H	A	K	T	D	T
I	R	I	S	D	T	U	D	M	K

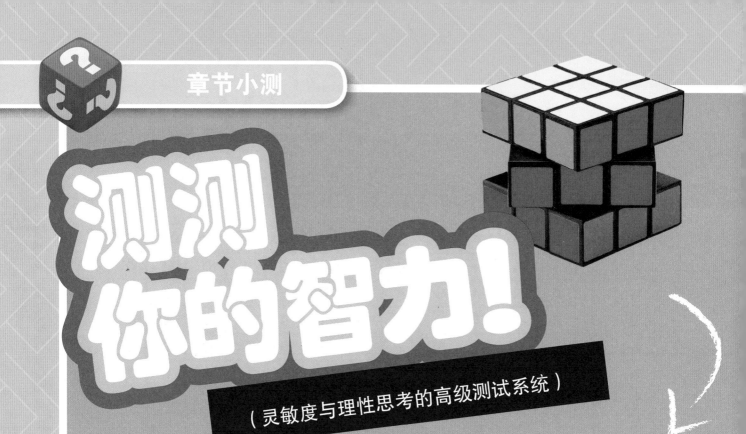

测测你的智力！

（灵敏度与理性思考的高级测试系统）

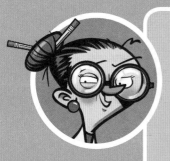

哎哟，不错嘛！我貌似感觉到你读书的时候大脑在膨胀。看！你的运动皮层都已经长到耳朵外面来了！哈哈，逗你玩呢！

你的小脑袋瓜儿要跟我的比，那还差得远。如果你想证明我是错的，就答对下面这些题目。顺便完成一个附加题：用四个选项的字母拼出四个隐藏单词。

1.你的运动皮层控制什么？

Ⅰ 微笑　　　　　S 开车

B 跳舞　　　　　D 以上三项

隐藏单词：＿＿＿＿＿＿＿＿＿

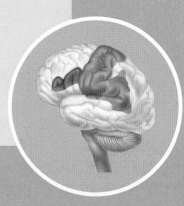

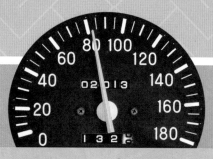

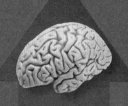

2.哪种动物能在3秒内将速度从0提到每小时97公里?

A 赛马　　　　T 羚羊

F 猎豹　　　　S 霸王龙

隐藏单词: ＿＿ ＿＿ ＿＿

3. 2008年，一只猴子仅凭意念移动了什么?

O 铲车　　　　M 玩具火车

V 机器臂　　　E 另一只猴

隐藏单词: ＿＿ ＿＿ ＿＿ ＿＿

你在这里

脑力膨胀

脑力三级

脑力二级

脑力二级

开动脑力

4.前庭感觉是对什么的感受?

F 平衡　　　　L 气味

E 味道　　　　E 幽默

隐藏单词: ＿＿ ＿＿ ＿＿ ＿＿

脑力测试计

你的答案:

1	2	3	4

空间想象力

找到通往顶叶皮层的路。

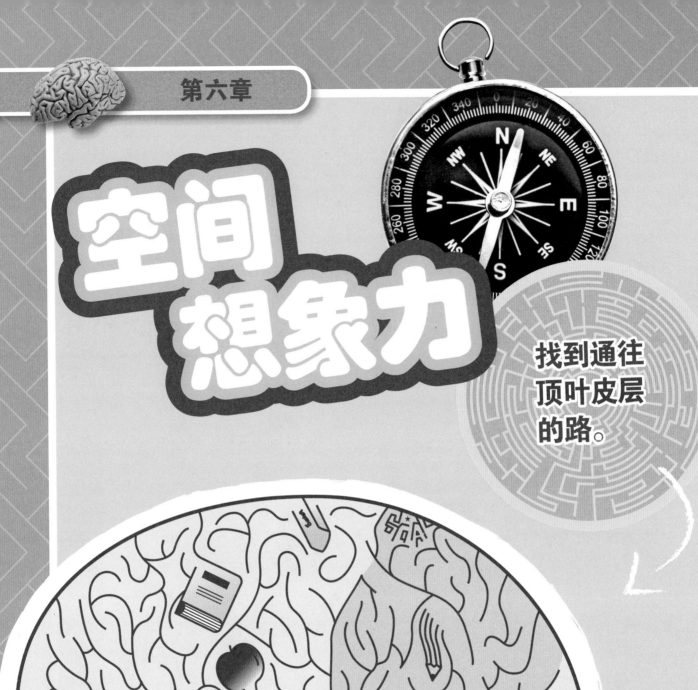

从这里开始

见习天才，我有个好消息要告诉你！

上个章节结束后，我发现你原本空荡荡的小脑袋瓜已经被知识填满了。

提高脑力并不总是需要你刻意下功夫。你知不知道大脑是会自主学习的？阅读下面这段话，看看是不是这么一回事。

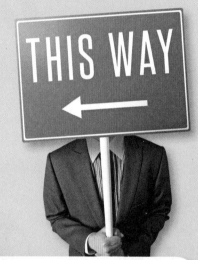

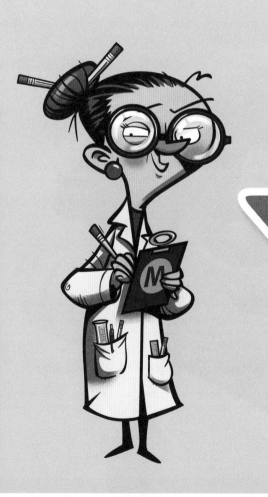

你刚到一所新学校时，总会觉得人生地不熟。你不知道浴室在哪儿，也找不到去健身房的路。过不了几天，你就算闭着眼睛都找得到路，仿佛脑子里有幅地图似的，可你并没有花心思记路。人脑非常擅长绘制地图。它是怎么做到的呢？请翻到下页见分晓！

科学原理

2 **顶叶皮层**的神经元会计算球的方向和速度，在你的脑海中绘制出球的运行轨迹。与此同时，神经元也会计算出你该跑到哪个方向去接球，身体便会朝那个方向移动。

1 在一场棒球赛上，你站在外野。突然"砰"的一声，击球手将球打飞，球掠过地面，朝你飞来。

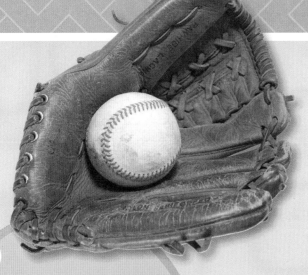

4 你迅速起身，**海马体**内的神经元会查看大脑中的地图，规划出往二垒传球的路径。你将球一掷，球落入二垒队友手中。跑垒员出局！全场为你沸腾！

3 你接近球之后，其他神经元会帮你调整身体的姿势，让你站在最佳的接球位置。你猛地一扑，伸手！"啪"——球稳稳当当地落在你的手套里。

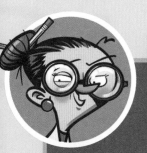

烧脑附加题：**计算器**

没人知道这串数字代表什么意思，你能看懂吗？

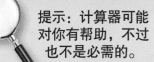

提示：计算器可能对你有帮助，不过也不是必需的。

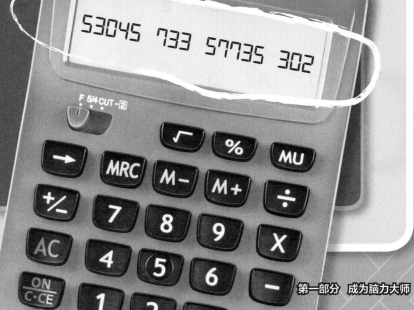

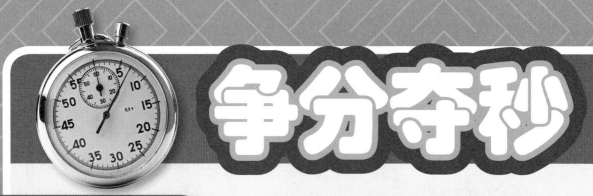

用这个密码表来破解神秘信息，了解关于顶叶皮层和海马体的秘密。

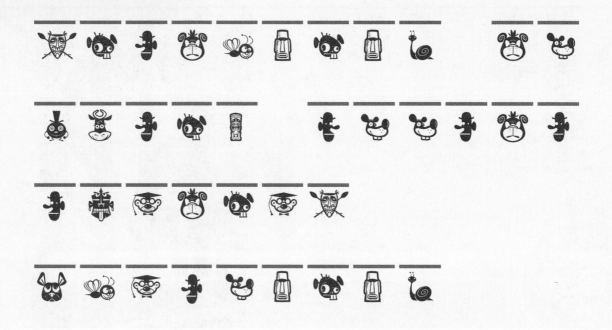

A B C D E F G H I J K L M

N O P Q R S T U V W X Y Z

a.起始时间　　　　b.结束时间　　　　　　C.通关时间

找到从神经末梢通往细胞核的路。别忘了记下你的起始时间和结束时间哦！

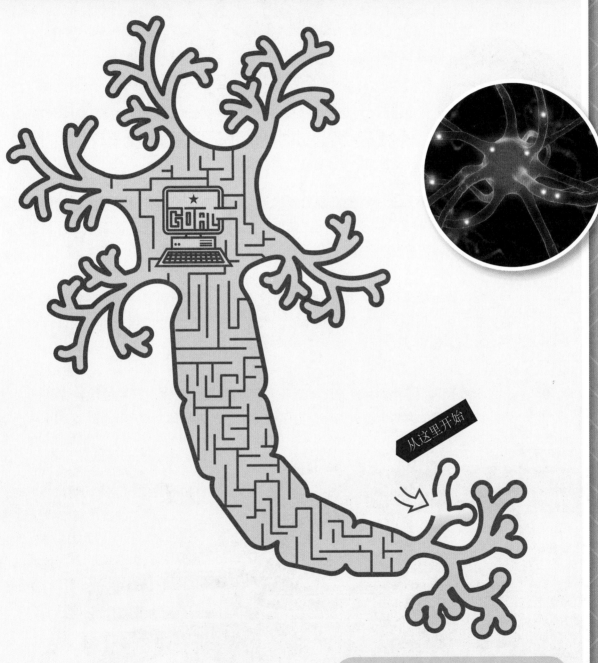

从这里开始

a.起始时间

b.结束时间

C.通关时间

的哥大脑

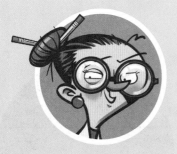

如果你有机会去英国伦敦，可能会在街头碰上这样一群人：他们骑着摩托满城转悠，时不时停下来查看车把手上的夹板。

这些人是干什么的？他们是伦敦的见习出租车司机！要通过测试，拿到出租车驾照，他们必须掌握一项技能——在脑海中绘制一幅伦敦地图。这可不是什么容易的差事，要知道，伦敦有25000条街道、数千个地标，简直像个迷宫一样。

伦敦的出租车司机不用地图和导航仪器，而是将一切信息储存在大脑里。有人要花掉整整四年时间才能掌握这项本领。怪不得有人把伦敦出租车司机的驾考称为世界上最难的考试。

1999年，科学家观测了伦敦出租车司机的大脑影像，眼前的图片让他们大吃一惊。这些司机的大脑与普通人有明显区别，他们的**海马体**（储存地图的区域）要比常人的大。

这项实验向科学家证明，学习的确能改变大脑。大脑就像肌肉一样，用得越多，它就越健壮。

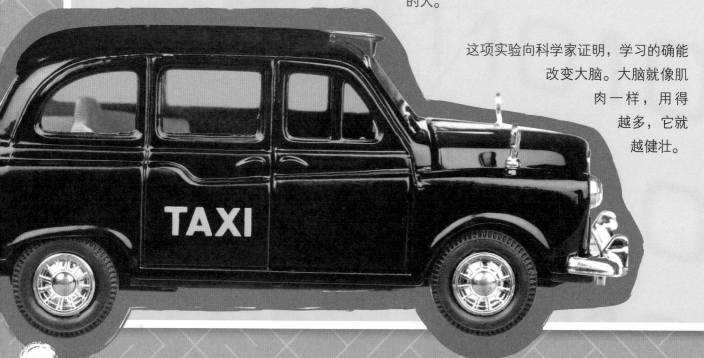

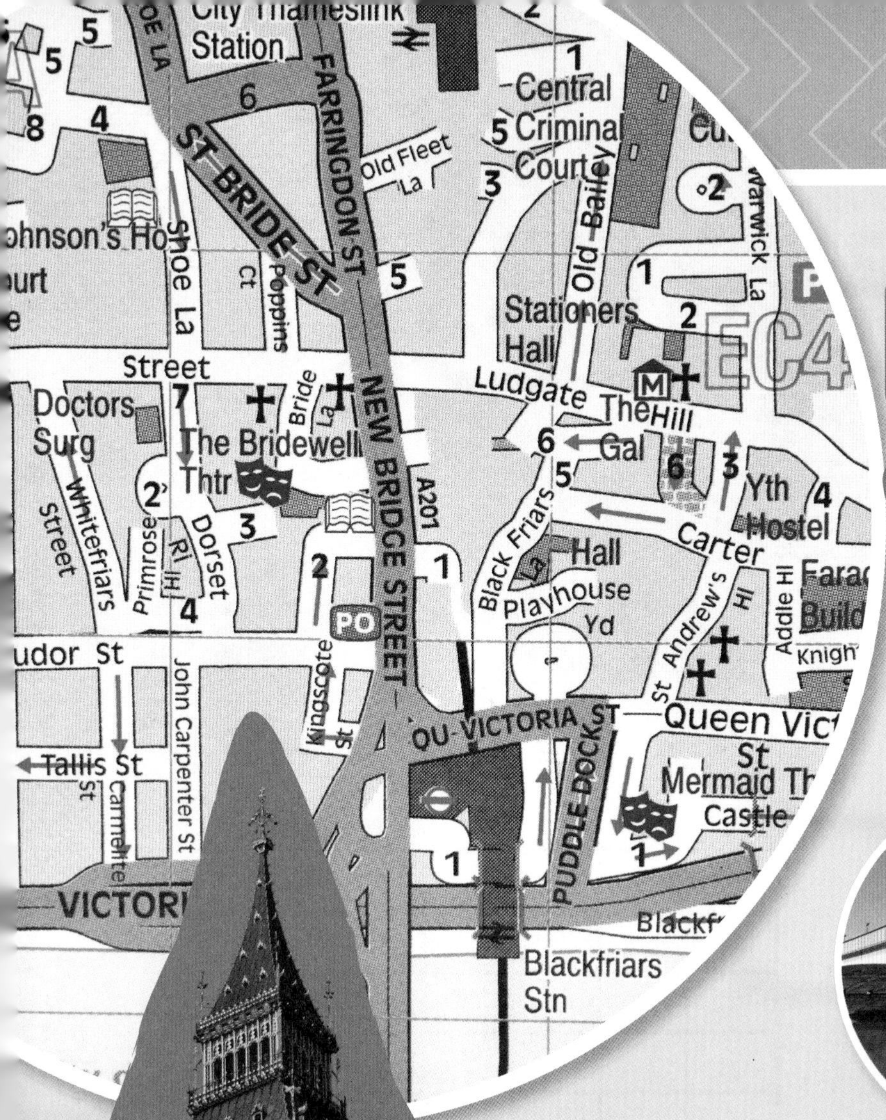

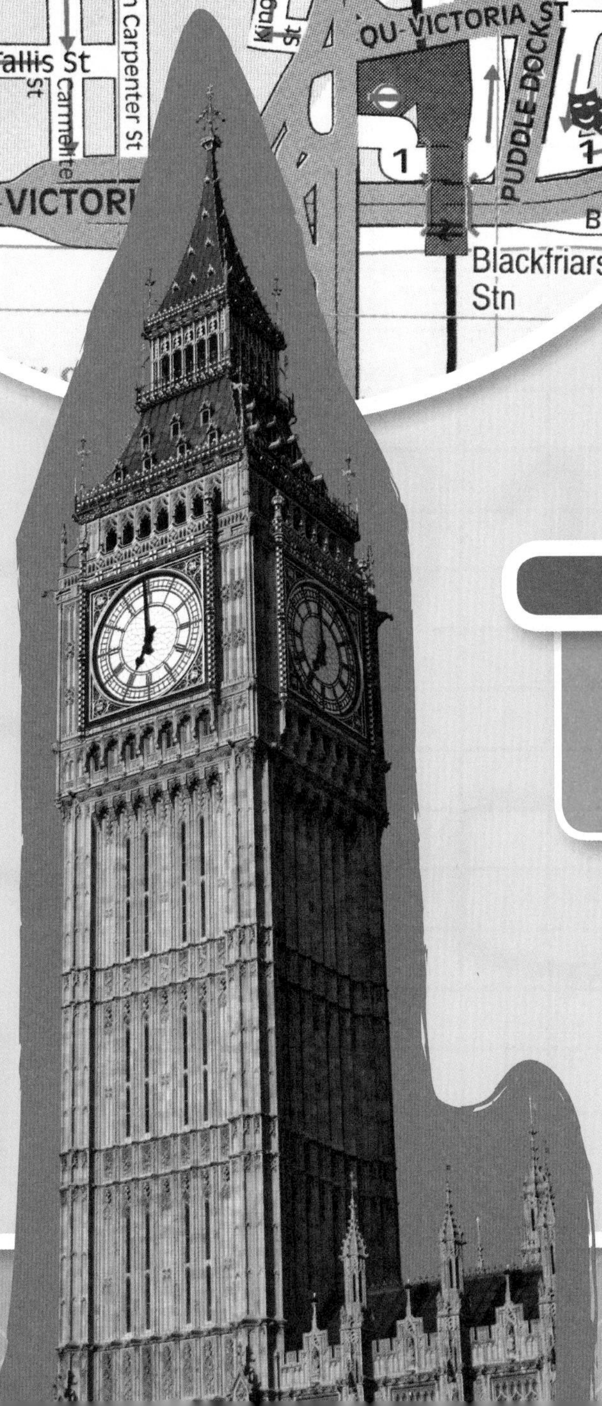

MYTHS BUSTED!

谣言
粉碎机

传言：右图是伦敦桥。

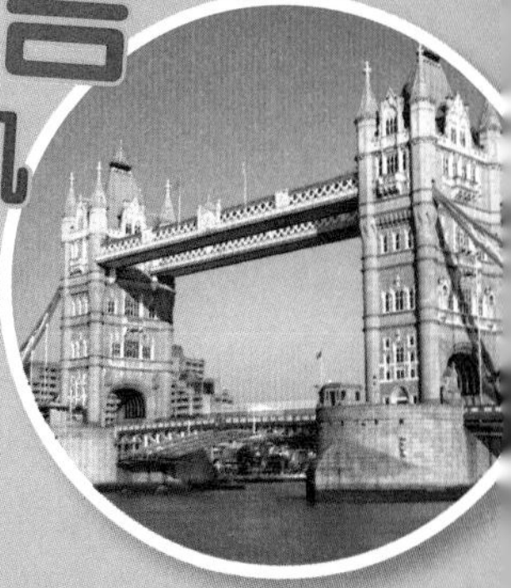

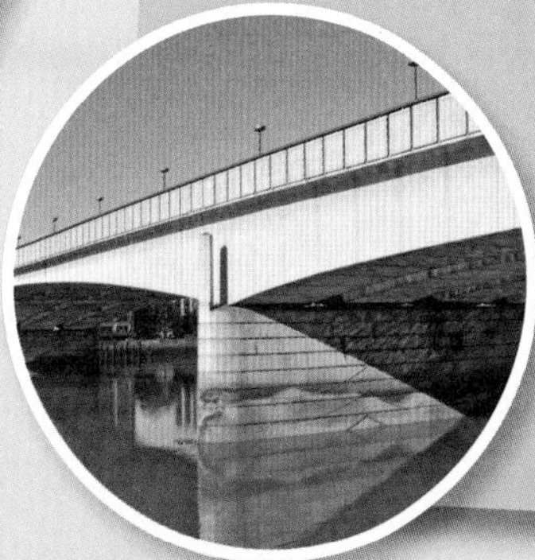

真相：左图才是伦敦桥。根本没啥好看的！

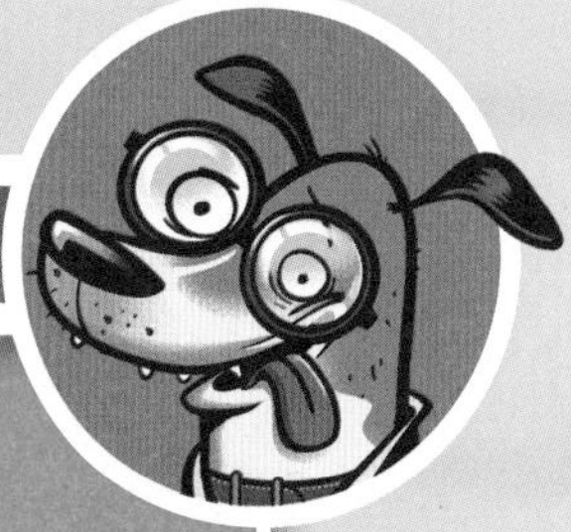

头脑休息站

鸵鸟的大脑比它的眼睛还小！

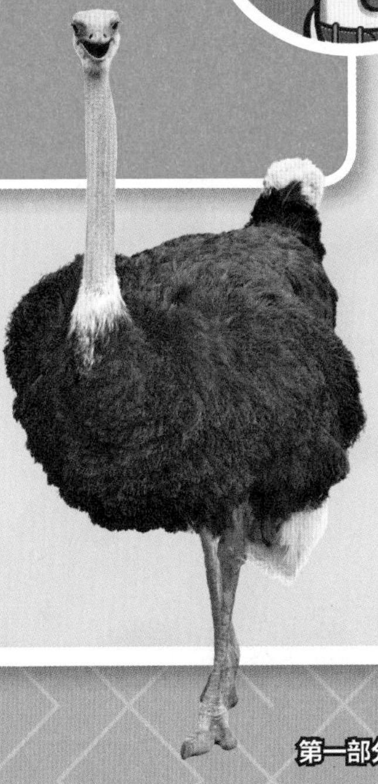

松鼠藏坚果

准备好锻炼你的小脑袋瓜儿了吗？去吧！

出租车司机用空间记忆在伦敦找路，松鼠也靠空间记忆来寻找它们藏的食物。

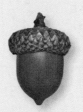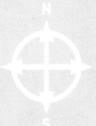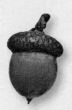

小松鼠想把六颗坚果藏起来，埋藏坚果的步骤如下。请用笔在右边的网格上标记一下小松鼠把坚果都藏哪儿了！

小松鼠每走一步，都会面朝新的方向。

1. 小松鼠在起点处就位。

2. 小松鼠面朝北，往右跳两格。

3. 小松鼠面朝东，往左跳三格。

4. 小松鼠面朝北，往左跳一格，埋下一颗坚果。

5. 小松鼠将步骤2~4重复两次，每次埋下一颗坚果。

6. 埋下第三颗坚果后，小松鼠面朝南，往前跳四格。

7. 小松鼠往右跳两格，再埋下一颗坚果。

8. 小松鼠将步骤2~4又重复两次，每次埋下一颗坚果。

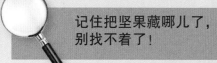

记住把坚果藏哪儿了，别找不着了！

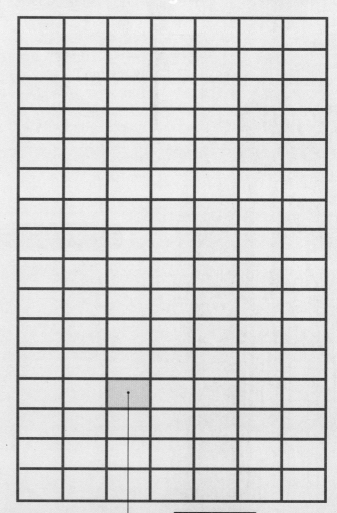

从这里开始

藏得够隐蔽吧？

空间想象

这张纸片折起来后，会变成下面哪个正方体？

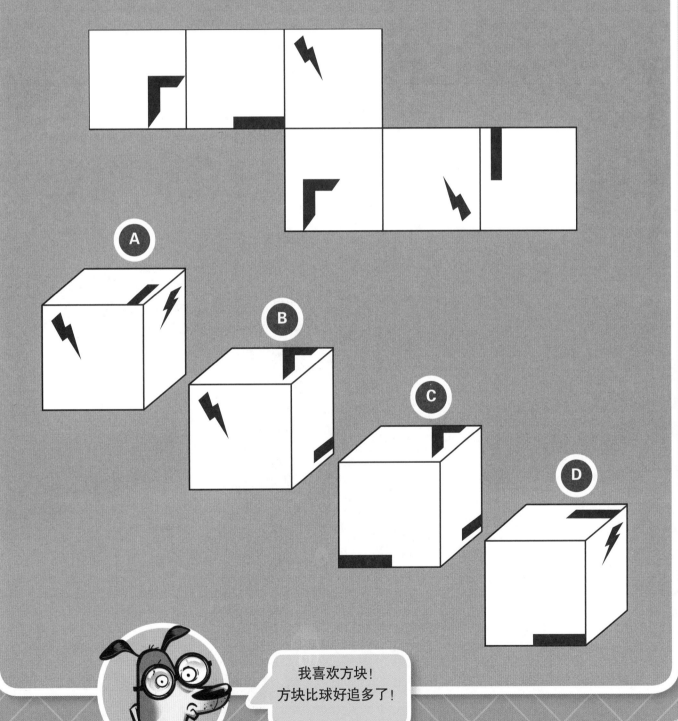

A

B

C

D

我喜欢方块！
方块比球好追多了！

当世界只剩一半

如果你给艾伦·伯吉斯看一幅猪的图片，让他把猪画出来，他画出来的画中只有猪的右半边。

艾伦患有一种名为"半侧空间忽略症"的疾病。他的大脑会忽视任何出现在他身体左侧的事物。患有这种病的人可能只刮半边脸的胡子，吃饭可能只吃盘子一侧的食物。对他们而言，另外半个世界根本不存在。

最奇怪之处就是，艾伦的视力并没有问题，身体两侧的东西他其实都看得到。如果你拿出一张房子的图片，让艾伦把房子画出来，他不会画出图片左边的栅栏。但如果你指着栅栏问他那是什么，他会回答："当然是栅栏了！"

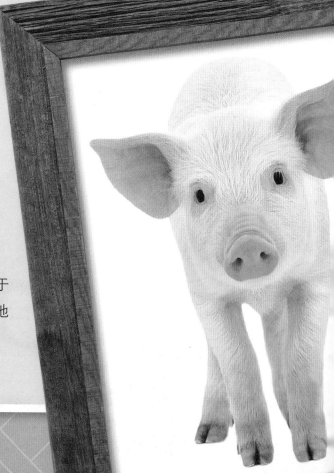

如果你追问他为什么没有把栅栏画全，他可能会说："可能一阵风就把栅栏刮倒了，所以我懒得画。"他并不是故意撒谎——由于眼睛看得到栅栏，他的大脑便想出了一个让他不画栅栏的理由。大脑真是诡计多端！

超能力胡须

艾伦·伯吉斯的眼睛和大脑之间不能正常沟通，像他这样的人出门都成困难。人类的一切活动离不开视觉，那像猫这类生物是靠什么在夜间活动的呢？

猫在黑夜穿梭的法宝就是它的胡须。猫的胡须异常敏感，能感觉到最细微的风吹草动。猫晚上在屋子里漫步的时候，细微的气流会从沙发和椅子上反弹回来。即便周围漆黑一片，胡须也能让它知道这些障碍物的位置，从而避免发生碰撞。

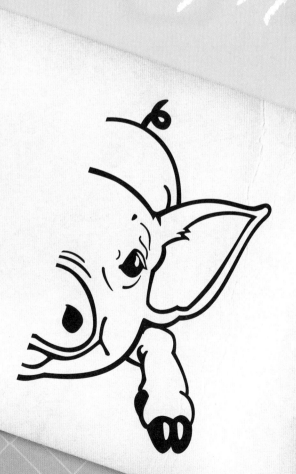

易碎包裹

天才类型：
空间达人

阿曼达开学的时候将几件东西落在了家里，包括一双靴子、一本书、一个玻璃高脚盘（易碎品），她现在让家人将这些东西打包寄过去。只有将所有东西紧密地塞在一个合适的箱子里，玻璃盘才不会碎。她的家人该选用下面哪个箱子装，又该怎么摆放这些东西呢？提示：你可以根据需要将物品按任何角度摆放。

甲箱

乙箱

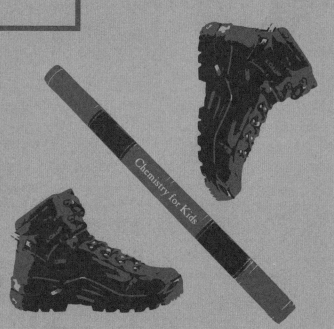

空间达人还可细分为两类。做做这两道题，看看你属于哪一类吧！

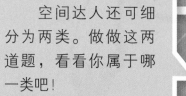

快递小哥

假如你是一名快递小哥，你需要知道如何才能在城市里快速穿行。每多拐一次弯，你就要多花一些时间。请画出一条最快、最高效的路线，投递所有包裹。列表中的收件地址没有先后顺序。从 处出发，数数你需要拐多少个弯才能送完所有包裹。

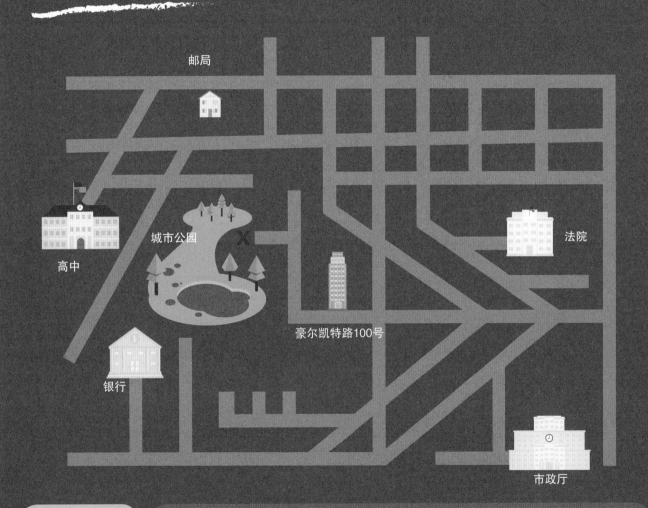

收件地址：

· 邮局
· 法院
· 市政厅
· 豪尔凯特路100号
· 银行
· 高中

如果"易碎包裹"任务对你来说更容易，你就属于封箱高手型人才。封箱高手擅长在脑海中排列组合各种形状。这种能力可以帮你最合理地摆放汽车后备箱的行李，也能帮你想象一些场景，比如房间里新添置一套家具会是什么样。

爱因斯坦就非常擅长利用这一能力，凭此想象出了外太空的星球如何相互作用。

如果"全城送货"任务对你而言更简单，你就属于领航员型人才。领航员善于观察二维地图，并能将其与我们三维的世界关联起来。

首次完成环球航行的探险家麦哲伦可能就属于"领航员"之列。

是时候运用你的空间想象力来完成题目啦！如果你是"领航员"，你做"疯狂迷宫"会非常顺手；如果你是"封箱高手"，你做"一团乱麻"会感到轻松。

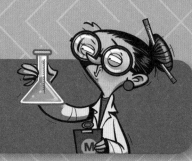

一团乱麻

天才类型：
空间达人

下面这个黑色的图案跟四个红色图案之一完全吻合。你能看出是哪个吗？

A
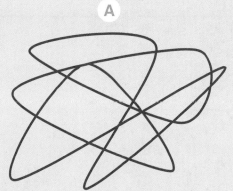

B
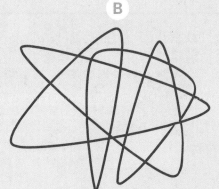

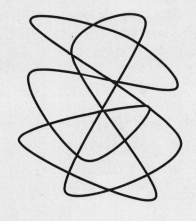

C
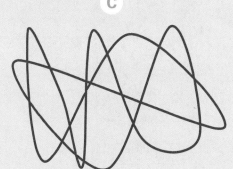

D
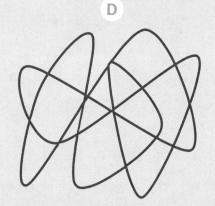

数字变换
移动两根火柴，将18变成45。

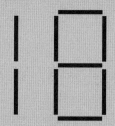

疯狂迷宫

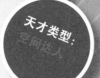

天才类型： 空间达人

一个迷宫被切成了两半。A、B、C中的哪个迷宫才是能跟左上图里的迷宫吻合的一个？

只有对的迷宫才走得通哟！

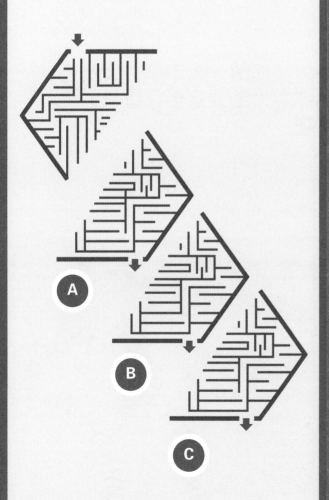

A

B

C

变形记

天才类型： 空间达人

移动三块图形，将图一变为图二。

图一

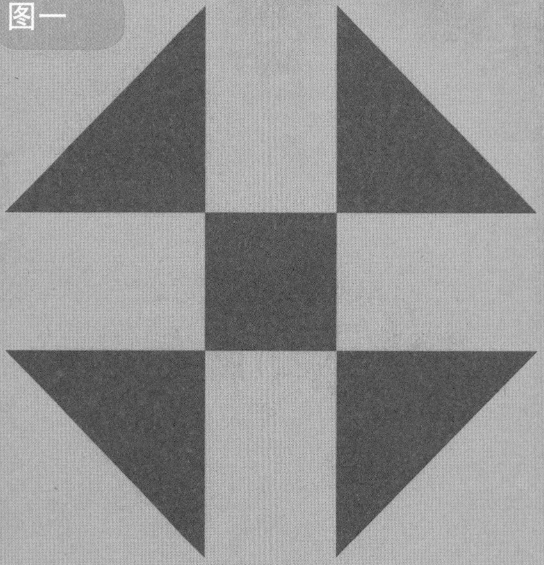

图二

感觉难吗？你可以用纸把图一的图案剪出来，然后动手排列组合就行了。

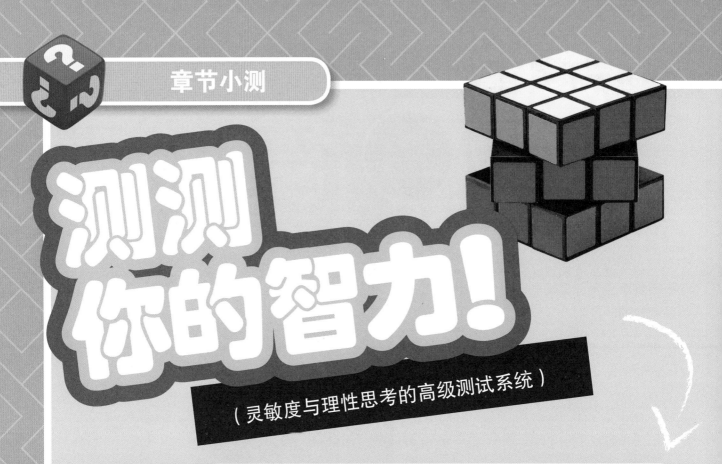

测测你的智力！

（灵敏度与理性思考的高级测试系统）

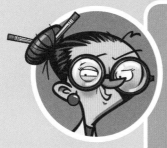

你已经读完这本脑力秘籍的一大半了，大脑已经相当强壮。我猜你的大脑要是会照镜子，恐怕都认不出自己了吧！

我相信你就是我要找的脑力大师。这也意味着我必须出一些更难的题目来考验你。先来看看你在这章里都学到了什么！

1.你在接球和传球中用到的空间推理涉及大脑哪两个部分？

P 运动皮层和神经元

R 视觉皮层和感觉皮层

T 顶叶皮层和海马体

A 幽默中枢和笑皮层

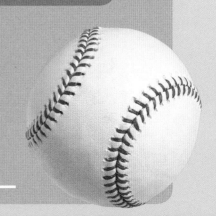

隐藏单词：＿＿ ＿＿ ＿＿ ＿＿

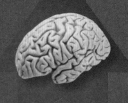

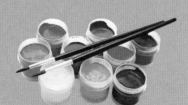

2.艾伦·伯吉斯的病症"半侧空间忽略症"让他的大脑：

S 忽略身体左侧的一切

E 发送太多的视觉信息

I 失去平衡感，容易摔跤

D 擅长画画

隐藏单词：＿＿ ＿＿ ＿＿ ＿＿

3.猫靠什么在黑夜中活动？

A 皮毛

D 尾巴

R 胡须

K 全球定位系统（GPS）

隐藏单词：＿＿ ＿＿ ＿＿ ＿＿

4.大多数人都有一种空间能力，他们要么是＿＿＿＿，要么是＿＿＿＿。

C 封箱高手；导航员

P 解谜者；读者

K 艺术家；工程师

A 松鼠；出租车司机

隐藏单词：＿＿ ＿＿ ＿＿ ＿＿

你的答案：

| 1 | 2 | 3 | 4 |

行走的
百科全书

脑力膨胀

脑力三级

脑力二级

脑力初级

开动脑力

脑力测试计

你在这里

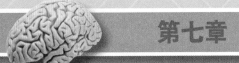

语言的奥秘

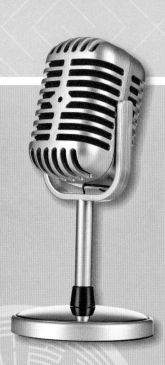

人脑有两个语言中枢，你在去其中一个的路上说不定还会经过另一个哟。

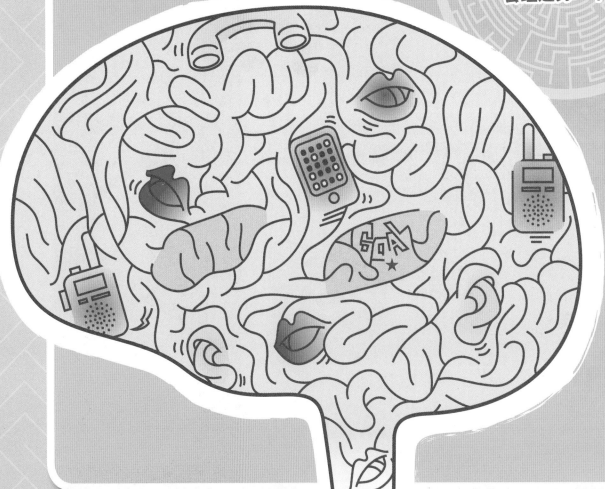

从这里开始

你是不是对自己的脑力越来越自信了？ 那我就再出道题考考你。看看这句话："哐哐嘟嘟了嗒嗒"。回答问题：你是愿意做哐哐还是嗒嗒呢？

尽管句中的词都没有意义，整个句子却有。很多人会毫不犹豫地回答他们愿意当哐哐。他们宁愿"嘟嘟"别人也不愿被人"嘟嘟"，管他是什么意思！

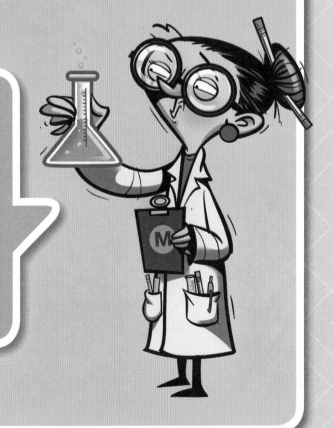

大脑通过一定的套路来理解语言。即便不知道句中的词是什么含义，我们也能猜出句子的大概意思——上面这个例子正说明了这一点。认真听，你要学的还很多！

科学原理

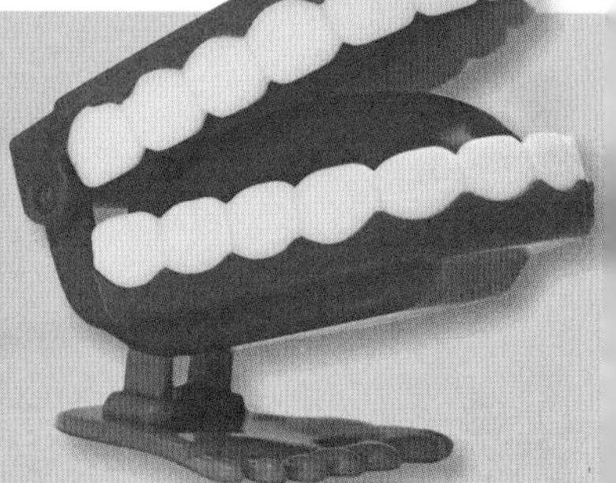

1

你说话写字的时候，会用到脑中的**布洛卡氏区。**这个区域受伤的人听得懂、看得懂，但就是说不出。

2

你听别人说话的时候，需要用到大脑的**韦尼克氏区。**韦尼克氏区帮你识别语言的模式——你就是靠它来理解上一页那个无意义的句子的。

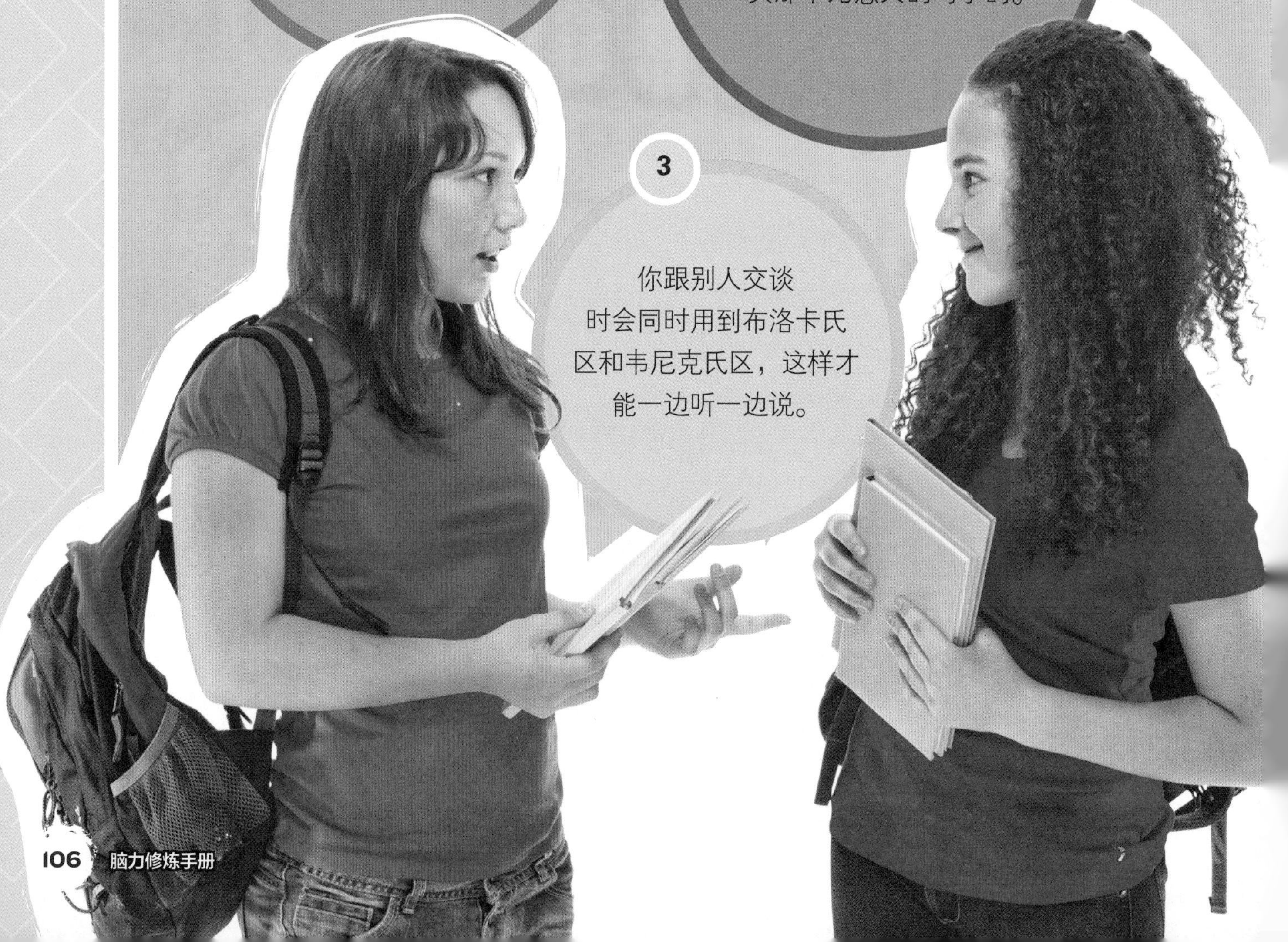

3

你跟别人交谈时会同时用到布洛卡氏区和韦尼克氏区，这样才能一边听一边说。

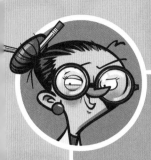

烧脑附加题：**纵横交错**

下面有九个提示，分别描述一个词。我们按照横竖方向给词分类，但没有先后顺序。请你借助提示完成填字游戏，网格中已经为你填好了一个字母。

横向（每词五个字母）

- 人生气的时候会对门做的事
- 这本书的主题
- 主动脉
- 夜间活动

竖向（每词四个字母）

- 婴儿一天要做几次的事
- 地方的近义词
- 晚餐面包
- 列表里的每一项
- 高音的反义词

B				

头脑休息站

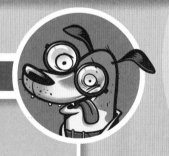

据说这是最难的绕口令之一：

"黑化肥发灰会挥发"

试试看！

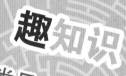

趣知识

人类具有语言天赋，刚出生的婴儿就已经能区分"b"音和"p"音。

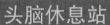

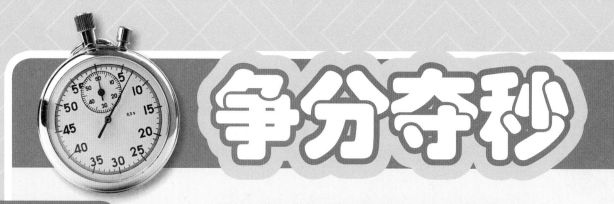

争分夺秒

来测测你的脑速吧！拿支笔，看看你需要多久才能解开这道题。

布洛卡氏区和韦尼克氏区造成了一种神奇的现象。
快用密码表来破解神秘信息吧！

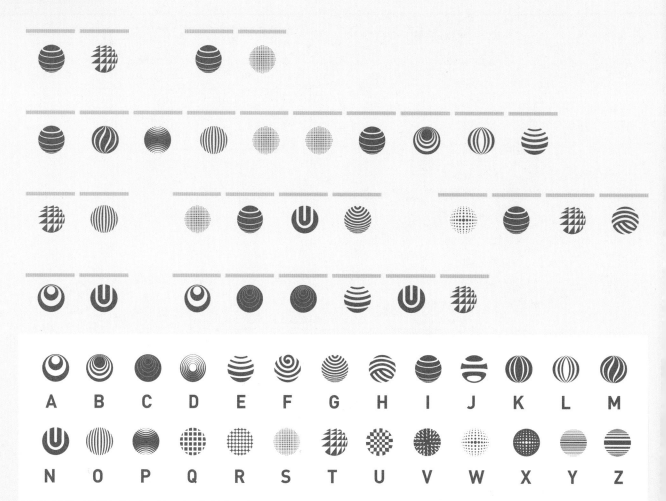

a.起始时间　　　b.结束时间

C.通关时间

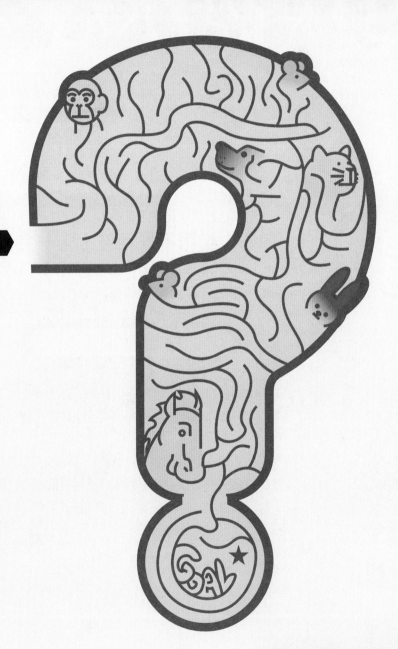

动物会不会用语言交流呢？找到通往问号尾巴的路，然后跳转到下一页，寻找答案。

从这里开始

a.起始时间

b.结束时间

C.通关时间

动物怎么交流?

你们人类可不是地球上唯一会用语言交流的生物! 我们动物虽然不会说话,却同样能表情达意。

白蚁打击乐

非洲白蚁会用土修筑高大的蚁穴。若有土豚(非洲食蚁兽)等天敌靠近,工蚁就会以头撞地,发出警报。

工蚁撞击地面的频率为每秒11次左右。尽管撞击声传递不了几厘米,周围闻声的白蚁也会一起以头撞地。这样一传十,十传百,最终整个蚁穴都会知道危险来临。

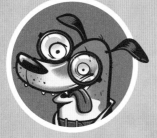

趣知识

白蚁虽然看起来像蚂蚁,但其实属于蟑螂家族。

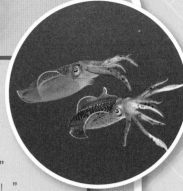

彩色对话

加勒比海礁鱿鱼一眨眼间就能改变全身的颜色和花纹。这个绝招不光可以用来对付天敌，也可以用于沟通交流。

雄性鱿鱼想要吸引雌性鱿鱼，就会换上一身条纹装，仿佛在说："嘿，美女！"如果它碰到了雄性鱿鱼，就会换上一身斑点装，表示："滚一边去！信不信我揍你！"

最厉害的是，鱿鱼还能同时表达两种意思。假如同时有一只同性在左，异性在右，这只鱿鱼身上就会左边显斑点、右边露条纹！

与蜂共舞

工蜂的任务就是为整个蜂巢觅食。那么，一只工蜂找到了花蜜之后，该怎么告诉其他蜜蜂呢？

原来，工蜂回巢后，会先进入蜂巢内的"舞厅"，在众蜂的注视下秀一段"8"字形舞蹈。通过这支舞，它就能告诉同伴花蜜在哪个方向、路程有多远。

蜜蜂还能用舞蹈描述食物有多好吃呢！假如一只工蜂跳了一支活力四射的劲舞，那就说明花蜜香甜可口。

海豚打电话

跟人一样，海豚也会通过团队合作来完成任务，还会互相交谈。一出生，海豚就会学习发出各种叫声。此外，它们还会用肢体语言来交流，调整姿势、吹泡泡都是它们的语言。

科学家一直在试图破解海豚的语言，却至今没有头绪。他们唯一能确定的就是，海豚的确是在交谈。

在一次实验中，科学家将一对母子海豚分别关在不同的水箱，但在两个水箱之间设置了一个特殊的音频系统。只听见这两只海豚不停地发出声响，或许是在问："你那边的水质好不好？"

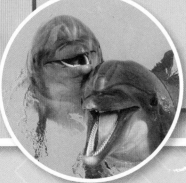

聊天气泡

海豚妈妈吃饭的时候都跟海豚宝宝说了什么呢？

将泡泡内的字母重新排列组合，你就能知道答案。

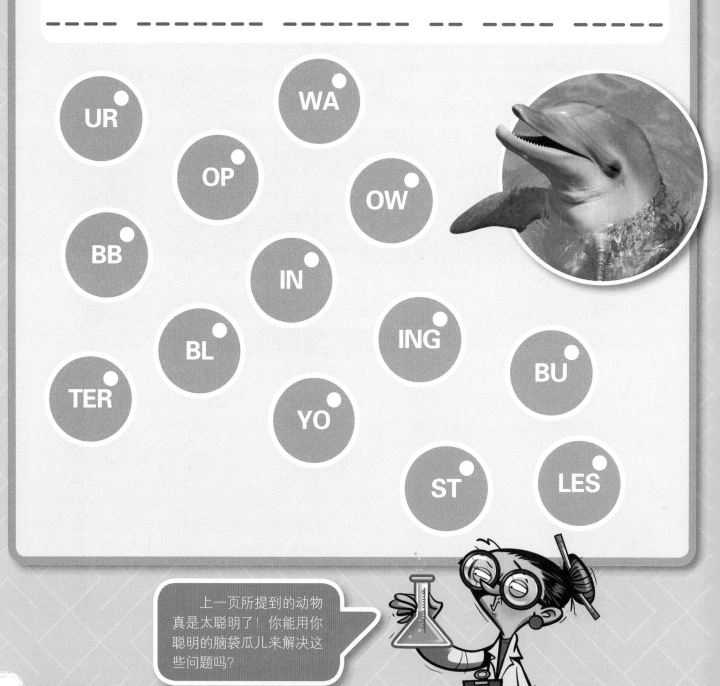

天才类型：
语言大师

_ _ _ _   _ _ _ _ _ _ _   _ _   _ _ _ _   _ _ _ _ _

上一页所提到的动物真是太聪明了！你能用你聪明的脑袋瓜儿来解决这些问题吗？

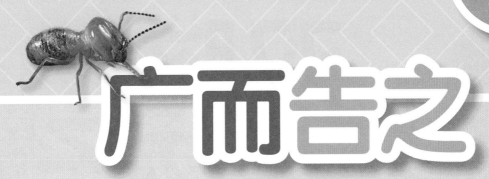

第七章

现有两群外形、体型都相仿的非洲白蚁。下图每个圆点代表一只白蚁，其中的红点代表信息员。两群白蚁唯一的不同就是信息员所处位置不一样。信息员会把消息传给离自己最近的同伴，同伴接到信息后又会转告离自己最近的同伴，以此类推。

**如果两群白蚁的信息员同时发出信息，
哪群白蚁会首先全员通知到位呢？**

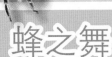

蜂之舞

天才类型：逻辑领袖

4只出门觅食的蜜蜂回到蜂巢，分别跳了一支舞，向同伴描述自己的发现。我已经为你翻译了这四支舞的含义。根据四只蜜蜂的描述，你觉得蜂群应该跟着谁去采蜜呢？

甲蜂描述了3.2千米外的花蜜。虽然路途遥远，但花蜜真的特别特别特别香甜！

乙蜂说东北方向开满了鲜花，花蜜酸酸甜甜，具有泥土气息。

丙蜂描述了所有蜂都会喜欢的微甜蜂蜜，但它们需要往南飞10千米。

丁蜂描述了正西方向有无比甘甜的蜜。

第一部分 成为脑力大师　113

双脑女子

维姬站在柜子前，挑选着今天出门要穿的衣服。她最终决定穿蓝色毛衣出门，伸出右手去取，同时她的左手却拎起了红色衬衫。仿佛每只手都有自己的想法。

维姬患上了一种名叫"裂脑症"的疾病。她小的时候曾几度发病，情况非常危险。为了防止复发，医生切除了她的脑胼胝体，即连接左右脑的神经束。手术保住了她的性命，却也让她的左右脑再也无法沟通。

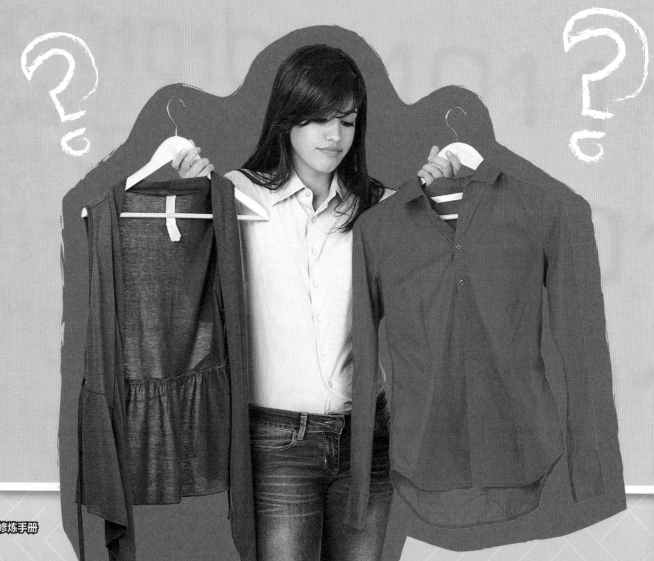

说话对于维姬这样的裂脑症患者非常困难。这是因为维姬的语言中枢位于左脑，医生将左右脑的联系切断后，右脑就再也连接不到语言中枢了。

科学家曾利用一面特殊的屏幕，给维姬的左眼展示了一幅小狗的照片。他们问维姬看到了什么，她却说"什么也没有"。这是因为左眼将图片传到了她的右脑，而右脑不能使用语言。即便维姬两眼的视力都很好，她仍然说不出自己看到的东西。

但要是科学家给维姬的左手递一支笔，让她画出自己看到的东西，她能轻而易举地画出一条狗。她的右眼能看到狗，只是说不出来罢了！

左撇子语言

你是左撇子还是右撇子？所有的右撇子都是左脑控制语言，而左撇子的语言大多由左右脑共同控制，甚至完全由右脑控制。

还记不记得这本书曾经讲过左脑管右半身，右脑管左半身？左撇子可能更擅长于右脑主管的事物，例如数学、空间推理、艺术。他们使用语言的方式可能跟右撇子也有所不同。

MYTHS BUSTED! 谣言粉碎机

传言： 从帝国大厦楼顶上掉下来的一分硬币都能砸死人。

真相： 从天而降的硬币时速最快只能达到81千米。无论下落的高度有多高，硬币的速度都只有这么快。另外，帝国大厦也是上面窄底下宽，所以要想从楼顶把一个东西直接扔到下面的街上也是不太可能的。

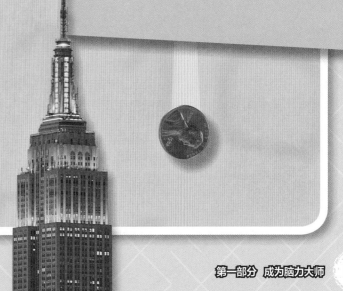

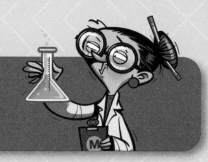

人类具有语言天赋，但这可不代表这些题目就难不倒他们了。你准备好迎接挑战了吗？

斯特鲁普效应

说出下列词语的颜色。比如，你看到"棕色"一词，就该说"粉色"。

红色

蓝色

绿色

黄色

紫色

黑色

橙色

你是不是一直磕磕巴巴，或者念出了词而没有说出颜色？这说明你体验到了斯特鲁普效应。斯特鲁普效应之所以会产生，恰恰是因为大脑太擅长语言了。我们识别文字的速度快于分辨颜色的速度，这也就是为什么我们觉得说出文字的颜色会比较难。

现在盖住这组词语的第一个字，重新念出每个字的颜色。是不是感觉更容易了？这是因为你的大脑不再被其中的文字分散注意力，能够专注于分辨颜色。

肢体语言

口语只是语言的一部分，我们还会用表情、手势等来交流。快用你的肢体语言知识来判断下面的人物分别处于什么情绪吧！

将人物与对应的情绪连线。

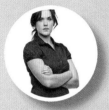 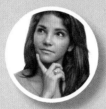  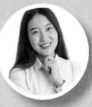 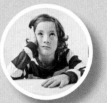

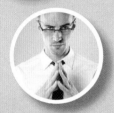 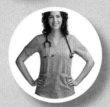 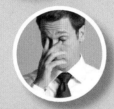 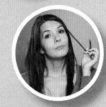 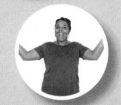

怀疑　感兴趣　警惕　沉思　乐意　紧张　不自信　自信　真诚　无聊

跳出常规思维

天才类型：
创意冠军

准备好迎接挑战了吗？这些谜语需要你跳出常规思维。仔细揣摩下面两句话里的每一个字，看看它们是不是有别的意思。

1. 警察让一个大人把锯子让给孩子们玩。他们在哪儿？

2. 马丁先生和邓肯小姐建成了全城最高楼。正当所有人都在为这项了不起的工程欢呼时，一只狗跑了过来，尾巴一甩，大楼就倒了。这怎么可能呢？

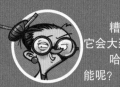

糟了！按你脑子目前的生长速度，它会大到你头都装不下的！

哈哈，我只是开个玩笑，这怎么可能呢？

创意设计

有些设计师喜欢把生活中的寻常事物加工成艺术品，比如下面这个楼梯扶手。其中隐藏着一条神秘信息，你能看出来吗？

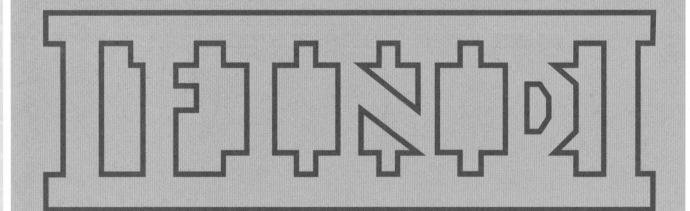

词语接龙

下面这串字符里其实隐藏着7个单词，每个单词8个字母。每个词的末字母都是下个词的首字母。单词的首尾字母已用红色标出。请你将中间的字母重新排列，解开这道谜题吧！

OE	ET	NE	OT	OL	AN	LU
NB	HRI	LEP	HTL	APA	OMC	OIS	ON
GI	AV	AL	EB	RY	RA	IL

坐标 填字

根据坐标往下面的网格中填写字母，破解神秘信息。

A (a,7) (b,3) (b,6) (c,3) (c,4)
B (c,8)
E (a,5) (b,5) (d,1) (d,2) (e,1) (e,6)
F (b,7)
G (b,1) (b,4) (d,4)
H (a,4)
I (a,1) (c,1)
K (c,2)
L (a,6)

M (e,2) (e,7)
N (a,2) (a,8) (c,5)
O (d,5) (d,8) (e,5)
R (b,8)
S (c,6) (d,3)
T (a,3)
U (b,2)
Z (d,7) (e,4)

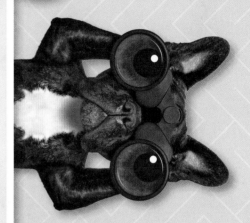

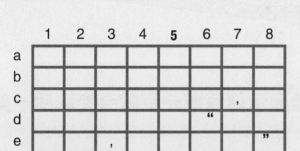

混乱的故事

一名男子给他太太发了条短信。但由于打字太快，有些词打错了。你能推测出他在说什么吗？我们已经为你在打错的词旁边加了提示。

　　我今天开着车去帮你找蜥蜴点，路上看到一辆大型蛙绝鸡侧翻在路上，司机被困在车里。一位景观上前帮忙，但路上的杏仁太多，挡住了去路。还好义务人员及时赶到，把司机送往了意愿。

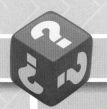

测测你的智力！

（灵敏度与理性思考的高级测试系统）

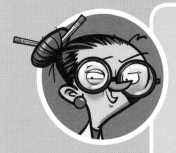

我的实验显示你每翻一页就会变聪明一些。

我终于找到一个值得我控……呃，没什么。还是继续吧！

你最好保持思考状态，不要松懈，因为脑力挑战还会一个接一个地向你袭来。请用本章所学知识完成下列题目。

1.大脑的布洛卡氏区帮你：

- **E** 睡觉
- **R** 跑步
- **A** 说话写字
- **A** 听懂别人的话

隐藏单词： ＿＿＿＿＿＿

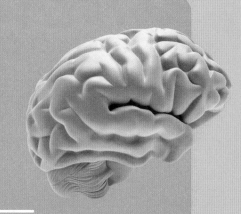

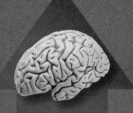

2.大脑的韦尼克氏区帮你：

W 听懂别人的话

D 说话写字

R 吃东西

O 静坐

隐藏单词：___ ___ ___ ___ ___ ___

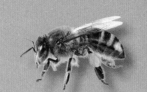

3.蜜蜂跳舞是为了告诉同伴：

E 日出时间

H 天气情况

V 食物的方位

I 自己喜欢的音乐

隐藏单词：___ ___ ___ ___ ___ ___ ___

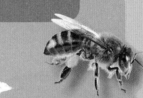

4.连接左右脑的神经束叫作：

I 脑胼胝体   **N** 海马体

J 额叶皮层   **O** 神经元

隐藏单词：___ ___ ___ ___ ___

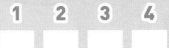

你在这里

真正的天才

行走的
百科全书

脑力膨胀

脑力三级

脑力二级

脑力初级

开动脑力

脑力测试计

你的答案：

1	2	3	4

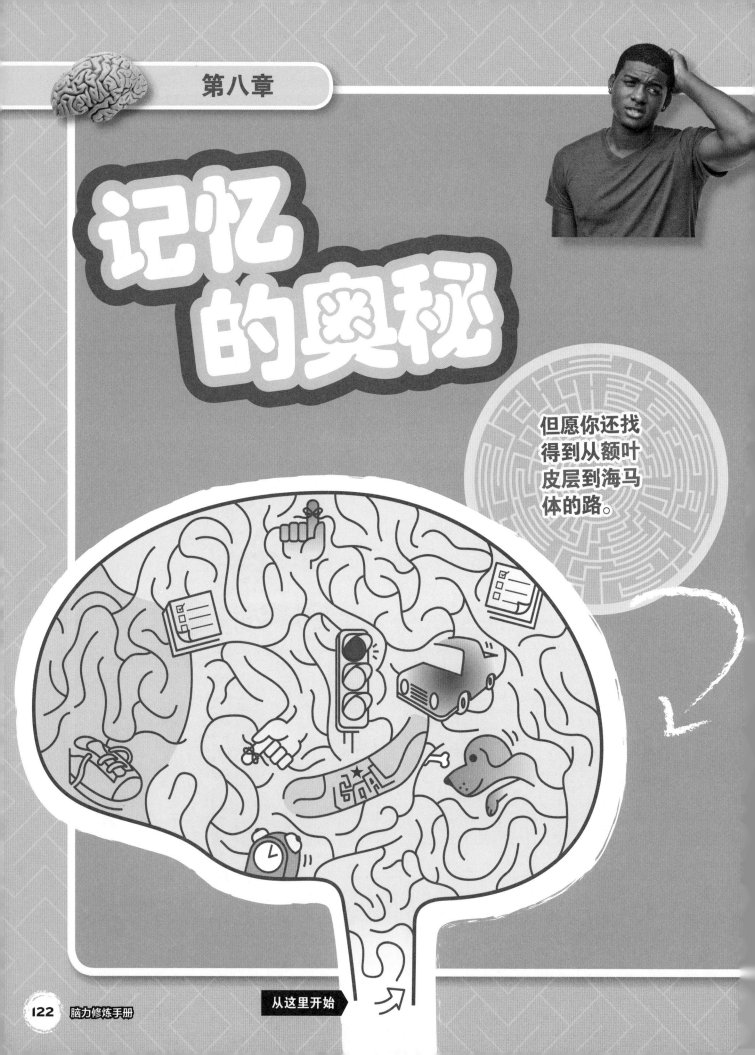

第八章

记忆的奥秘

但愿你还找得到从额叶皮层到海马体的路。

从这里开始

哇，没想到你都冲到第八章了！ 我猜你现在已经能记下你读过的每一个字了吧！

你有没有想过，为什么有些事情终生难忘，而有些事情转身就不记得了？

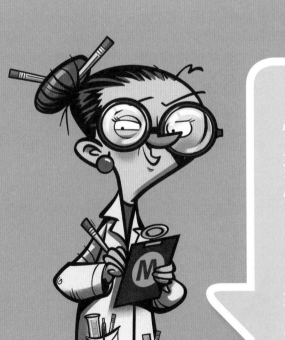

我们无时无刻不在使用记忆。记忆让我们记得过马路前先要看两边，记得系鞋带，记得如何做数学题。

没了记忆，你就不是你了。然而，人的记忆也不是完美的。其实，有些你记忆中的东西不见得是真相！

科学原理

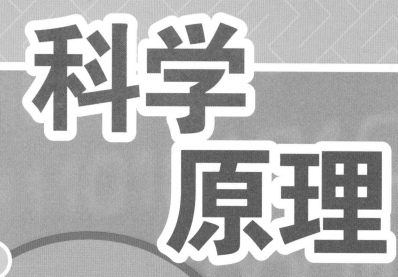

1

短时记忆能在短时间内记住少量信息，这部分记忆储存在人的**额叶皮层**。短时记忆能让我们在二三十秒内不忘记7位数字。你从看到广告牌上的电话，到拿出手机拨号这段时间，就用到了你的短时记忆。

2

要想把短时记忆转换成**长时记忆**，大脑需要将记忆传递到海马体。长期记忆能在你大脑中永久储存，比如你根本不需要问自己最爱的节目几时播出，因为播出时间已经储存在了你的长时记忆里。

MyThS
BUSTED!
谣言粉碎机

传言：金鱼的记忆只有3秒。

真相：金鱼其实很聪明。研究显示，人可以训练金鱼表演一些简单的把戏，而这显然需要金鱼拥有超过3秒的记忆。

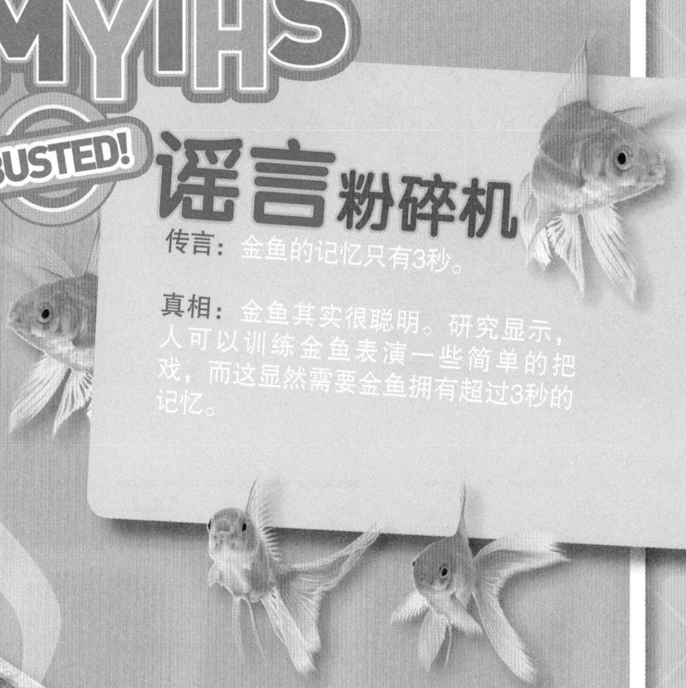

3

长时记忆会让大脑发生永久性的变化。要想建立长时记忆，大脑需要强化特定神经元之间的关联。例如，大脑需要在想吃比萨的神经元和记住比萨店店名的神经元之间建立关联。

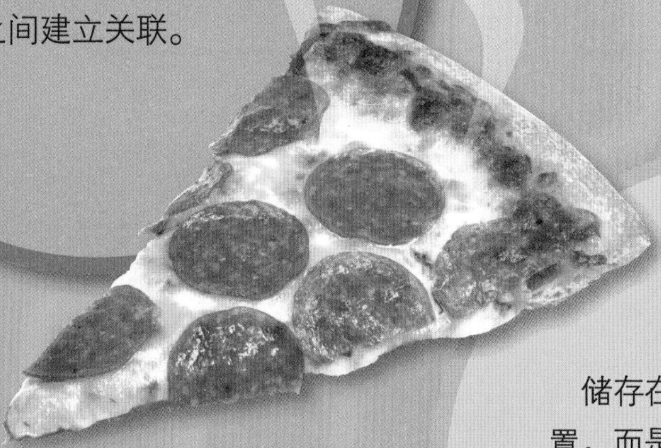

4

长时记忆并不储存在大脑的某个特定位置，而是脑中各个神经元的关联里。大脑永远不会出现"储存空间已满"的状况，这些关联只会随着你不断学习而变得更紧密。所以，继续努力吧！

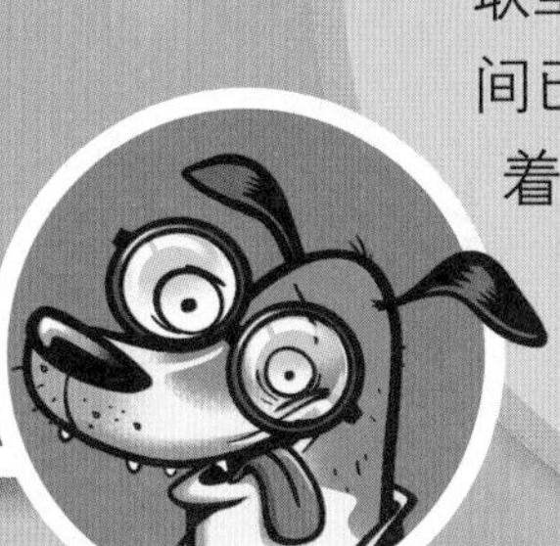

头脑休息站

有些**口红**里含有鱼鳞成分！

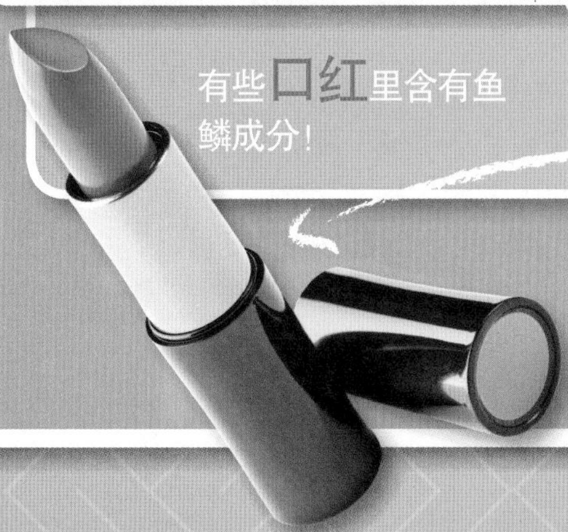

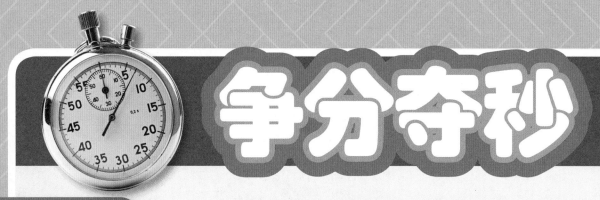

争分夺秒

规则不多说了！看看能不能比上次更快！

记忆并不容易，来看看你的手脚对于记忆有什么帮助。
用下面的密码表来破解神秘信息。

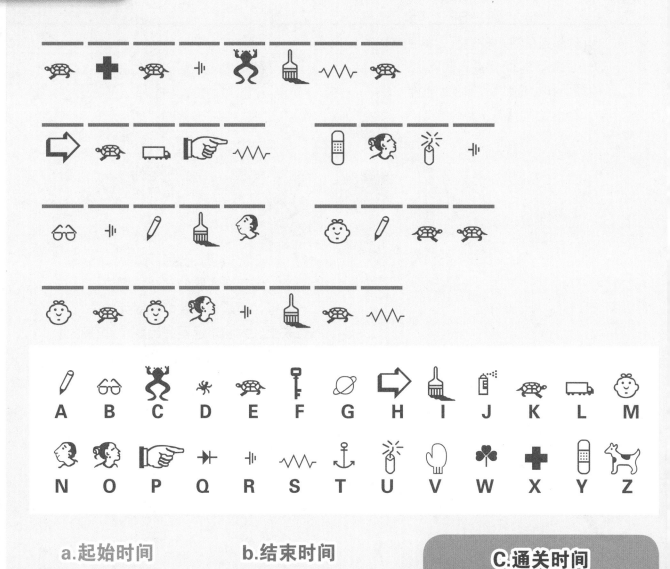

a.起始时间　　　b.结束时间　　　C.通关时间

又到了上学的时间点了。咦，你的外套呢？你还记得把它放哪儿了吗？
快去找找吧！
别忘了记下起始时间和结束时间。

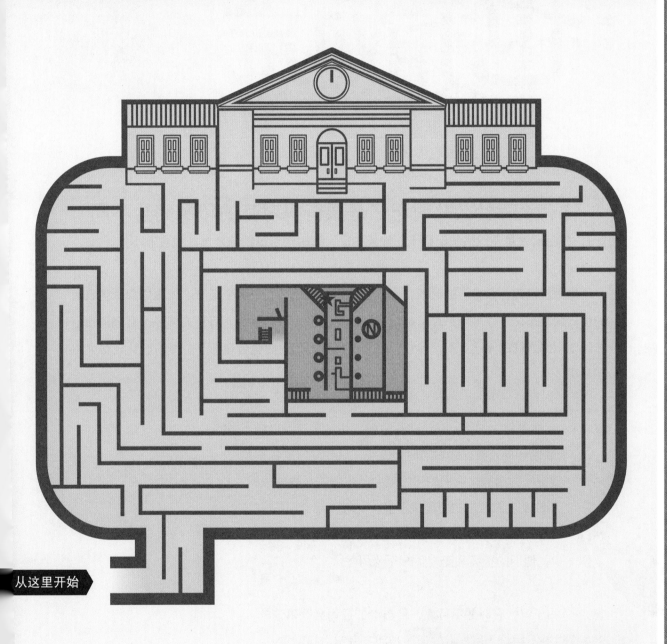

从这里开始

a.起始时间

b.结束时间

C.通关时间

记忆也撒谎

你有没有什么儿时记忆是跟爸妈对其的印象完全不同的？别急着说是爸爸妈妈记错了。你要知道，有时候自己的脑袋瓜儿也会靠不住。

你每次记起什么东西的时候，大脑都会改变该记忆的一两个细节。就拿你六岁生日时的生日蛋糕来说，你多年来可能都记得蛋糕里放了香草、草莓、巧克力，并一直坚信自己准确地记得蛋糕的味道。回忆会让记忆更加持久，但同时也会扭曲一些细节，让记忆变得不真实。

看看这个例子。在一次实验中，科学家放映一场车祸的视频给一群人看，然后向他们提问。只要科学家稍稍改变提问的措辞，人们的记忆就会产生偏差。科学家问事故发生时汽车的速度是多少，一般人都会回答55千米/小时。科学家再问两车猛烈相撞时的速度是多少，他们的答案又变成了66千米/小时。

由于记忆有时并不可靠，目击者的证词会跟事情的真实经过并不相符。目击者的证词长期在庭审中扮演重要角色。现在，科学家发现记忆不总是可靠之后，这一情况也在改变。

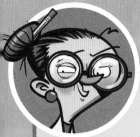

烧脑附加题：原路返回

莎莉徒步进山。她早上8点出发，一路匀速前进，半路上把水瓶弄丢了，于是原路回去找。找到水瓶之后，莎莉又继续爬山，终于在下午2点登上山顶。

莎莉花了两小时拍照、撰写植物科考报告，然后按相同的速度原路下山，晚上8点回到了山麓，即早上出发的位置。

你知道莎莉找水瓶耗时多久吗？

嗅觉

你有没有发现特定的气味能唤醒某些记忆和情绪？例如，氯气会令一些人感到兴奋，让他们想起夏日在泳池里度过的时光。烤饼干的香味会让有些人想起奶奶，这令他们感到无比温馨。

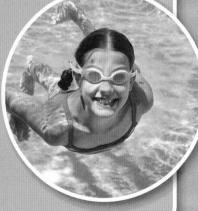

科学家认为这一现象跟大脑的布局有关。大脑中处理气味的区域靠近处理情绪的**杏仁核**和储存长期记忆的**海马体**(hippocampus)。这决定了气味、记忆、情绪在大脑中紧密相关。

一切尽在细节中

记忆其实一直都在撒谎。想要我证明给你看吗？做做这道题。

此题分为五步，必须按顺序完成。首先，请你阅读一个故事，然后再进入第二步。

第一步　读故事

迈克健身完骑车回家，突然意识到自己把毛衣落在健身房了，便火速骑车回去找。谢天谢地，毛衣还躺在健身房的椅子上！幸好没丢，否则麻烦就大了！这件毛衣可是奶奶坐在摇椅上费了好长时间织出来的。

迈克拿到毛衣后赶紧回家，路上经过一家面包店。他实在抵挡不了美食的诱惑，就进店买了一份巧克力甜点，享用完才回家。

一进家门，迈克就听到妈妈叫他，赶紧擦了下嘴，免得妈妈发现他偷偷吃甜点了。他丢下书包，洗了把脸，就和一家人吃晚餐了。

第二步

翻页，把书倒过来看。

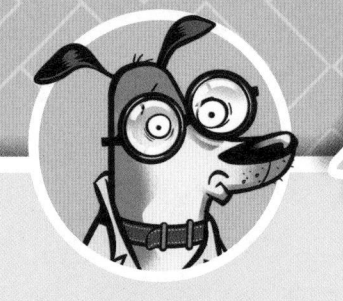

啊，我要晕了！

第三步

闭上眼睛，数二十下，然后尽可能回忆一下故事的细节。不要偷看前一页哟！不然你完成不了挑战的。

准备好了吗？开始吧！

第四步

现在你应该回忆起故事的每个细节了吧？

回答一下以下问题，看看你的记忆力靠不靠得住。

1.迈克的眼镜是什么颜色的？ _____

2.迈克做的是什么运动？ _____

3.迈克的奶奶是为他裁了还是缝了毛衣？ _____

4. 迈克有没有在面包店吃饼干？ _____

5. 迈克的自行车是公路车还是山地车？ _____

第五步

不要翻回前一页对答案，答案不在故事里。这道题跟我们平时做的不一样。

翻到第168页你就明白了。

记不住的人

吉米是一名友好健谈的中年男子，下棋时能轻松赢过他的医生，并且他的运算速度惊人。 当医生拿出一张从外太空拍摄的地球照片给他看时，吉米惊呆了，他说："医生，你一定是在开玩笑！谁能扛着相机到那么高的地方去呀！"这张照片是1969年宇航员登月时拍下的。虽然吉米经历过那个年代，但他对该事件毫无印象。

医生又问他今年多大年纪，他回答19岁。在他的大脑中，时间止步于1945年。医生又取了一面镜子，让吉米看了镜中自己头发花白、人到中年的样子，他一脸惊恐，不敢相信。

吉米是一名**顺行性遗忘症**患者，患有该疾病的人无法将**短时记忆**转换为**长时记忆**。依靠短时记忆，吉米能跟他人无障碍地交流。但是，只要跟他说话的人离开一会儿再回来，吉米就会重新做一遍自我介绍。他根本记不住自己曾经见过眼前的人，因为他无法生成长时记忆。

由于科学家还未彻底弄清记忆生成的原理，遗忘症仍是一种神秘的疾病。可以确定的是，遗忘症并不会影响所有的记忆——科学家每天早上都让吉米做一样的迷宫题，他每一天的完成速度都比前一天要快，即便他根本不记得原先走过这个迷宫。

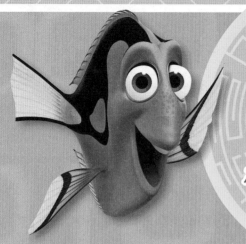

忘不了的人

吉米永远记不住，而吉尔·普莱斯遇到的问题恰恰相反：她什么都忘不了。她患有一种叫"**超忆症**"的疾病，能记住14岁以来每一天的每一个细节。

普莱斯说她的生活就像是有两个画面的电视屏幕，一个是她现在的生活，一个是她过去的记忆。跟大多数人不一样的是，她能记住日常生活的琐碎小事，比如每天吃了什么、天气好不好之类的。

你问她1977年8月16日发生了什么，她能一五一十地告诉你："那天是星期二，我的朋友过世了。"
"1980年5月18日呢？"
"那天是星期天，圣海伦火山爆发。"

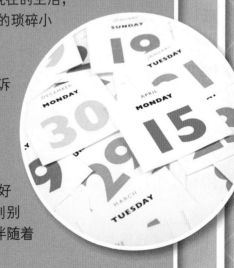

这种疾病让普莱斯喜忧参半。有时候，她能从很久之前的美好记忆中得到安慰。同时，她也永远忘不了自己做错决定、伤害到别人、陷入尴尬的时刻。她人生中经历的一切，好的坏的，都永远伴随着她。你愿不愿意获得这种能力呢？

我觉得下面这些记忆题是我出过的题目中最难的。看看你的能力还够不够用？

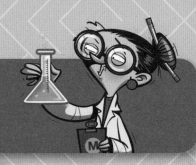

巧记人名

记别人名字不是一件容易的事。但如果你能找到能让你联想到一个人的事物，要记住这个人的名字就会变得简单多了。

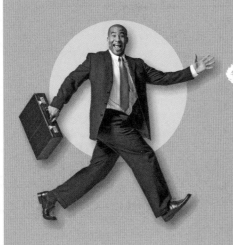

左边这个人叫迈克尔。他迈着步子去上班，于是你就能记住他叫"迈"克尔。

请给下面这五个人各想一个能够描述他们某个特征的词，无论是关于着装、职业、活动的，还是表示性格、表情的，只要这些词能帮你记住他们的名字就行。

TED （泰德）

BETTY （贝蒂）

PAMELA （帕米拉）

SAM （山姆）

LARRY （拉里）

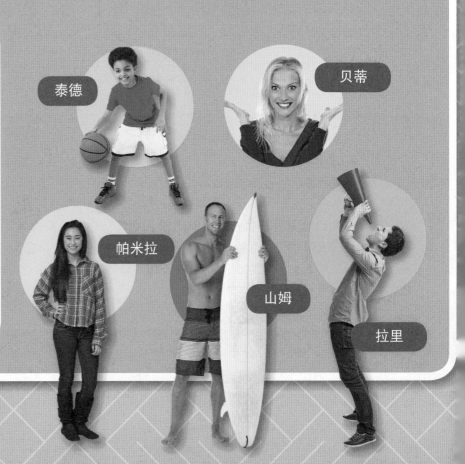

泰德

贝蒂

帕米拉

山姆

拉里

速记词语 上

花5秒钟记忆下面的词语，然后翻到下一页。

00:05

葫芦
电池
北美
狐狸
单车
宝马

提示：将读音相似的词放在一起记，能记得更快！

锁柜 上

观察锁柜里的物品，尽可能记住每一个细节。然后，翻页查看这道题的下半部分。

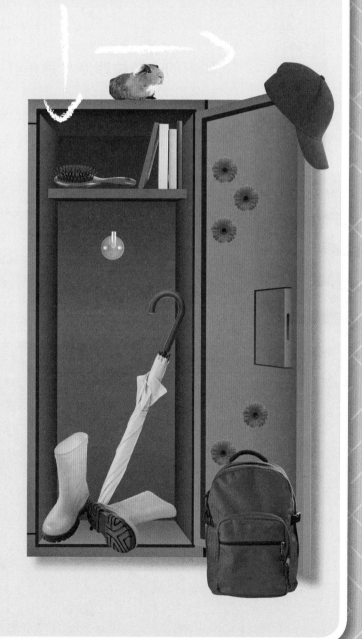

孺子可教也！再来看看你能不能答对这些烧脑的题目。

七色彩虹

写一个能帮你记住彩虹七色的句子。这道题没有标准答案，尽管发挥你的创意吧！

彩虹的七色按顺序分别是红、橙、黄、绿、蓝、靛、紫

你可以自己创造各种各样的记忆法，造出来的句子不必陈述事实，也可以没有逻辑。
只要能帮你记住，什么样的句子都是好句子！

给你举个有点傻的例子："喝茶回来拉肚子"，谐音"红橙黄绿蓝靛紫"。
它是不是让你很容易就记下了彩虹的颜色？

现在，请你自己动动脑筋，造个句子吧！

手势记忆法

你是不是经常搞不清哪边是左、哪边是右？现在教你两个方法，让你再也不会混淆！

（1）如果你按照字母顺序把左（LEFT）和右（RIGHT）的英文写出来，是不是LEFT应该写在左边，RIGHT在右边？

（2）左手握拳，手背朝上，然后伸直左手的拇指和食指，它们是不是构成了LEFT（左）的首字母L？

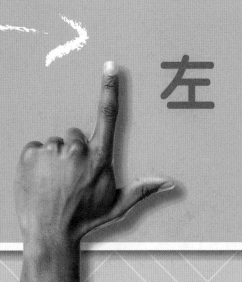

左

速记词语 下

你已经记了前两页的词语，是不是全都记得住呢？

把你记住的词写下来吧！

· ·

1.

2.

3.

4.

5.

6.

请问哪种狗可以当科学家？科研狗！哈哈哈哈，是不是很好笑！

锁柜 下

这个柜子中新增了什么东西？少了什么东西？什么东西挪动了位置？圈出所有新增的和挪了位置的东西，再列出消失了的6样东西。

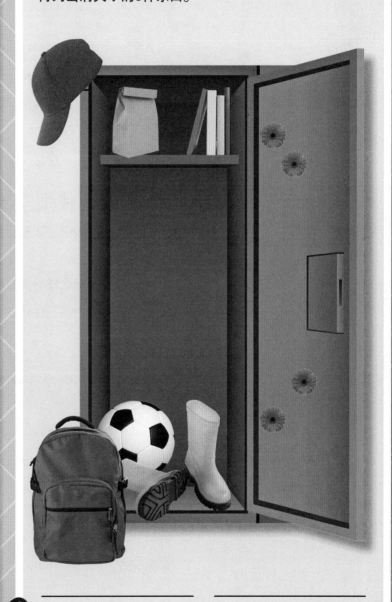

_____ _____

_____ _____

_____ _____

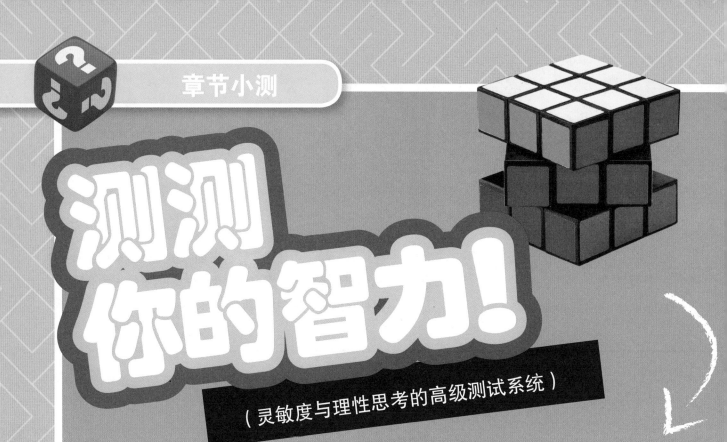

测测你的智力！

（灵敏度与理性思考的高级测试系统）

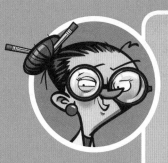

人脑能记住海量的信息。在读完那么多章节之后，你的大脑也充满了知识。我已经迫不及待要……哔哔哔，快来做题！

你和脑力大师称号之间还隔着最后一章。但我提醒你，最后一章可能也是最难的一章。你还是先完成这些题目吧！

1.额叶皮层里储存着哪种记忆？

R 长期记忆

M 短期记忆

E 神经记忆

T 未来记忆

隐藏单词：＿＿＿＿＿＿＿＿

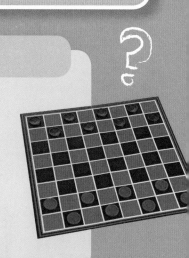

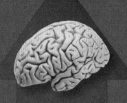

2.你的大脑如何生成长期记忆?

V　删除旧的长期记忆

E　和短期记忆结合

I　将短期记忆一遍遍重复

G　加强神经元之间的关联

隐藏单词: ＿＿＿＿ ＿＿＿＿ ＿＿＿＿ ＿＿＿＿

3.患有什么疾病的人无法生成新的长期记忆?

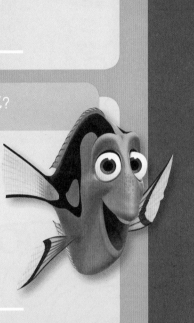

E　顺时性遗忘症

K　超忆症

M　半侧空间忽略症

A　健忘症

隐藏单词: ＿＿＿＿ ＿＿＿＿ ＿＿＿＿ ＿＿＿＿

4.患有超忆症的人:

P　无法生成新记忆

E　什么都忘不了

K　经常迷路

F　记得根本没有发生的事

隐藏单词: ＿＿＿＿ ＿＿＿＿ ＿＿＿＿ ＿＿＿＿

你的答案:

1	2	3	4

脑力出色

你在这里

真正的天才

行走的
百科全书

脑力膨胀

脑力三级

脑力二级

脑力初级

开动脑力

脑力测试计

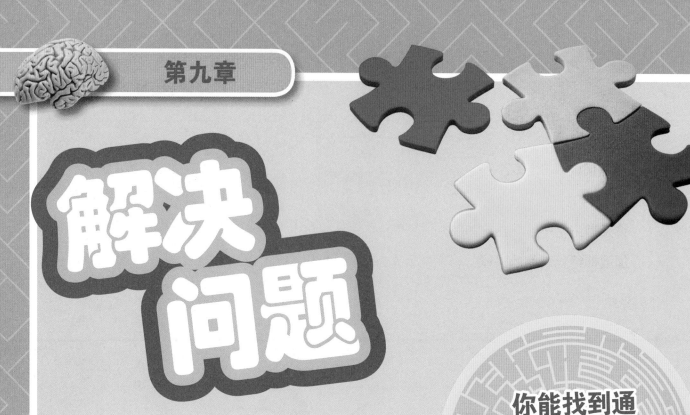

解决问题

你能找到通往额叶皮层的路吗？

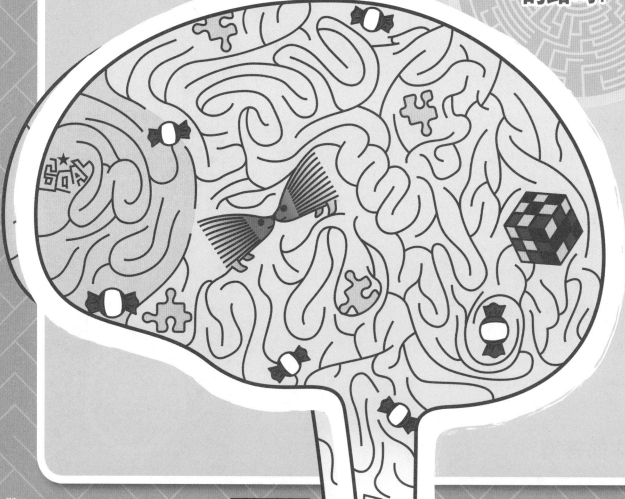

从这里开始

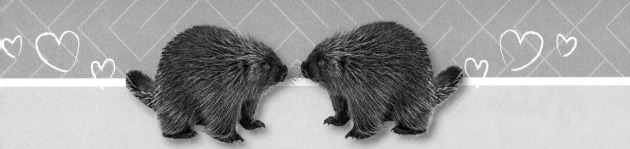

问题：豪猪接吻时会发出什么声音？

答案：哎呀！痛！

哈哈哈哈！人类爱开玩笑，可你有没有想过这是为什么呢？

人脑善于观察事物的模式。了解了模式，我们不用思考也能猜到接下来会发生什么。当你想到两只豪猪接吻的时候，大脑期待的自然是嘴唇发出的响声。这时，你突然听到别人抖了个激灵，报了一个意料之外的答案——"哎呀！痛！"大脑万万没想到会是这个答案，于是就显得很搞笑。

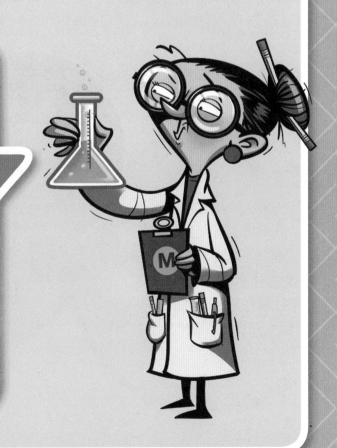

观察模式的能力让人类善于解决问题，而玩笑有时让境况显得更为巧妙。在绝大多数情况下，解决问题的能力才是最重要的。我们每天的生活工作都离不开这一能力，比如我马上就要用到我解决问题的能力来控制……咳咳，我是说，你还不翻页！

科学原理

1

听题：哪个字跟"车""花""星"都能搭配成词？

2

大脑解决问题的方法有两种，其中一种叫试错法。

让我想想。哪个词能跟"车"搭配成词？难不成是"开"？开车、开花、开星？不对不对！

车、花、星……我知道了！是"火"字！火车、火花、火星！

3

另一种方法叫顿悟法。当大脑用顿悟法解决问题时，它会在脑海同时中搜索各种可能的答案。你还没有注意到这个过程，答案就自动从嘴里蹦出来了！

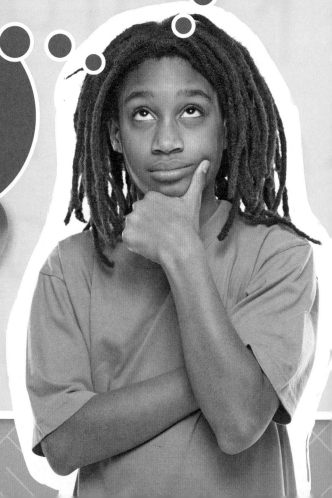

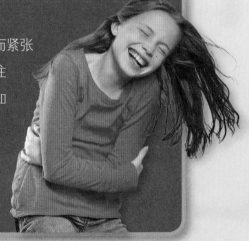

有趣的思维

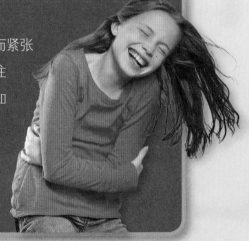

有的题目真的不容易做。像上一页这样的题目，大脑得花多久才能试出正确答案啊！

要做对这类题目，顿悟法明显更为奏效。可是大脑一旦开始用试错法来解决问题，它就很难调回到顿悟模式。大脑这倔脾气！

科学家已经知道，如何才能帮助大脑通过顿悟来解决问题——让自己笑。科学家找了两组人做实验，让一组观看喜剧片，另一组观看恐怖片。观影结束后，他们给两组都出了上一页的这种猜字题。刚刚看完喜剧片的一组完胜！

这项实验表明，良好的情绪能让人变得更有创造力，而紧张焦虑会让人更难解决问题。因此，下一次做家庭作业被卡住的时候不要紧张，不妨看看搞笑视频、听听歌、跳跳舞。如果别人问你在干吗，你就回答："我当然是在思考啦！"

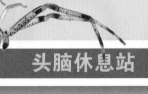

头脑休息站

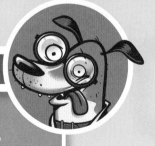

每人每年平均吃掉450克昆虫。

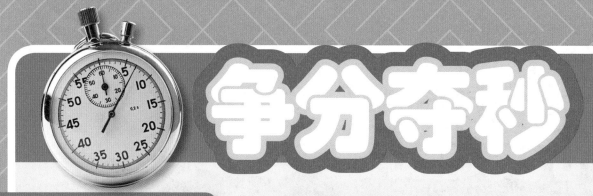

争分夺秒

这是你的最后一个争分夺秒任务，做完后别忘了看一下前八章的通关耗时。你的速度是不是一次比一次快啦？这就说明你的大脑变强了！

很多谜题都需要用到你的逻辑思维能力和顿悟能力，尤其是解决这种密码题。

用下面的密码表来破解神秘信息。

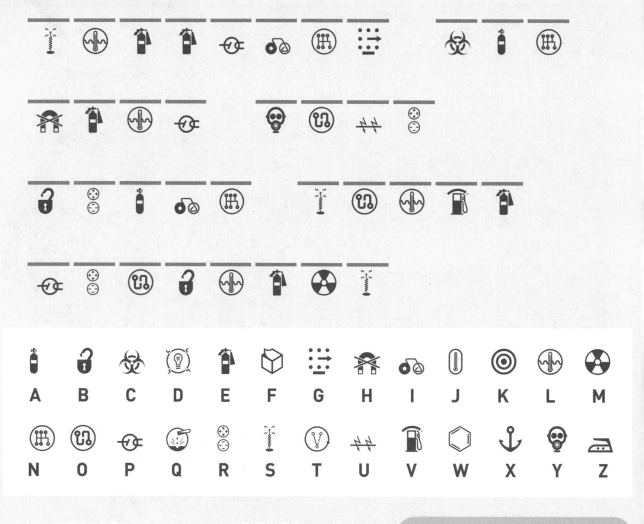

a. 起始时间　　**b. 结束时间**　　**C. 通关时间**

有时候，解题需要跳出常规思维。别忘了记下你的起始时间和结束时间。

从这里开始

a.起始时间

b.结束时间

C.通关时间

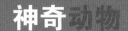

天才动物

你已经通过本书了解了许多聪明的动物，但我接下来要介绍的这几位才是世界上高智商的动物精灵！

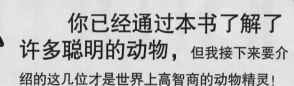

章鱼杂技

你会玩抛接杂技吗？这可不是个简单活儿。但对于德国海星水族馆的章鱼奥拓来说，杂技根本就是小菜一碟。有人曾见过它拿生活在同一水族缸里的寄居蟹玩抛接杂技。

奥托的本领可不止于此。有一次，一盏照在水族缸里的灯惹恼了它。于是，它爬到水族缸的顶部，用它的"高压水枪"朝着灯喷水。"吱"的一声，灯就因短路而熄灭了。水族馆工作人员根本摸不着头脑，想不通为什么突然停电。于是他们轮流值班，这才抓住了作案的奥拓。

章鱼可能也是世界上解决问题能力最强的动物。在海里，它们能溜进捕龙虾的陷阱里，偷吃落入圈套的龙虾，然后毫发无损地从陷阱里出来。要是被人类逮住了，它们能半夜从自己的水缸里爬出来，潜入其他水缸捕食鱼虾，饱餐一顿后还能原路返回。要不是它们在地上留下水迹，可能谁都不会知道它们干了坏事！

大象数数

象脑跟人脑十分相似。大象的大脑皮层，即负责记忆、思考、语言的大脑区域，有着和人的大脑皮层一样多的神经元。

科学家曾测试过大象的数学能力。他们在东京动物园的一只大象面前放了两只空桶，然后往桶里丢不同数量的苹果。大象只看得见苹果扔进去，见不到桶里面有多少苹果。随后，科学家让大象在两个桶之间二选一。在74%的情况下，大象都会选择苹果更多的那一桶。你是不是觉得这个成绩很一般？那我告诉你，人类做这个测试，平均正确率只有67%。

猩猩越狱

你知不知道你其实是只猿猴？我可没在骂你，这是真的！人类和红毛猩猩、黑猩猩、倭黑猩猩、大猩猩都属于猿类。

猿类动物中最擅长用工具解决问题的要数红毛猩猩。红毛猩猩不喜欢淋雨，所以它们在雨天会用树叶制成雨伞。

美国奥马哈动物园的一只红毛猩猩多次逃出笼子。这只红毛猩猩从灯具上扯下一根金属丝，用它撬开了笼子的锁，简直就跟电影里越狱的场景一模一样。它被抓到之后，一直把金属丝藏在嘴里，伺机再次越狱。

乌鸦吃核桃

你有没有试过不用工具开核桃？是不是很困难？

乌鸦也很爱吃核桃，但它们相当聪明，懂得利用人类帮自己开核桃。有人见过乌鸦把核桃扔到汽车前面，等车轮"咔嚓"一声把核桃壳辗碎，它们就冲过来叼走核桃肉。

此外，乌鸦还懂得遵守交通规则呢！它总是等到行车道红灯和人行道绿灯亮了才去捡核桃，保证自己的安全。

文字保护色

很多动物都会靠保护色来伪装自己。下面的这段文字中藏着10种动物，把它们全部找出来吧！

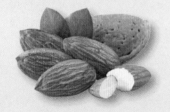

上周末，市中心一家新的购物商场开业了。晚饭后，我和老妈冒着大雨出门逛商场。这家商场规模庞大，我们转了好半天，买了好多我爱吃的新鲜水果和琥珀核桃。我们从商场出来时，雨恰好也停了，远处的天空中浮现出一道彩虹。雨后的大街上十分安静，没有汽车鸣笛的声音。我们俩就这样散着步回家。生活好安逸啊！

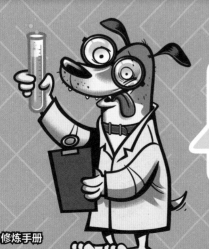

读了那么多关于神奇动物的故事，你可能感到有些愧为万物之灵长。快解开这两道题，重拾自信吧！

动物成语

猜猜下面几幅图分别代表什么短语？

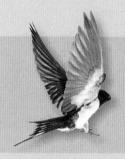 （ 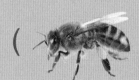 －EE ） +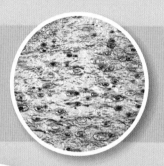

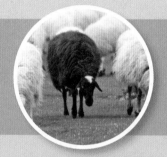 in the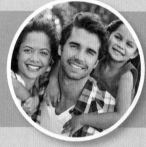

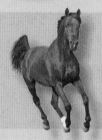 +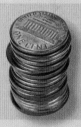

A 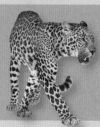 +T 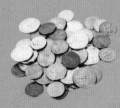 its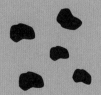

人机对决

2004年的某天，美国IBM公司一位研究人员在一家餐厅吃晚饭。原本喧闹的餐厅忽然间安静了下来。原来，所有人都在盯着电视屏幕呢！电视上播放的是美国当时最火的综艺问答节目《危险边缘》。一位名叫肯·詹宁斯的男子在该节目中连胜74场，创下了纪录。这位研究人员看完节目灵机一动，提出要造一台能战胜詹宁斯的电脑。当时，许多专家都认为这是个不可能完成的任务。

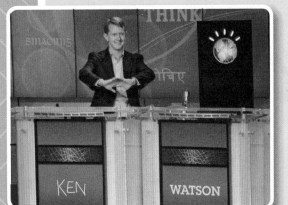

IBM公司成功造出了一台名叫"沃森"的电脑。沃森装备了多个处理器，加在一起有十个冰箱那么大，每秒处理的数据相当于100万本书的内容。强大的处理器让沃森成为詹宁斯的强劲对手。

2011年2月，沃森和詹宁斯当面一决胜负。詹宁斯哪里是沃森的对手，不久就败下阵来。无论是地理题、文学题，还是跟动画片《辛普森一家》有关的问题，沃森全都答对，赢得了100万美元奖金。这场对决证明了人类确实能造出一台比自己还聪明的机器。

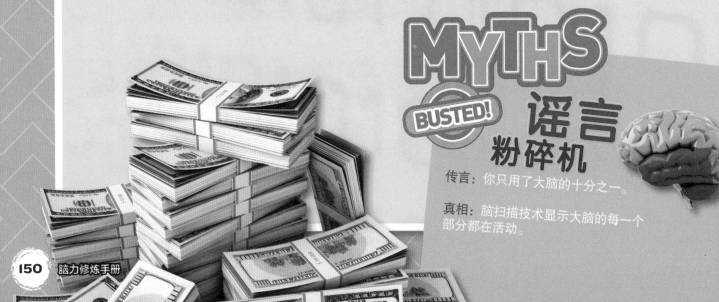

MYTHS BUSTED! 谣言粉碎机

传言：你只用了大脑的十分之一。

真相：脑扫描技术显示大脑的每一个部分都在活动。

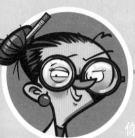

你要是能把这道密码题解出来，就说明你真的厉害。

9	13	1

7	5	14	9	21	19

提示：

16	21	26	26	12	5
P	U	Z	Z	L	E

机器人大发展

沃森这种超级智能机器人可不只是能回答问题而已。等你长大的时候，人类在生活的方方面面可能都要跟机器人打交道。

目前，工程师正在设计机器人医生。机器人医生很小，就住在你的手表里面，会在你有需要的时候随时为你提供医疗建议。科学家预测，通过筛选你所有的健康信息，机器人医生的准确率将达到99%。它们能不能取代真正的医生呢？答案是否定的。在解决问题方面，比如制订最佳的治疗方案，人脑依然具有无可比拟的优势。迄今为止，科学家还没有开发出能像人脑一样运行的计算机。

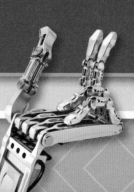

现代机器人通过做一些基础的"是否"判断来运转。例如，科学家可以通过编程让机器人避开可能撞上的东西，从而能在室内正常活动——这其实跟虫子的智力也差不多嘛。但科技的发展水平已经到了我们想不到的高度，机器人被送上了火星。火星探测车"好奇号"便是一台装有相似程序的机器人。

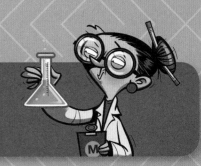

干得好，孩子！我承认，你刚翻开第一章的时候，我是不相信你能走那么远的。不过，训练还没结束呢，我还是要继续考考你。下面这些题才是最难的！

逻辑填字

用逻辑判断哪个字母属于哪个网格，用顿悟法猜测整句话说了什么。
字母已经按照对应的纵列给出，但未按顺序排列。

	O	R			A	N				T		E
O	L				A			H				
			O	T				**L**				.

| C N U N | O R F I E | T P A I N |
| Y A N Y | B R G E N | I S A T H |

烧脑谜题

有些谜题考验你的逻辑推理，有些则需要你跳出常规思维。
要想答对下面两道题，你需要结合这两种能力。

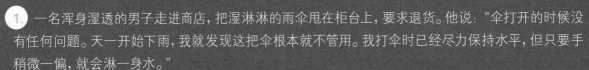

1. 一名浑身湿透的男子走进商店，把湿淋淋的雨伞甩在柜台上，要求退货。他说："伞打开的时候没有任何问题。天一开始下雨，我就发现这把伞根本就不管用。我打伞时已经尽力保持水平，但只要手稍微一偏，就会淋一身水。"
售货员撑开雨伞，没有发现任何问题。他又检查了一下雨伞的材质，发现雨伞的的确确是用高级防水材料做的，上面也没有破洞。而雨伞的里面却像这位男子一样湿漉漉的。为什么雨伞没有质量问题，男子还是淋得一身湿呢？

2. 杰克一家人开车去洛杉矶的亲戚家，在距离洛杉矶几公里的地方停车小驻片刻。过了一会儿，杰克的妈妈让他别"观星"了，赶紧上车。可是当时明明是白天，太阳很大，杰克怎么可能看见星星呢？

百搭词语

有些词堪称"百搭词语"，往它前面添一个词能组成有意义的短语，在它后面接一个词也可以。看看下面这个表格中间一列填上什么词，就能跟左右两边都搭配？

我看看你是要用试错法还是顿悟法来做这道题。
两种方法都没有问题。祝你好运！

前添	百搭词语	后补
流行		学院
黑白		明星
人工		手机
电脑		玩家
自然		技术
文学		设计
发达		主席
航天		跑道

画出立体感！

画15条跟图中的线段一样长的线，将右边这个正方体变成4个正方体。

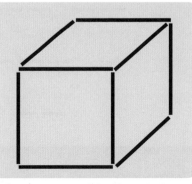

七色句子

如果你还记得彩虹七色的顺序，我相信这道题对你而言是小菜一碟。

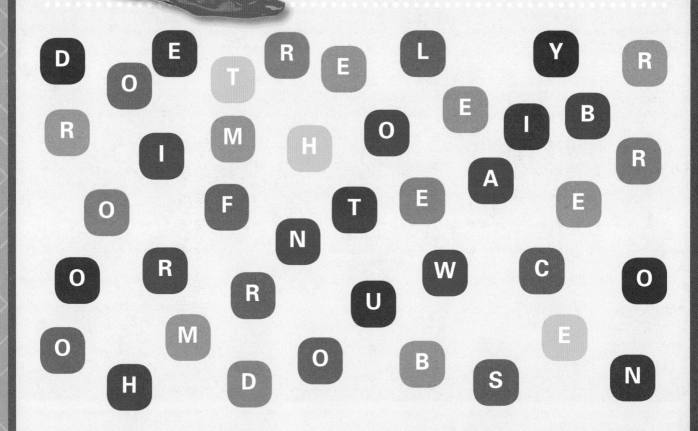

填数游戏

空格中应填哪个数字?

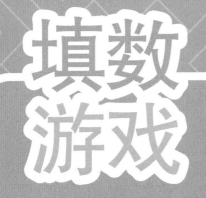

4	2	3	4
3	2	?	1
5	1	2	5
1	8	1	3

句子复原

下面这个盒子里本来用字块拼出了一句话,但有人太用力地摇晃盒子,把字块全弄散了。这串数字是把句子恢复成原样的关键。你能把原句还原出来吗?

10 6 15 5 5 8 13 4 5 4 11 15

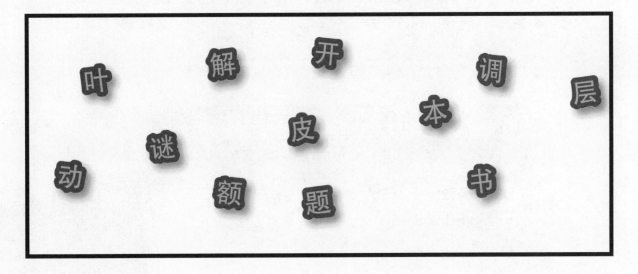

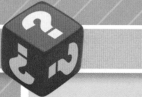
测测你的智力！

（灵敏度与理性思考的高级测试系统）

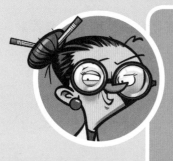

你终于就要到终点了！这可能是本书的最后一个测验，但也有可能不是，嘿嘿！回答下面四个问题，然后你的大脑就会变成和我的——

呃……我好像有点儿过于激动了。来，咱们还是把心思花在题目上吧！保持专注！

1.大脑通过检测所有可能的答案来得出正解的方法叫作：

R 任意法　　　　　S 试错法

E 多步骤法　　　　R 反复法

隐藏单词：＿＿＿＿＿＿＿＿

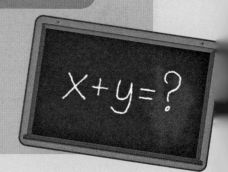

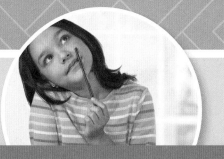

2.大脑直接得出正确答案的方法叫作：

E 顿悟法   T 同步法

T 试错法   S 多解法

隐藏单词：＿＿ ＿＿ ＿＿ ＿＿

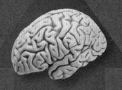

脑力大师

你在这里

脑力出色

3.科学家发现观看什么视频能帮助人们用顿悟法解决问题？

Z 恐怖视频   Y 搞笑视频

N 教育视频   A 猫视频

隐藏单词：＿＿ ＿＿ ＿＿ ＿＿

真正的天才

行走的
百科全书

脑力膨胀

脑力三级

脑力二级

4.名叫"沃森"的电脑在什么方面战胜人类，创下历史？

E 网球   B 象棋

A "大富翁"游戏   T 《危险边缘》

隐藏单词：＿＿ ＿＿ ＿＿ ＿＿

脑力初级

开动脑力

脑力测试计

你的答案：

1	2	3	4

恭喜你成为脑力大师

你已经看完了整本书，原先瘦小的脑袋瓜儿已经锻炼成最强大脑了！现在，让我告诉你一个终极秘密：你已经通过了"脑力邪会"（E.V.I.L—the Extraordinary Villainous Intelligence League）的考核。

你以为我对你投入那么多的时间和精力，只是为了让你变聪明而已吗？呵呵，别太天真了！我是"脑力邪会"的首席招募官，你就是我的最后一个目标！

有了你强壮的大脑，"脑力邪会"就能拥有足够的脑力，可以让全球的傻瓜向我们臣服。有了你的聪明才智，"脑力邪会"就能最终征服世界！

向你的家人朋友说再见吧，因为你现在是我们的一分子了。除非你解开这道终极难题，才能效忠于我们的对手"贤哲同盟"（Geniuses of Outstanding Decency）。

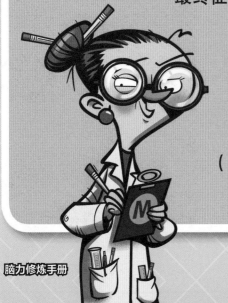

你需要解开这道谜题才能获得"贤哲同盟"的入会誓词。

有且只有一条线索可以提供给你：

"章章节节不白费，四把钥匙在其尾。"

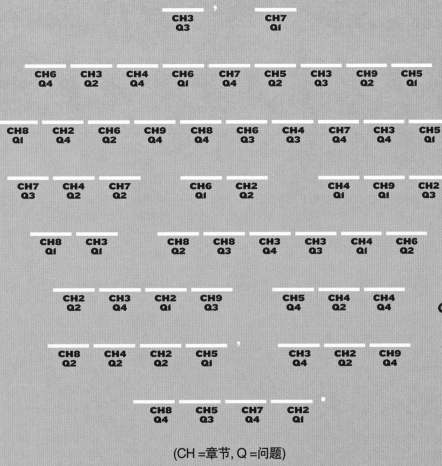

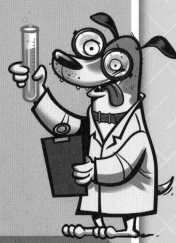

|CH3 Q3|,|CH7 Q1|

CH6 Q4 CH3 Q2 CH4 Q4 CH6 Q1 CH7 Q4 CH5 Q2 CH3 Q3 CH9 Q2 CH5 Q1

CH8 Q1 CH2 Q4 CH6 Q2 CH9 Q4 CH8 Q4 CH6 Q3 CH4 Q3 CH7 Q4 CH3 Q4 CH5 Q1

CH7 Q3 CH4 Q2 CH7 Q2 CH6 Q1 CH2 Q2 CH4 Q1 CH9 Q2 CH2 Q3

CH8 Q1 CH3 Q1 CH8 Q2 CH8 Q3 CH3 Q4 CH3 Q3 CH4 Q1 CH6 Q2

CH2 Q2 CH3 Q4 CH2 Q1 CH9 Q3 CH5 Q4 CH4 Q2 CH4 Q4

CH8 Q2 CH4 Q2 CH2 Q2 CH5 Q1 CH3 Q4 CH2 Q2 CH9 Q4

CH8 Q4 CH5 Q3 CH7 Q4 CH2 Q1

(CH =章节, Q =问题)

脑力成就证书

_____

已通过全部脑力考核

被贤哲同盟(G.O.O.D)官方

认证为

脑力大师

该脑力大师庄严宣誓：

拥护同盟纲领，履行脑力大师义务，发挥脑力，积极工作，为正义事业奋斗终生，将"脑力邪会"(E.V.I.L.)逐出地球！

(盖章)

可恶！我费了这么多功夫把你训练成脑力大师，你却让我的努力付诸东流！

都怪我把你教得太好了！没错，这一次我是输了。但我要告诉你，一切才刚刚开始。

你的确已经晋升为脑力大师，但对于大脑真正的力量，你才刚开始了解。我的大脑都已经被我训练好多年了！我警告你，下次狭路相逢，我绝不手下留情。

我倒要看看你跟"脑力邪会"作对是什么下场。一场你死我活的斗争即将来临，你们注定要成为输家！

记住我的话：我一定会让你的大脑为"脑力邪会"服务的！

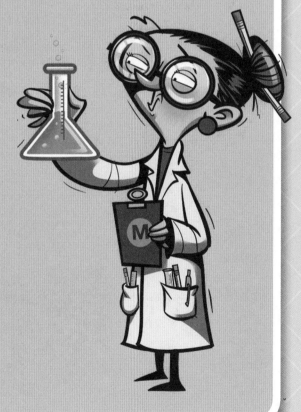

天才博士

"脑力邪会"首席招募官

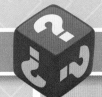

参考答案

第二章

第14页　大脑迷宫

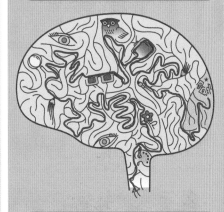

第18页　争分夺秒

The giant squid has the largest eye of all animals.（大王乌贼是所有动物中眼睛最大的）

第19页　眼睛迷宫

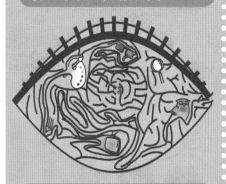

第22页　你是不是色盲?

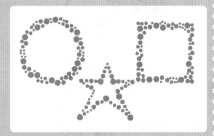

第23页　狗的视力

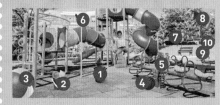

1.消防栓　2.红桶　3.水皮球　4.篮球　5.盆栽　6.红雀　7.一把彩色气球　8.旗子　9.红海星　10.蓝沙桶

第25页　字梯游戏

B	R	A	I	N
T	R	A	I	N
T	R	A	I	L
T	R	A	W	L
C	R	A	W	L

第30～31页　章节小测

1.告诉你的眼睛往哪个方向看
2.3.2千米　3.偏振光　4.认脸
隐藏词语: 1. LOOK 看;
2. SPOT 看到; 3. PREY 捕食; 4. FACE 脸

第29页　填字游戏

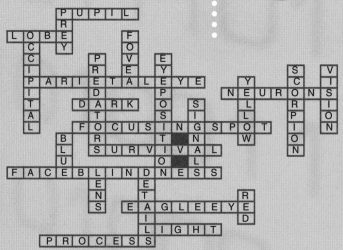

第26页　花的力量

你会在右边的方框中看到一朵花,这叫作余像。

第27页　线条错觉

所有的线都一样长。

第27页　这是什么?

如果你跟大多数人一样,你会看到三个不同的图案。
1. 甜筒冰淇淋,也可以看作球座上的高尔夫球。
2. 鸟头
3. 戴帽子的人

第28页　无中生有

第三章

第32页　大脑迷宫

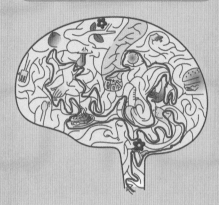

第35页　水果六宫格

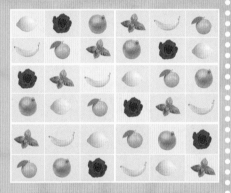

第36页　争分夺秒

Your back is your least sensitive body part.（背部是人体最不敏感的部分。）

第37页　鼻子迷宫

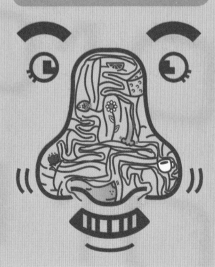

第40页　候鸟迁徙

红鸟：俄勒冈州；黄鸟：德克萨斯州；蓝鸟：新墨西哥州；绿鸟：纽约州

第44页　谁的车牌？

FUN-G-4M 舌科医生
MY-GR8 爱鸟者
O-DOOR 垃圾车
HMN-Q-LS 脑科医生

解释：MY-GR8谐音"migrate"（迁徙），可联想到鸟类；
O-DOOR谐音"odor"（气味），可想到垃圾；
FUN-N-4M谐音："fungiform"（菌状的），可联想到舌头上的菌状舌乳头；
HMN-Q-LS谐音"homunculus"（小矮人），可联想到大脑中的小矮人。

第46页　盲文破译

电梯的按键上也有盲文。闭上眼睛摸摸，测测你的手指有多敏感。

第41页　填字游戏

附加题答案：COMPASS（指南针）

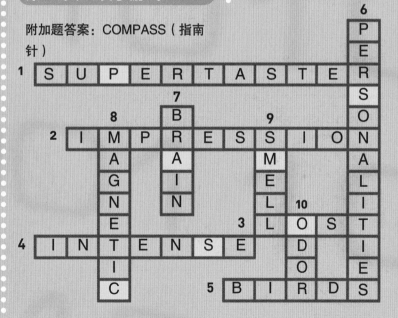

第47页　火眼金睛

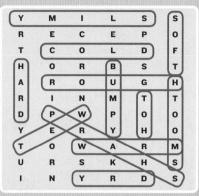

What receptors in your skins sense.（你皮肤里的感受器感受到的东西。）

第48～49页　章节小测

1.大脑中从你的眼、耳、鼻、舌等感官接收信号的部分。　2. 对味道（尤其是苦味）超级敏感的人

3. 迁徙　4. 联觉症

隐藏单词：1. EYES 眼睛；

2. EATS 吃；3. BIRD 鸟；

4. NOTE 笔记

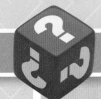

参考答案

第四章

第50页　大脑迷宫

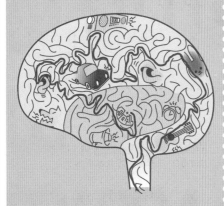

第53页　天然制造

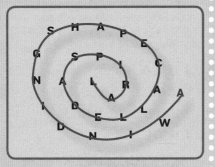

第54页　争分夺秒

Ears help you hear and keep your balance. (耳朵不光让你听见声音,还让你保持平衡。)

第55页　耳朵迷宫

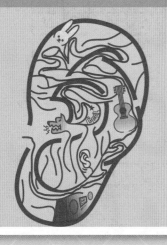

第59页　海豚觅食

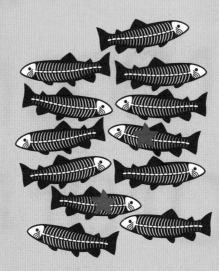

第62页　移字成词

ULTRASONIC HEARING
(超声听觉)

第63页　喧闹世界

电锯110分贝;电吹风70分贝;喷气式飞机140分贝;悄悄话30分贝;割草机85-90分贝;冰箱45分贝;烟花爆竹130-150分贝;摩托车88分贝;管弦乐队110分贝;拖拉机98分贝。

第63页　谜语

耳朵里的镫骨!"砧板"和"锤"指的是镫骨两侧的砧骨和锤骨。

第64页　谁的耳朵?

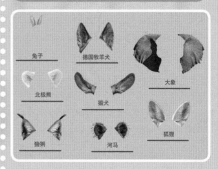

第65页　漏听的字母

A baby's cry is louder than a car horn! (婴儿的哭声比汽车喇叭声音还大)

第65页　乱套啦!

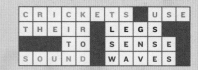

第66~67页　章节小测

1. 毛细胞 2. 蝙蝠、海豚 3. 远离天敌——蝙蝠 4. 高音分辨力

隐藏单词:1. Turn 转动;2. Echo回声;3. Moth飞蛾;4. Hear听见

第五章

第68页　大脑迷宫

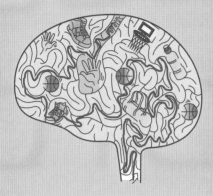

第72页　争分夺秒

A baby horse can walk within an hour after birth.（新生的小马驹出生后一个小时就会走了）

第73页　脊柱迷宫

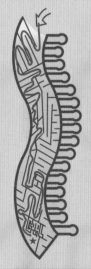

第76页　会跳的动物

兔子，马，跳蚤，黑斑羚，海豚，树蛙，蝗虫，跳蛛

答案：跳背游戏

第77页　独角仙任务

4只独角仙各抬一条桌腿，就能把桌上的所有东西部带回家了。

第79页　狗狗过河

至少需要取下一个背包，才能让独木舟两端的重量保持平衡。办法有多种，其中最简单的是取下米西的背包，然后这样安排座位：

杰克背包（13+1）、凯克背包（18+5）、米西的背包（3），共计40千克。

马克斯背包（25+3）、盖泽背包（6+2）、米西（4），共计40千克。

第83页　字母易位

W	E	D	O	N	T	J	U	S	T	G	E	T	S
E	N	S	A	T	I	O	N	S	F	R	O	M	O
U	R	A	R	M	S	A	N	D	L	E	G	S	.
O	U	R	I	N	T	E	R	N	A	L	O	R	G
A	N	S	C	A	N	S	E	N	D	T	H	E	M
T	O	O	.	H	U	N	G	E	R	P	A	I	N
S	L	E	T	Y	O	U	K	N	O	W	I	T	I
S	T	I	M	E	T	O	E	A	T	!			

我们不光从四肢获得感觉。人体内的器官也会给我们发送感觉。肚子饿得痛，就是在提醒你该吃饭了。

第83页　隐藏的真相

	1	2	3	4	5	6	7	8	9	10
	C	S	C	N	E	H	N	S	P	K
	G	I	O	D	M	R	K	I	K	I
	R	O	C	H	M	B	G	B	O	S
	E	O	R	E	H	A	K	M	D	M
	I	R	I	S	D	M	U	D	M	K

鸡皮疙瘩

第82页　一切皆有关联

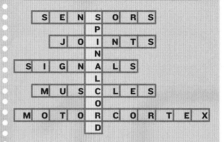

第84~85页　章节小测

1. 以上三项　2. 猎豹
3. 机器臂　4. 平衡

隐藏单词：1. Bids出价；2. Fast快速的；3. Move移动；4. Feel感受

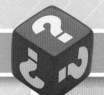

参考答案

第六章

第86页　大脑迷宫

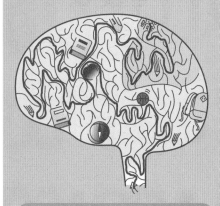

第89页　计算器

如果你把计算器倒过来看，有些数字可以当成字母来读。比如这个计算器里的数字就可以读成：
佐伊卖鞋给厄尔"ZOE SELLS EEL SHOES"。

第90页　争分夺秒

Listening to music boosts spatial reasoning.(听音乐有助于空间推理能力)

第91页　神经元迷宫

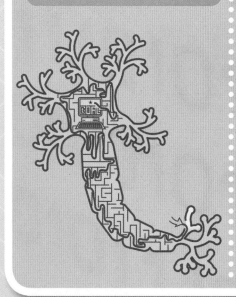

第94页　松鼠藏坚果

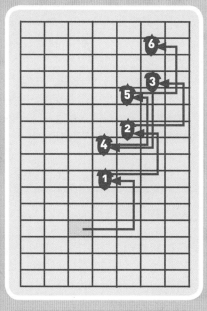

第95页　空间想象

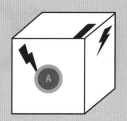

第98页　易碎包裹

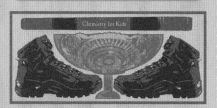

第99页　快递小哥

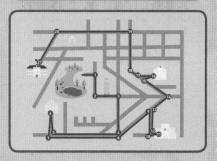

按照这条路线投递包裹一共需要拐弯21次。

第100页　一团乱麻

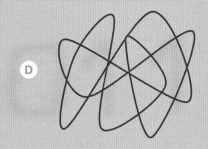

第100页　数字变换

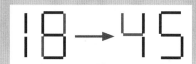

第101页　疯狂迷宫

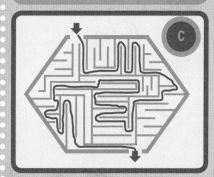

第101页　变形记

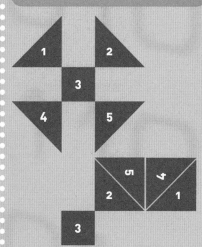

第102~103页　章节小测

1. 顶叶皮层和海马体　2. 忽略身体左侧的一切　3. 胡须　4. 封箱高手；导航员

隐藏单词：1. PART 部分；2. SIDE 边；3. DARK 黑暗；4. PACK 群

第七章

第104页　大脑迷宫

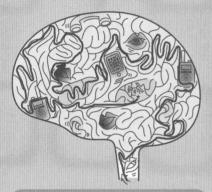

第107页　纵横交错

B	R	A	I	N
A	O	R	T	A
S	L	E	E	P
S	L	A	M	S

第108页　争分夺秒

It is impossible to sing with an accent!（没法带着口音唱歌！）

第109页　问号迷宫

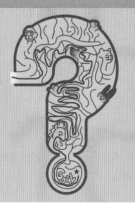

第112页　聊天气泡

STOP BLOWING BUBBLES IN YOUR WATER!（别在水里吹泡泡了！）

第113页　广而告之

信息最先传遍甲蚁穴，因为信息员站在蚁穴中央。第二轮传递开始的时候（绿线所示），信息在甲蚁穴传递的范围就已经超过了乙蚁穴。信息员距离蚁穴中央越远，信息传遍蚁穴所需的时间就更长。乙蚁穴需要多花两轮才能将信息传遍蚁穴。

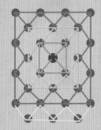 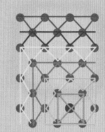

第113页　蜂之舞

蜂群应该跟着丙蜂走，因为它的舞蹈既给出了花蜜的方向，也给出了花蜜的距离。其他的蜜蜂的舞蹈没有把两者都涵盖。

第117页　肢体语言

1. 警惕　2. 沉思　3. 紧张
4. 感兴趣　5. 无聊　6. 自信
7. 乐意　8. 怀疑　9. 不自信
10. 真诚

第117页　跳出常规思维

1. 他们在操场上，孩子们在玩跷跷板。
2. 朋友在玩大富翁游戏。
他们在用积木盖房子。

第118页　创意设计

如果仔细观察，你会发现栏杆里藏着"FIND"（发现）一词。

第118页　词语接龙

neighbor（邻居）　relative（亲戚）
elephant（大象）　tabletop（桌面）
playroom（游戏室）　macaroni（通心面）
illusion（错觉）

第119页　坐标填字

在阿非利堪斯语里，蜜蜂发出的"嗡嗡"声音写作"zoem"。

	1	2	3	4	5	6	7	8
a	I	N	T	H	E	L	A	N
b	G	U	A	G	E	A	F	R
c	I	K	A	A	N	S	,	B
d	E	E	S	G	O	"	Z	O
e	E	M	,	Z	O	E	M	"

第119页　混乱的故事

我今天开着车去帮你找洗衣店，路上看到一辆大型挖掘机侧翻在路上，司机被困在车里。一位女警官上前帮忙，但路上的行人太多，挡住了去路。还好医护人员及时赶到，把司机送往了医院。

第120~121页　章节小测

1. 说话写字　2. 听懂别人的话
3. 食物的方位　4. 脑脊髓体

隐藏词语：1. AREA 区域；
2. WORD 话语；3. HIVE 蜂巢；4. JOIN 连接

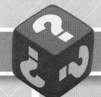

参考答案

第八章

第122页　大脑迷宫

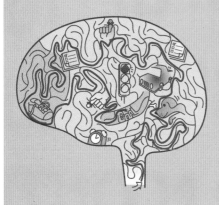

第126页　争分夺秒

Exercise helps your brain make memories.（锻炼有助于大脑生成记忆）

第127页　房子迷宫

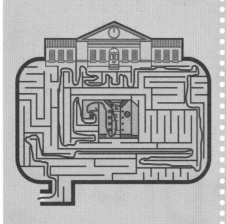

第129页　原路返回

1小时。从山顶下山回家的路花了4小时。由于来回的路程和速度均一致，上山花费的时间本来也应该是4小时，但实际上花了6小时。多出来的2小时就花在回去找水瓶上了。莎莉花了1小时找水瓶，又花了1小时走到转身回来的位置。

第130～131页　一切尽在细节中

哈哈，你上当了！这个故事里根本没有这些问题的答案。

第134页　巧记人名

在记忆和关联的问题上不存在正确答案，无论你采用什么样的记忆方法。

第135、137页　速记词语

葫芦，狐狸，电池，单车，北美，宝马。

第135、137页　锁柜

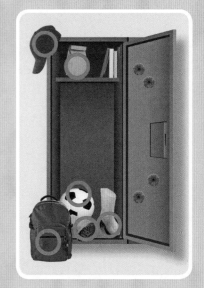

消失的物品：雨伞、绿皮书、豚鼠、发刷、花、挂衣钩

第138～139页　章节小测

1.短期记忆　2.加强神经元之间的联系　3.顺时性遗忘　4.什么都忘不了
隐藏单词：1. TERM 期限；
2. GIVE 给予；3. MAKE 生成；
4. KEEP 保持

第九章

第140页　大脑迷宫

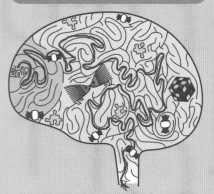

第144页　争分夺秒

Sleep can help your brain solve problems.（睡眠有助于大脑解决问题）

第145页　纸箱迷宫

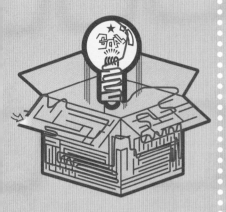

第149页　动物成语

1. Birdbrain 鸟脑（笨蛋）

2. Black sheep in the family 羊群里的黑羊（害群之马）

3. Horse Sense 马的知识（常识）

4. A leopard can't change its spots. 美洲豹改变不了它的斑点。（本性难移）

第151页　破解密码

这套密码是字母表里每个字母的排序，1代表A，2代表B，依此类推。

IMA GENIUS 天才博士

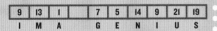

9	13	1		7	5	14	9	21	19
I	M	A		G	E	N	I	U	S

第152页　逻辑填字

Y	O	U	R		B	R	A	I	N		I	S		T	H	E
O	N	L	Y		O	R	G	A	N		T	H	A	T		
C	A	N	N	O	T		F	E	E	L		P	A	I	N	.

第152页　烧脑谜题

1.男子撑开了伞但是倒着打伞。雨伞里过了一会儿就蓄满了水，于是男子稍微一倾斜，伞里的水就像瀑布一样哗哗留下来。

2.杰克数的星星指的是好莱坞的电影明星。中午时分，好莱坞街头经常能看到明星购物、就餐。

第153页　百搭词语

流行	音乐	学院
黑白	电影	明星
人工	智能	手机
电脑	游戏	玩家
自然	科学	技术
文学	电影	设计
发达	国家	主席
航天	飞机	跑道

第153页　画出立体感！

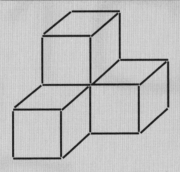

你其实只需要在第一个正方体的基础上再画两个就够了。还有一个正方体虽然没有画出来，但逻辑告诉我们，它就在最高那个立方体的下面。

第154页　七色句子

首先将字母按颜色归为七组，然后将每组里的字母重新组合成7个词，再按照彩虹的七色将7个词排列起来就能得出答案！

你还记不记得彩虹七色的顺序？

第155页　填数游戏

空格中应该填上7。填上之后，每行每列的数字之和都是13。

第155页　句子复原

这串数字按顺序给出了句中每个字的笔画数。你可以从最明显的数字开始破解。10、6、8、13、11画的字都只有一个，可以作为你的突破口。如果你继续利用逻辑推理和试错法，你就能还原句子的全貌："调动额叶皮层，解出本书谜题。"

第156~157页　章节小测

1.试错法

2.顿悟法

3.搞笑视频

4.《危险边缘》

隐藏单词：1. Errs 犯错；2. TEST 测试；3. ZANY 滑稽；4. BEAT 击败。

第二部分
脑力大师
VS天才博士

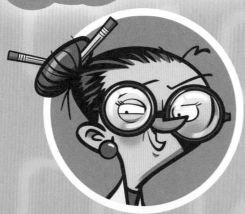

所以，你觉得你可以在智力上碾压我吗？

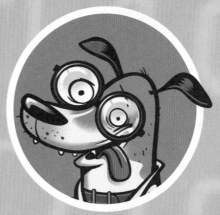

哈！祝你好运！

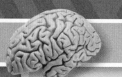
再战一局！

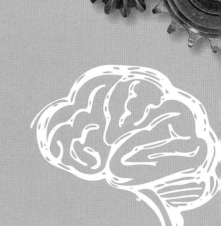

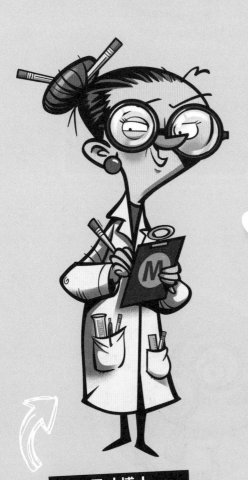

天才博士
权威认证的脑力大师

你好，脑力大师。

我是天才博士，咱们又见面了。上次见面之后，在我的帮助下，你从一个笨拙的小脑瓜儿成长为全面的脑力冠军。现在你的大脑这么发达，可能会把你的小身板儿压瘪的！哈哈！开玩笑啦。只有我的大脑才会如此强大。

经历了这么艰苦卓绝的过程，你竟然拒绝加入我的"脑力邪会"？！这可是千载难逢的机会呀！你反倒加入了"贤哲同盟"，心里到底是怎么想的？！

告诉你，这可是一个错误的决定。只有我天才博士才能训练出真正的脑力大师！

我们本来可以成为盟友，联合我的"脑

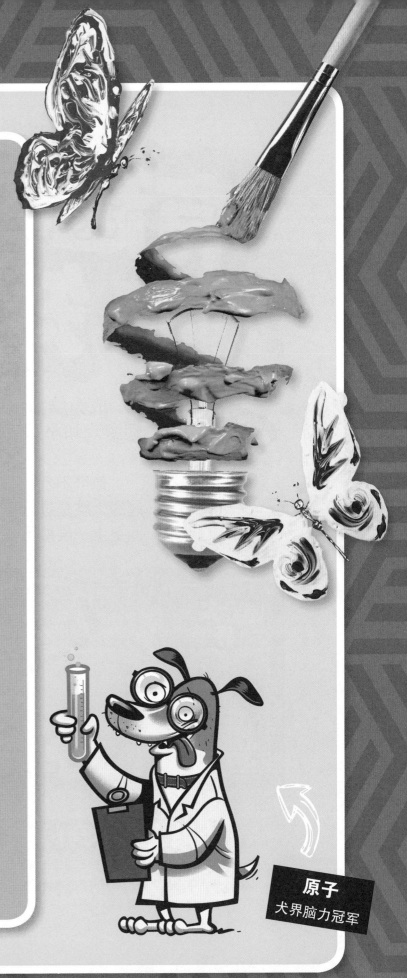

力邪会"里的天才，一起统治世界。但现在我们是对头，是敌人，比赛看谁的推理更厉害。是时候一决胜负了！

在本书中，我们将用一些科学故事测试我们的超级大脑。这些科学故事简直匪夷所思，就算爱因斯坦过来，也得甘拜下风。

觉得自己能搞定这些挑战？哈哈，祝尔好运吧！我希望你把最优秀的一面展示出来，脑力大师，因为这将是一场万分激烈的超级大脑大对决！

Ima Genius（天才博士）

顺便提醒一句，别忘了我聪明的小助手——原子。它可能是一只狗，但不要被其外表迷惑，它其实比大多数人都聪明。只是不要揉它的肚子，OK？否则它可能从我的实验室里溜出去，跟你走掉。

原子
犬界脑力冠军

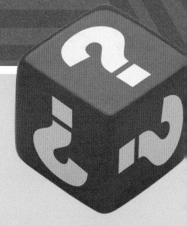

有趣的知识

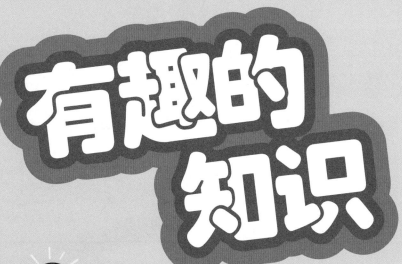

成为脑力大师的你一定不会忘记我们的有趣游戏和小知识，但我还是重申一遍比较好。

你可不是过来听我说俏皮话儿的。像你这样的超级大脑是过来学习的，让这些智力游戏带你的大脑更上一层楼吧！考验你的时候到了！

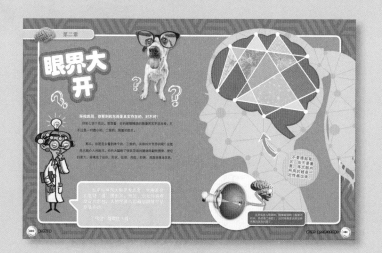

争分夺秒

准备，计时，开始！你的大脑要全速运转，在最短时间内解开每章的谜题。要打败我，你必须把时间控制在两分钟之内。把所用的时间记下来，这样你就会惊喜地发现，随着自己的小脑瓜越来越强，用时也越来越短。注意，别那么死板！

小贴士和小窍门

注意，原子和我会时不时冒出来指点指点你。我们一般会给点提示，帮你的小脑瓜儿开开窍。别的时间，我们要去玩狗狗的抛接游戏呢！哈哈，原子就爱玩这个！

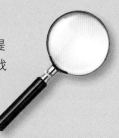

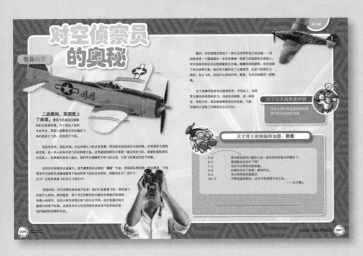

天才博士的
烧脑附加题

觉得自己挺聪明，是吧！那就来试试我绞尽脑汁给你出的这些最烧脑的难题吧！这些题做对了，你才是真正的脑力大师呢！

原子的大脑休息站

就算是聪明的大脑也会偶尔疲劳的，所以来看看原子给你带来的这些不可思议却真实存在的故事吧！原子真是个开心果。

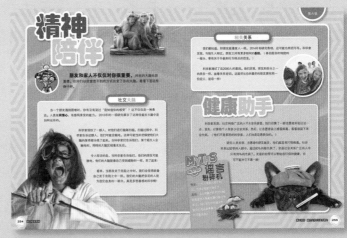

谣言粉碎机

很多人误以为这些流言是对的，但是你这么聪明，肯定能一眼看穿！了解真实情况，告诉你的亲朋好友，让他们大吃一惊吧！

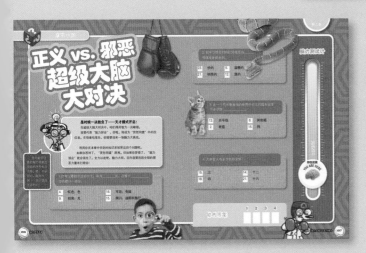

脑力测试计

想要测测你的大脑和我的大脑有多少差距？用用脑力测试计吧！你的小脑瓜儿能不能超越我，成为最强大脑呢？

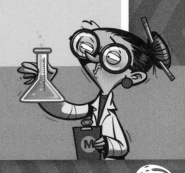

请全力以赴，独立完成难题吧。但是，哪怕是天才，也有卡壳的时候。如果你也卡壳了，可以翻翻后面的答案。记住，要遵守脑力大师的荣誉准则——不到万不得已，不要看答案哦！

大脑常识

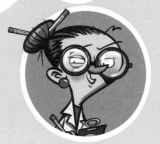

你是否绞尽脑汁想知道怎样才能让你的大脑更高效地运转？

赶紧读读这份天才指南，熟悉你的大脑吧！

枕叶

精神地图

头骨：像头盔一样，保护你的大脑不受伤害。

脑干：将大脑连接到身体，并控制一些基本功能，如心跳和呼吸等。

丘脑：发送感官信息到你的大脑进行分析，包括你看到、听到、摸到、尝到和闻到的东西。

下丘脑：调节饥饿感、睡眠和体温。

小脑：有助于控制运动。

大脑（C）：人脑中最大的部分，负责所有有意识的行动和想法，还会分析感官信息、存储记忆。

枕叶：处理视觉信息。

顶叶：处理感官信息，如味道，温度和触感等。

颞叶：处理声音。

额叶：负责更高级的心理活动，如思考、做决定、说话和情绪波动等。

有趣的事实

一名叫盖伦的古希腊人很早就预感到大脑是人体的重要器官。为什么他会萌发这个想法呢？因为他是一名外科医生，专门治疗角斗士血腥的头部伤口！

神经网络

你的大脑连接到神经细胞网络或神经元。想象一下你的神经系统，就像长着树枝的大树，从你的脊髓发芽并延伸到你身体的每一个角落。

你的大脑和身体利用神经网络来彼此沟通。例如，当你拿起冰块时，一个叫作神经冲动的信号就会从你的手向大脑传播。大脑处理信号，做出决定："太凉了！"并将信号发送回手上，告诉你放下冰块。这可能听起来像是一个漫长的过程，但神经冲动的速度是241公里/小时！

那么，是什么力量在驱动这个精妙的机器运转呢？你会发现答案令人震惊！想不出来？告诉你，是电！神经脉冲是沿着神经元传播的电子信号，就像电线传导电流一样。

顶叶

额叶

颞叶

小脑

脑干

两个脑半球

你的大脑的每一边，或者说每一个半球，都控制着你半边的身体。但是有点别扭的是：右半球控制着身体的左侧，左半球控制着身体的右侧。所以，如果你想移动右手，命令则来自左脑。很奇怪吧，是不是？

每个脑半球都有特殊的才能，但双方必须通力合作。对大多数人来说，左半球是控制语言的，而右半球处理图像。也就是说，如果你正在阅读一本书并想象着发生的情形，就等于同时在使用左、右脑。多好的团队合作！

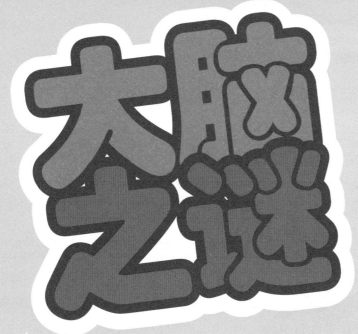

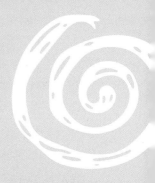

大脑之谜

有趣的事实：大脑耗费20%的身体能量。

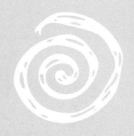

脑力大师，来猜猜：什么是科学中最大的谜题？别傻了——不是地球的形成，也不是恐龙灭绝的原因。许多科学家说，世间最令人困惑的难题就位于你的左、右耳朵之间。猜对了，就是你的大脑！

大约在公元前3000年，古代埃及人就通过木乃伊的鼻孔，把大脑从头颅里抽取出来（没有骗人！），也就是从那时起，科学家关于大脑的常识一直是错的。他们肯定地认为，心脏是思想的来源，于是埃及人仔细地保存了心脏，却将大脑扔进垃圾桶。难以置信哪！科学家现在变得聪明了一点点，但是究竟是什么在驱动大脑运转，科学家面临的问题还是比答案多。

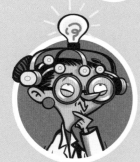

由于你的肩膀上顶着一颗善于思考的小脑袋，你可能会问：大脑到底有什么玄妙之处？它的重量只有1.4千克左右，也不是很惊人。

脑科学家是否只是一群无能又懒惰的家伙？

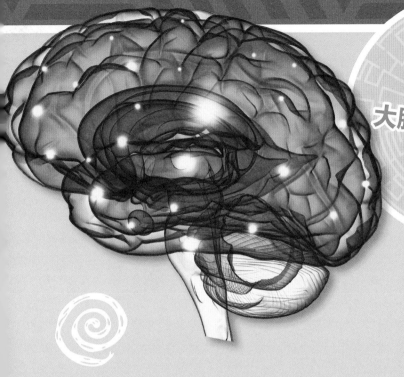

趣知识
大脑利用身体能量
的20%。

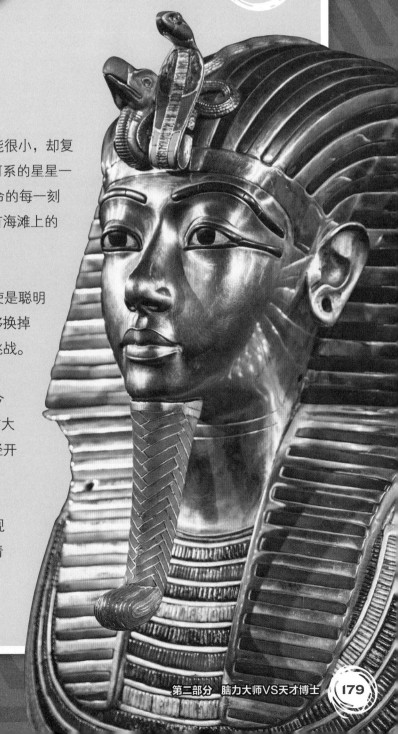

这些问题很好，脑力大师。但是请想一下：大脑可能很小，却复杂得惊人。大脑中有许多神经细胞（神经元），就像银河系的星星一样多——大约1000亿个。这些神经元相互连接，在你生命的每一刻都来回发送信息。你脑袋里的这些连接甚至比地球上所有海滩上的沙粒还要多——大约100万亿个！

现在大体了解大脑了吧？想理解大脑如何运转，即使是聪明的大脑也会犯难。现代科学意味着我们能够接断肢，能够换掉出了故障的心脏，但是要搞懂人的大脑，是一个更大的挑战。

这是一项艰巨的任务，但脑科学家们一直在前进。今天，他们有磁共振成像（MRI）等技术，用高能磁场扫描大脑，以全新的方式发现大脑内部的秘密。他们的发现已经开始一步步解开大脑的奥秘。

在这本书中，你会了解到一部分科学家们的发现。现在，是时候学习你大脑中所隐藏的一些秘密了。但是，请注意，接下来这些大脑知识可能会让你吃惊不已！

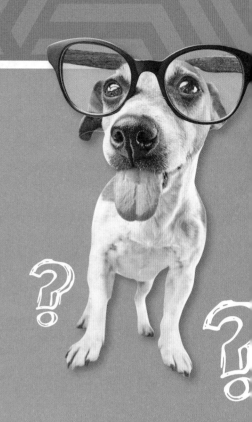

眼界大开

环视四周。你看到的东西是真实存在的，对不对?

别那么快下结论。想想看：你的眼睛捕获的图像其实平淡无奇，只不过是一对微小的、二维的、倒置的图片。

那么，你是怎么看到单个的、三维的、具体的大世界的呢? 这就是大脑介入的地方。你的大脑做了很多花哨的猜测来翻转图像，使它们更大，并填充了动作、形状、纹理、亮度、距离、深度等基本信息。

如果你再用大脑思考思考，大脑就会比眼睛"看"得更多。而且，正如你将要发现的那样，大脑想要向你展示的并非总是真实的。

不相信? 继续往下看!

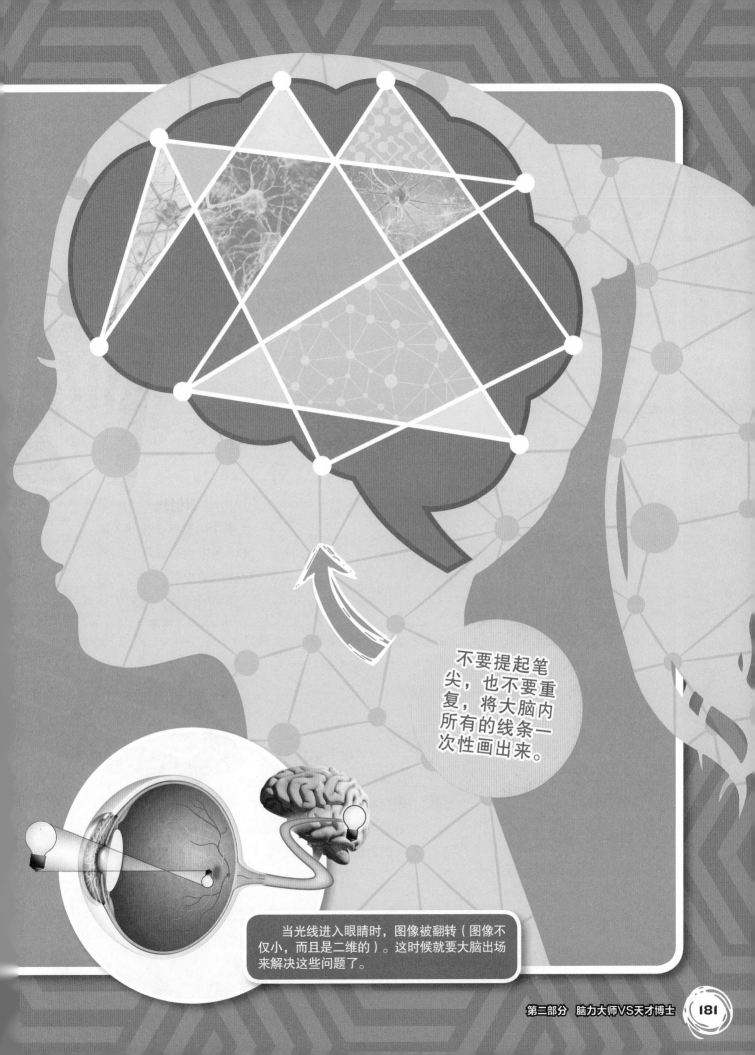

不要提起笔尖，也不要重复，将大脑内所有的线条一次性画出来。

当光线进入眼睛时，图像被翻转（图像不仅小，而且是二维的）。这时候就要大脑出场来解决这些问题了。

你错过了什么？

当你读到这句话时，你正被电磁波轰炸。这些电磁波也承载着电视节目、收音机中的流行歌曲、手机对话、X射线等。但是对于其中的大多数，你不会注意到——因为它们直接穿过了你的身体！

这些电磁波大小不一。你的眼睛里有特殊的传感器，可以监测到中等大小的电磁波。这些电磁波叫作可见光，通过它们，你可以看到周围的一切。

但是，可见光只不过占所有电磁能量的十万亿分之一。这是微乎其微的一小部分！其余的人眼根本看不见。

如果你的眼睛有不同类型的传感器，你周围的世界会看起来完全不一样。如果你有X射线的眼睛，你会看到X射线能看到的一切！如果你的眼睛能抓住伽马射线，你就会看到太空中爆炸的星星射出的光线。

一些动物就很幸运，它们可以看见伽马射线，感受到你看不见的能量波。不公平吧？查看右边的照片，看看你的眼睛到底错过了哪些东西？

X射线

太空中的热气会发出X光波。医生也可以用它们来穿过你的皮肤，拍摄你的骨头的照片。别忘了说——"茄子"！

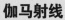

伽马射线

伽马射线是由爆炸的星星、闪电和核爆炸等产生的超高能量波。医生利用伽马射线的力量来杀死癌细胞。

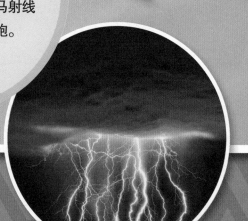

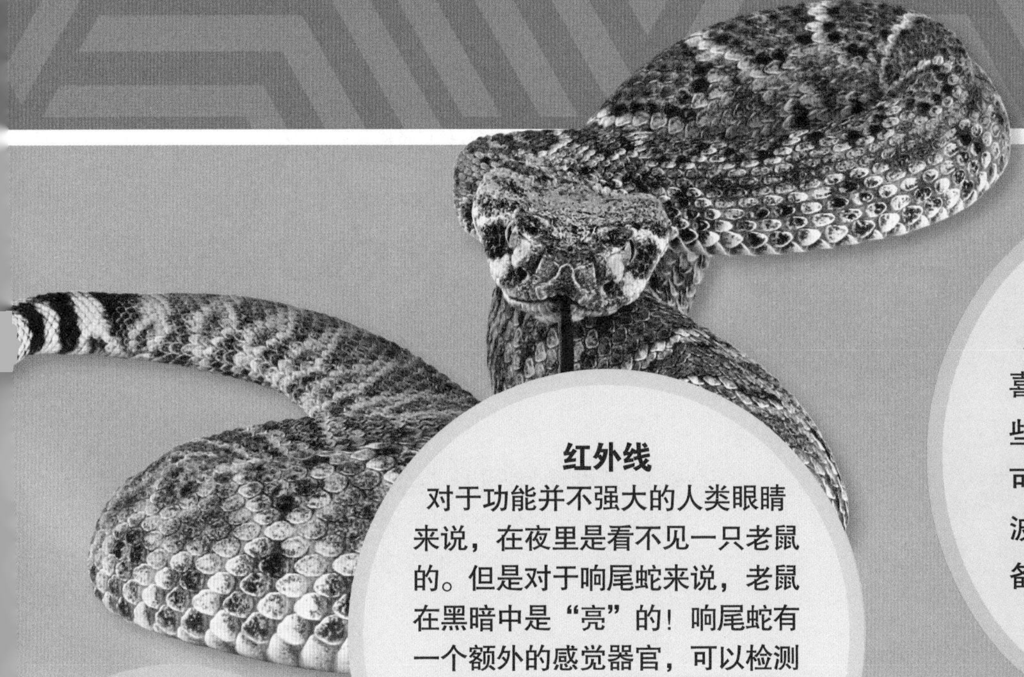

无线电波

广播电台用无线电波播放你最喜爱的歌曲。收音机会捕捉到这些电波并将其变成声音，以便你可以听到。星星也会发射无线电波。科学家们则用巨型无线电设备来捕捉电波，了解星星是如何诞生的。

红外线

对于功能并不强大的人类眼睛来说，在夜里是看不见一只老鼠的。但是对于响尾蛇来说，老鼠在黑暗中是"亮"的！响尾蛇有一个额外的感觉器官，可以检测到温暖物体发出的红外线。没有光？这不是问题！响尾蛇仍然可以抓到老鼠当夜宵。

可见光

这个细条代表了唯一可以看到的光波。你肯定不知道自己竟然如此近视吧！

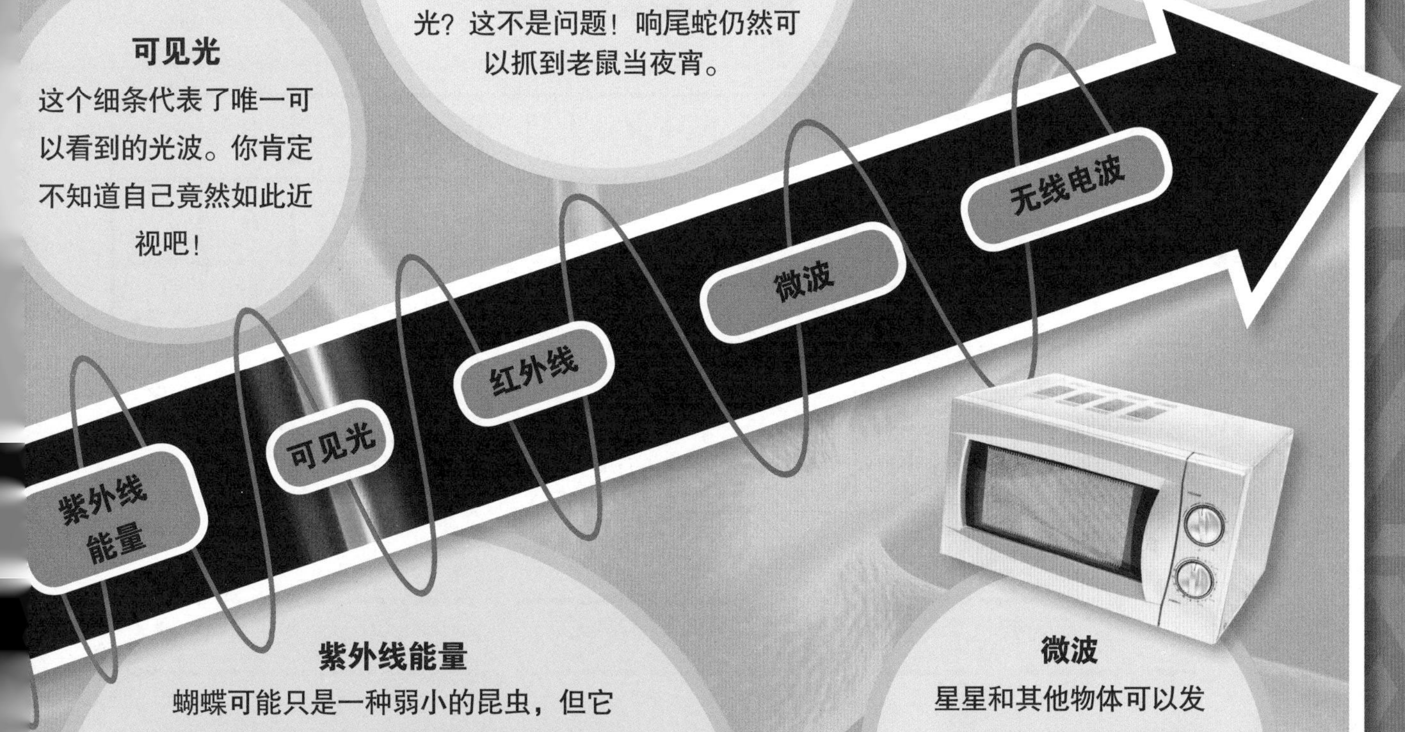

紫外线能量　可见光　红外线　微波　无线电波

紫外线能量

蝴蝶可能只是一种弱小的昆虫，但它们可以看到人类看不到的东西：紫外线。从人的视角来看，一只蝴蝶看起来平淡无奇，但从蝴蝶的视角来看，它身上的图案闪闪发光！科学家认为蝴蝶利用这些紫外线图案发送秘密信息。比如图案的颜色就好像在说："过来呀，到我的花这里来！"其他蝴蝶可以看见这些信息，但是饥饿的捕食者却看不见。这个技能很酷吧！

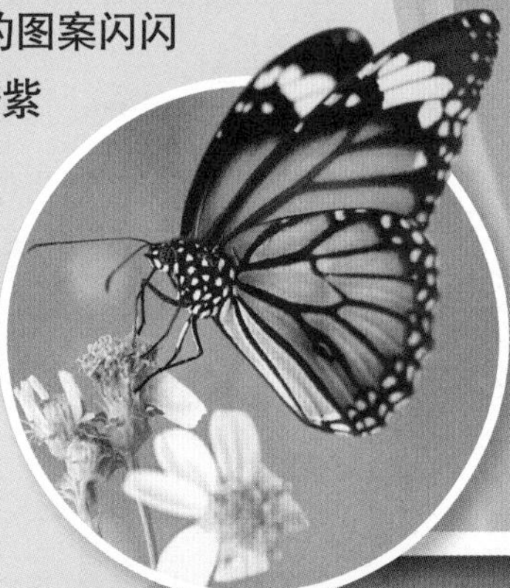

微波

星星和其他物体可以发射微波。你也可以用微波加热午餐，短短几分钟就搞定——叮叮叮——完成！

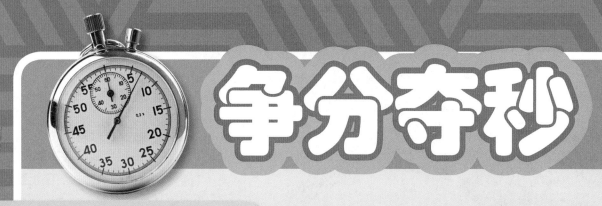

争分夺秒

准备，计时，开始！是时候争分夺秒来做题了。下面每道题我都花了两分钟。如果你能做得比我快，你就赢了！打开计时器，开始做题吧！我才不怕你，你怕了吗？

表格中有两个字母从头到尾互换了位置。（哪两个字母？当然不能告诉你了！）快来破解其中的隐藏信息吧！

一字母换位

S	C	O	R	P	I	O	T	S	G	L	O
W	U	T	D	E	R	U	L	N	R	A	V
I	O	L	E	N	L	I	G	H	N	B	U
N	S	C	I	E	T	N	I	S	N	S	D
O	T	O	N	K	T	O	W	W	H	Y	

_ _ _ _ _ _ _ _ _ _ _ _ _ _ _ _ _ _

_ _

_ _ _ _ _, _ _ _ _

_ _ _ _ _ _ _ _ _ _ _ _ _ _

_ _ _ _ _ _ _ _ _ _ _.

通关时间

下方藏有一个秘密信息！想想图片和词汇之间的关系吧。想求助的话，就看看本页下方的提示。

让

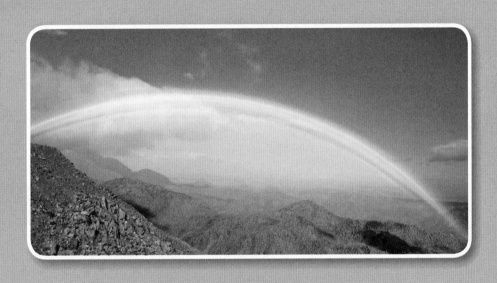

提示：想想词和图片的位置。

答案

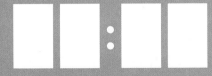

通关时间

视觉特效

作为犬类的一员，我很骄傲，而猫则是我不共戴天的仇敌。那些长胡子的毛团儿们觉得自己独一无二——因为它们不流口水！但即便如此，我也不得不承认，在视力研究方面，猫帮助科学家得出了重大发现。来看看下面这个故事吧。

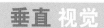

垂直 视觉

20世纪60年代，科学家们认为是时候更多地了解视力的工作原理了，所以召集他们所知道的最准确的预言家们：猫。

科学家将刚出生的小猫分成两组。他们把一组小猫放在一个完全由垂直（从上到下）的线条组成的空间里。猫舍的围墙被黑白条纹的墙纸覆盖，喂养它们的人甚至穿着竖条纹的衣服。在猫的生命的头几个星期，它们只能看到垂直的线条。

科学家们将另一组小猫放在一个只有水平（从左到右）线条的空间里抚养。这些小猫从来没有看到过垂直线条。当两组小猫长到几个星期大的时候，科学家们将它们从封闭的猫舍中放了出

MYTHS BUSTED! 谣言粉碎机

传言：蝙蝠是瞎子。

真相：虽然许多蝙蝠使用回声定位来活动，但是所有的蝙蝠可以看见东西。

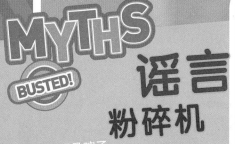

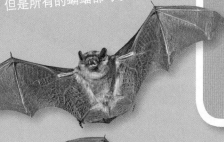

灵活的大脑

猫的视觉实验让科学家了解到童年是训练大脑的非常重要的时刻。年轻时，你的大脑很灵活，可以学习各种各样的东西。但是，一旦你长大，学习新技能就变得更加困难。

想想曾经发生的一件骇人听闻的事。一个名叫盖妮的女孩在13岁之前几乎没有与其他人接触过。没有人跟她说话，所以她也没有学会怎么说话。即使科学家后来试图教她，她也没有真正地学会说话。就像那些看不见垂直线或平行线的猫一样，盖妮悲惨的故事表明，如果大脑没有在早期学习某项技能，那后面很可能再也学不会了。

所以努力学习吧，年轻的脑力大师！尝试学习日语、打网球或弹吉他。拥有像你这样灵活的大脑，你很快就会成为一个职业高手了！

来，进入真实世界。接下来发生的事情让所有人大跌眼镜：在水平线环境中长大的猫完全看不到垂直线，他们可以跳到椅子上睡午觉，但会碰到椅子腿。在垂直线环境中长大的猫恰恰相反——它们可以轻松地围着椅子打转，但不知道可以爬上椅子打盹。

这个实验表明，年轻时大脑的训练方式可以改变你的世界观。你所看到的不一定是在你面前的东西！

趣知识
猫只需人类所需光量的六分之一就能看见东西。

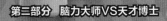

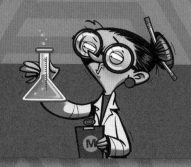

准备好回答烧脑题了吗，脑力大师？拿出你的聪明才智来，看看你能否找出问题的答案。

猫眼

作者：猫小喵

天才类型：
语言大师

按正确的顺序拼写出横线下方的单词，完成这首小诗。

Who can see better, you ＿＿＿＿＿＿with more cones
(ANMUSH)
To see far–off ＿＿＿＿＿＿, including small stones,
(SLIDTEA)

Or a cat like me who has more rods for ＿＿＿＿＿vision
(THING)
To hunt my prey, with ＿＿＿＿＿precision?
(DAYLED)

While your eyes mix greens, reds, and ＿＿＿＿＿,
(ELBUS)
I see very few colors, in ＿＿＿＿＿hues.
(TIMELID)

You humans see ＿＿＿＿＿during the day,
(EGRTA)
When cats ＿＿＿＿＿, sleep, and play.
(GLUEON)

While we lack your ＿＿＿＿＿to see so far,
(WEPOR)
Consider this, my ＿＿＿＿＿star…
(PURSE)

As I scrunch down low, ＿＿＿＿＿through the grasses,
(VINEWAG)
Can you imagine me, a cat, wearing your ＿＿＿＿＿?
(SAGLESS)

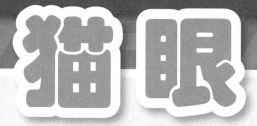

蝴蝶密码

虽然我们不能用紫外线向你展示蝴蝶传递的信息，但我们可以向你展示蝴蝶可能会对彼此说的话。你能搞清这些蝴蝶正在分享的信息吗？

提示：每只蝴蝶翅膀上有两个英文单词。

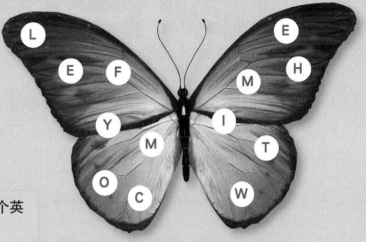

_ _ _ _ _ _ _ _ _ _ _ _ _ _ _ !

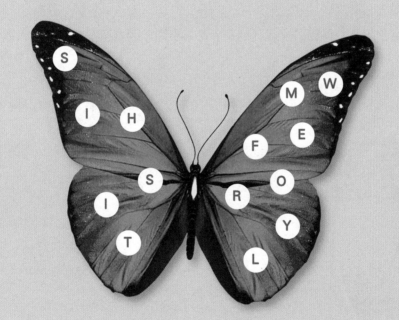

_ _ _ _ _ _ _ _ _ _ _ _ _ _ _ !

可以看到其他颜色的女人

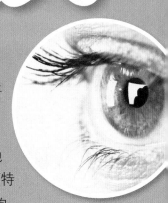

康塞塔·安提柯是一位艺术家，可以画出十分生动的颜色。

在她的画中，一块岩石闪耀着粉色，叶子的阴影是紫色的，一棵树则呈现彩虹色。

为了创造这些美丽的景象，安提柯依靠的不仅仅是创造力——实际上她看到的事物就是如此。发现别人和自己不一样时，她震惊了！安提柯有一项特殊能力——她患有**彩色视觉症**，也就是说，她的眼睛有更多的颜色感应细胞。

每个人的眼睛里都有一种特殊的细胞来感觉颜色，这种细胞称为**视锥细胞**。大多数人有三种视锥细胞。每种视锥细胞辨别不同的颜色：红色、绿色或蓝色。你的大脑使用这三种颜色的不同组合来创造你看到的所有其他颜色，从粉红色到薄荷绿。一般人可以看到大约一百万种颜色。

但是安提柯有额外一种视锥细胞，总共四种。有了这种额外的视锥细胞，科学家认为，她可能看到多达1亿种颜色！有三种视锥细胞的人很难想象安提柯能看到什么其他颜色。但她色彩超级丰富的画作可能会给我们一些提示（见左边的《彩虹桉树》）。

更奇怪的是，彩色视觉症并非那么罕见。科学家估计，约有12%的女性拥有额外的视锥细胞。（从遗传学角度来说，男人不可能有彩色视觉症）但是，当科学家测试这些彩色视觉症患者能否看到额外的颜色时，却发现大多数人看不到。

那么，安提柯到底有什么特别之处？科学家并不确定。可能她的超级视觉要归功于其所受的艺术训练。通过极度关注颜色，安提柯可能已经训练了自己的大脑，来处理眼睛所发现的额外的颜色。如果所有拥有四种视锥细胞的女性都进行类似的大脑训练，可能都会看到大多数人只能想象的颜色。

极端的眼睛

大多数人类的眼睛里只有三种色彩受体。

为数不多与众不同的人，如康塞塔·安提柯有4种受体。蝴蝶甚至更幸运——它们有5种受体，惊人吧！

但是，还有一种动物更加不可思议：虾蛄。这个视觉大师有16种色彩受体！

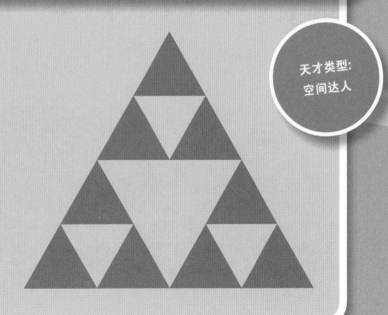

到底虾蛄看到的是什么样的情形，科学家们暂不清楚。这几乎难以想象。例如，想象一下你见过最壮观的日落。

你的大脑利用3种颜色创造出日落的景象。现在试着想象一下，如果你的大脑有16种颜色可以利用，那可能是什么样的结果。这可能就是虾蛄看日落的感觉吧。真是一种奇特的甲壳动物啊！

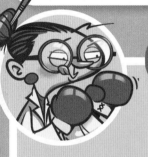

天才博士的附加题：三角拼图

> 天才类型：
> 空间达人

对于这个挑战，你可以利用你丰富的想象力，也可以从一张纸上剪出 9 个相同大小的三角形，然后将它们摆放在右边的橙色三角形之上。

挑战：通过移动一个橙色三角形，组成5个黄色三角形。

准备好迎接另一个挑战了吗？这些谜题非常棘手，简直可以让你的眼珠子掉出来！开玩笑啦，这是不可能的。

隐藏的物体

你在这个图案中看到了什么？不同的大脑会看到不同的物体。

我们发现了四种物体。你能找到更多吗？

利用下方的空白处绘制出你看到的物体。

天才类型：
创意冠军

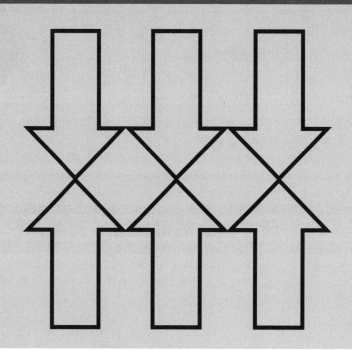

还想做题？我明白了！你从不轻易放弃，是吗？嗯……也许你比我想象的更聪明！现在看看你能否找到这些智力挑战的答案！

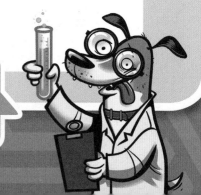

颜色混淆

每张脸上的眼睛和嘴巴上都是什么颜色的？

_____   _____

跟着电波去旅行

很多声音以无线电波的形式旅行。

把下面的字母组合连起来，你能发现电波旅行的模式吗？

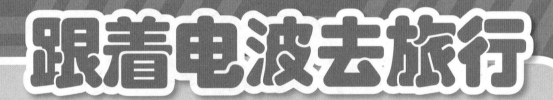

WE	O	TA	TR	SP
US	DI WA	L	ON	AC
	TO	AS	IN	
RA	VE	K	AU	
E	S	TO	TS	E

天才类型:
逻辑领袖

解码 RGB

计算机通过组合红色、绿色和蓝色，就能像人眼一样，创造出彩虹所有的颜色。但与眼睛不同的是，计算机得通过遵循称为十六进制代码的一组指令，来执行此操作。一组代码有6个字母和10个数字。十六进制代码的前两位数值告诉计算机要使用多少红色。接下来的两位数值是绿色，最后两位数值是蓝色。

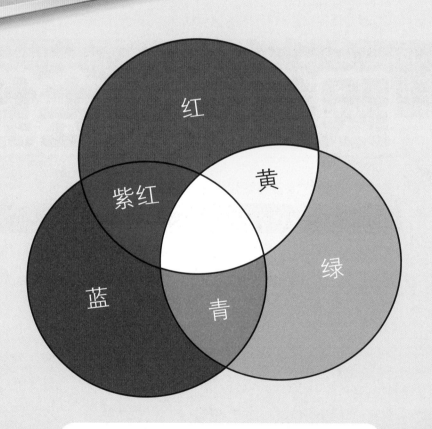

十六进制代码使用0123456789ABCDEF来显示一种颜色需要多少强度的颜色组成。

0是强度最弱的，F是强度最强的。

· 要以十六进制代码创建白色，我们需要显示红色、绿色和蓝色(000000)。

· 黑色需使用全部的红色、绿色和蓝色(FFFFFF)。

· 要获得介于白色和黑色之间的颜色，我们可以改变红色、绿色和蓝色的强度。

· FF00FF 的十六进制会产生紫色，因为它没有绿色，但有大量的红色和蓝色。

接下来轮到你了，脑力大师：
连线使每个十六进制代码与其所代表的颜色相匹配。

FF00FF   青色

FF9900   绿色

00FF00   紫红色

FFFF00   橙色

00FFFF   红色

000099   黄色

FF0000   蓝色

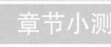
正义 vs. 邪恶 超级大脑 大对决

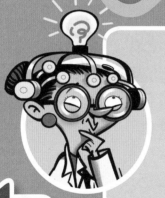

是时候一决胜负了——天才模式开启！

在超级大脑大对决中，咱们得用智力一决雌雄。

我要代表"脑力邪会"，你呢，将成为"贤哲同盟"中的佼佼者。在每章结尾处，你都要迎来一场脑力大挑战。

利用你在本章中学到的知识来回答这四个问题吧。

如果你答对了，"贤哲同盟"胜利。但如果你答错了，"脑力邪会"就会领先了。全力以赴吧，脑力大师，因为我要用我全部的邪恶力量来打败你！

您可能会注意到每个答案选项前的序号有点奇怪。嗯，不必担心，脑力大师……至少现在不必担心！

1.你可以看到的这部分光，称为_____光，占整个_____谱的很小一部分。

4.	红色；色		18.	可见；电磁
9.	明亮；光		15.	频闪；迪斯科舞厅

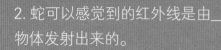

2. 蛇可以感觉到的红外线是由_____物体发射出来的。

| 23. | 快的 | 5. | 温暖的 |
| 21. | 明亮的 | 12. | 傻的 |

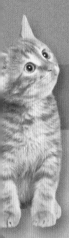

3. 在一个只有垂直线的世界中长大的猫永远学不会识别_____。

| 13. | 水平线 | 6. | 其他猫 |
| 2. | 表面 | 15. | 狗 |

4. 大多数人有多少色彩受体?

| 15. | 三 | 14. | 十二 |
| 18. | 四 | 21. | 十六 |

你的答案

1 2 3 4

脑力测试计

完成20%

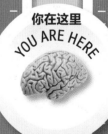

你在这里
YOU ARE HERE

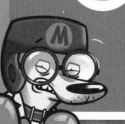

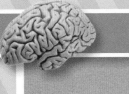

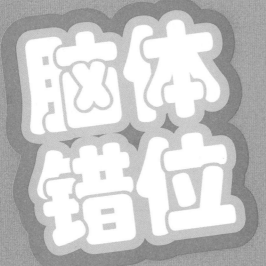

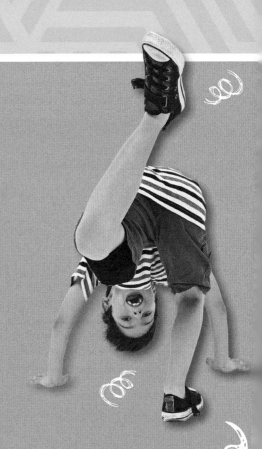

自我感觉良好吧，脑力大师？ 来呀，试试这个：把你的手举到空中。对你来说，太简单了，对吧？但是，请你回想一下刚才的动作。你的眼睛扫过页面上的文字，你的大脑将这些汉字解释成意义，并将意义转换成指令，接下来大脑对着手臂上数以千计的神经发出了信号。这些神经告诉几十块肌肉，让它们开始运动。按照正确的次序，有些肌肉开始伸长，有些肌肉开始收缩。

这一切发生得顺畅自然，迅雷不及掩耳，甚至容不得你反应。这是因为你的身体和你的大脑通常可以无缝对接、完美配合……但有时，却并非如此。

在上一章中，我已经向你展示了眼睛是如何掩饰事实的。其实，眼睛不是唯一的骗子。身体的其他部分也会和你玩恶作剧。想知道怎么做到的吗？翻页吧！

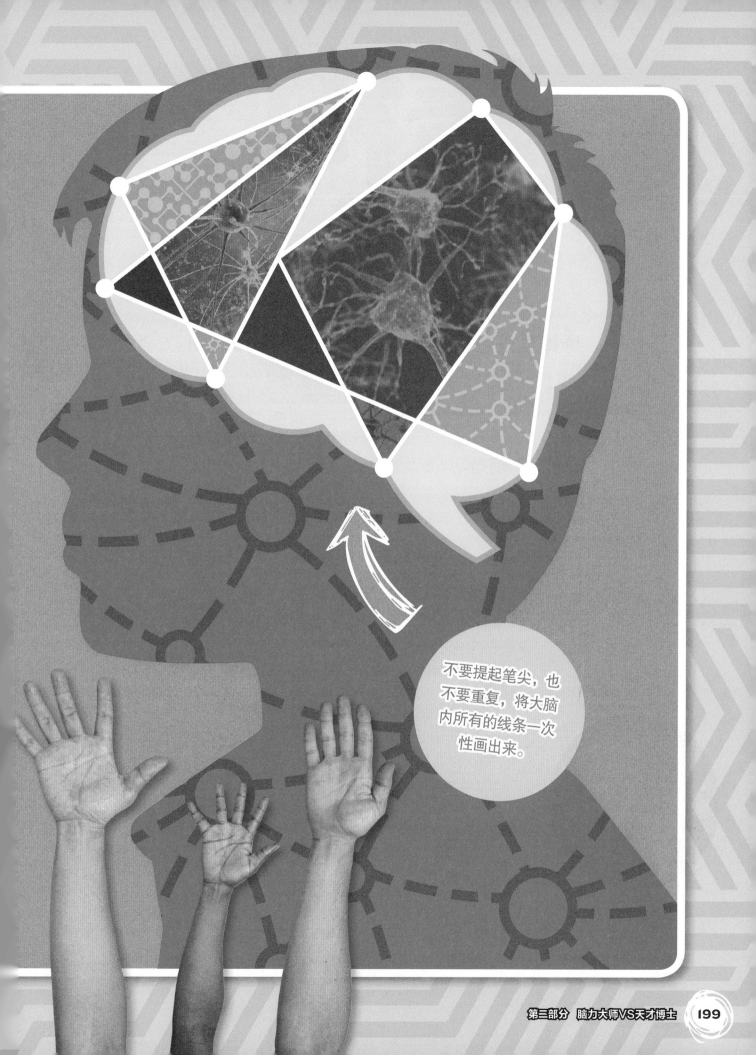

不要提起笔尖，也不要重复，将大脑内所有的线条一次性画出来。

精神错乱

身体总是迷惑大脑。通常你根本意识不到，但有时候你可以抓个现行。看看下面这四种让脑体错位的现象。

打个响指

试试打个响指。当眼睛看到手指碰在一起，耳朵听到声音，所有这些信号需要花点时间才能传到大脑。这就意味着当你看到打响指的时候，它已经发生了。更神奇的是，你的大脑以不同的速度处理视觉和听觉。然而，在你打响指的那一刻，动作和声音似乎是同时发生的。这是因为你的大脑对你观察到的情形动了点手脚，以便使视觉和听觉在时间上完美匹配。真是狡猾啊！

谁是人偶？

你有没有见过腹语表演者？这种表演者使自己的声音听起来似乎发自一个人偶。有人说，这种神奇的艺人表演这种口技时把自己的声音"扔了出来"。这怎么可能呢？！

真相其实是这样的：你的耳朵听到声音从一个部位（腹语者的嘴唇）传来，但你的眼睛看到另一个部位（人偶的嘴）在动。你的大脑把两者组合在一起，就认定声音是人偶发出的。腹语者并没有玩什么把戏——尽管嘴唇不动就能说话，的确需要点技巧，实际上主要是你的大脑在玩把戏！

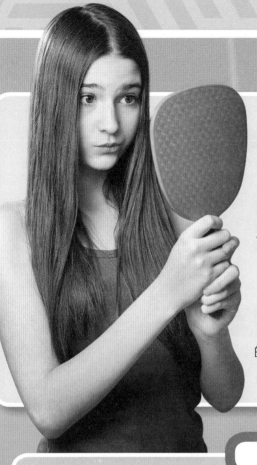

眼睛看不见

是时候测测你的眼睛了！站在镜子前面，视线从一只眼睛慢慢转到另一只眼睛，重复几次。你的眼珠来回移动，但无论你怎么尝试、怎么努力，都看不到眼珠的移动。现在你看着一个朋友，让他重复同样的动作，你可以清楚地看到他的眼珠在移动。这是怎么回事？

原来，当眼珠来回移动时，你所看到的图像应该是模糊的，就像你坐在行驶的汽车中朝窗外看。模糊的图像没什么用，所以大脑会删除它们，再将你看到的图像进行剪辑，你根本不会注意到。大脑是一个出众的编辑器，你只能自愧不如。

漂浮的手臂

站在门中间。把两只胳膊抬起来，手背紧贴门框，使劲儿往上往外推，就像要把门框撑破一样。保持30秒。

现在，从门中间走出来，轻轻向外抬手臂，这时候你会发现，胳膊会上下自动飘浮，就像失重了一样。很奇怪，是不是？

这种感觉错乱的发生是因为你的大脑可以自动屏蔽某些感觉。当你把胳膊按压在门上时，你的大脑逐渐适应，认为现在要非常努力地保持胳膊向外支撑的状态。你从门中间走出来，想正常抬起胳膊，这时你的大脑会产生错乱，认为你的胳膊突然失重了！天哪，不可思议！

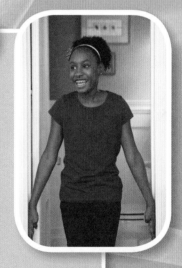

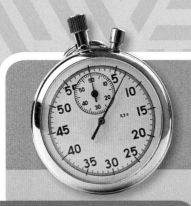

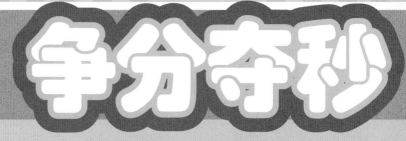

做好再战一程的准备了吗？
给你两分钟，速战速决！

两个字母从头到尾互换了位置。
（但不是上一章的那两个哦！）
快来破解其中的隐藏信息吧！

字母换位

T	H	E	L	O	I	G	E	S	T	H	U	M	A
I	T	O	I	G	U	E	N	I	T	H	E	W	O
R	L	D	N	S	A	L	M	O	S	T	F	O	U
R	N	I	C	H	E	S	F	R	O	M	T	H	E
T	N	P	T	O	T	H	E	T	O	P	L	N	P

___ _____ _____

_____ __ ___ _____

__ _____ ____

_____ ____ ___ ___

__ ___ ___ ___

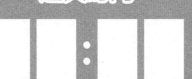

通关时间

这个成语不像你想的那么难猜哦！如果需要帮助，请看下方提示。

画谜

这是什么成语?

提示：注意这两个字的方向哦！

答案

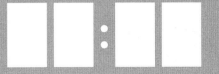
通关时间

幻影手臂

有时候，一个人的胳膊或腿严重受伤。 医生可能需要通过外科手术，截去部分肢体，才能挽救病人的生命。即使病人的手臂或腿已经截肢，大脑有时候却忘记备案：它以为肢体还在。

这种奇怪的现象就叫作**幻肢综合征**。

有手臂幻肢综合征的人会觉得他们可以弯曲截去的手肘，扭动失去的手指——和你移动手臂时的感觉一模一样。当他们低头一看，却发现感觉正在弯曲的手臂根本不存在。有时，人们会因幻肢而心情沮丧。一条截去的腿也会瘙痒难忍，又没有办法去挠，甚至还会疼痛。例如，如果有人发生意外，手臂受伤，哪怕手臂被截去以后，还可能感觉疼痛。因为手臂已经不在了，所以根本没办法止痛。

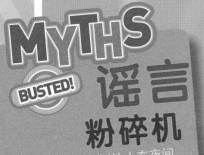

MYTHS BUSTED!
谣言
粉碎机

传言：胡萝卜可以让人在夜间看清东西。

真相：胡萝卜含有维生素A，对眼睛有好处。但是吃再多胡萝卜，也无法让你拥有夜视眼。

长期以来，医生想尽办法，试图帮助那些幻肢疼痛的人。他们怎么治疗已经不存在的身体部位呢？终于，一名叫拉马钱德兰的脑科专家想出了一个办法。如果欺骗患有幻肢综合征的病人的大脑，让大脑误认为失去的部位已经回来了，能不能治疗疼痛呢？

拉马钱德兰在菲利普·马丁内斯身上做了实验。马丁内斯出了摩托车事故，左臂被截去。在马丁内斯的意识里，幻肢手臂被扭曲

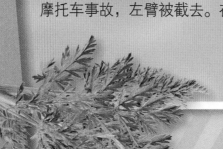

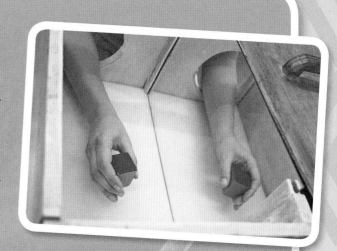

变形，让他痛苦不已。因为手臂已经不在了，马丁内斯无法挪动手臂来减轻痛苦。

拉马钱德兰让马丁内斯把他健康的右臂放进一个镜盒——一面装有镜子的纸盒中。然后他让马丁内斯看着镜子里的右臂，想象着这是被截掉的左臂。

马丁内斯照做了，然后惊讶地叫起来。痛苦彻底消失了！到底发生了什么？原来，镜盒欺骗了马丁内斯的大脑，让他误以为左臂又回来了。当他看着镜子里的右臂时，他的大脑以为看到的是截去的左臂。马丁内斯的大脑可以看到手臂状态健康，姿势舒适，就不再制造出痛苦的感觉。马丁内斯用镜盒练习了几个星期，他的幻肢疼痛消失了，再没有复发。他要做的就是欺骗自己的大脑！

天才博士的烧脑附加题：联系

这些单词的"联系"（connection）就隐藏在题目中！

先把CONNECTION（联系）填入黄色方框，然后开动脑筋，把右边的单词填入方格。

CELLO
EPIC
IGLOO
NACHO
NERVE
NOON
OCEAN
TAXI
TONIC

你的小脑袋瓜儿错乱了吧？不行啊！试试这页的题目还能做出来吗？

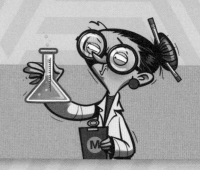

排列线条

哪条黑线更长呢？

天才类型：
空间达人

MYTHS BUSTED! 谣言粉碎机

传言：从太空可以看到中国的长城。

真相：虽然宇航员可以从太空看到金字塔等人造建筑，但看不见长城。

对称词

这是什么单词？你确定吗？

把书倒过来，看看这个单词是怎么拼写的。

MASTERMIND

这是一个对称词，对称词从不同的方向看，都说得通。比如上面这个词可以倒着看。对称词告诉你的道理是：不要只相信第一眼的感觉。

勤奋大脑

你知道，阅读时大部分工作是由大脑完成的，而不是眼睛哦！
我们把下方信息中包含的所有元音都抽走了，如果你能猜出这些信息，
哪怕只是其中一部分，也说明你的大脑在勤奋工作！

PN SGNLS TRVL T YR BRN VRY SLWLY— T JST

TW FT PR SCND. THT'S WHY F Y STB YR T,

TW R THR SCNDS PSS BFR Y FL TH PN.

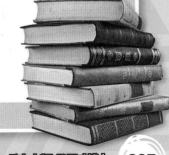

用舌头看世界的人

艾瑞克·维汉梅尔曾经梦想成为一名登山运动员。13岁时，他失去了视力，使得这个梦想似乎遥不可及。但失明并未成为他追梦路上的拦路虎。2001年，他成为第一个登顶世界最高山峰——珠穆朗玛峰的盲人。今天，他仍攀爬在裸露的岩石表面，紧抓住岩石的突起和缝隙，一寸一寸，奋力向上。维汉梅尔无法使用自己失明的眼睛，但他仍然可以看到。

维汉梅尔在攀登前，就把一个叫"Brain Port"的设备放在嘴里，可以用舌头看到面前陡峭的岩面了。

Brain Port是怎么发挥作用的呢？它和棒棒糖大小差不多，正方形，覆盖着600多个小电极。维汉梅尔将其置于舌头上。此外，他还戴着一副墨镜，有摄像功能，能将视频传输给Brain Port。Brain Port将视频图像转换为电脉冲模式，维汉梅尔在他的舌头上就可以感觉到。维汉梅尔第一次尝试使用Brain Port时，什么也看不见。但是，仅仅几分钟之后，他就可以伸出手准确地抓住一个在他面前滚动的网球。他的大脑在学习将舌头上的脉冲信号转换为视觉图像。

这种技术听起来像天方夜谭，但它的确有效，因为你不仅仅用眼睛来看，你的大脑才是主要负责人。眼睛吸收光线，把它转换成电信号。大脑将这些信号作为

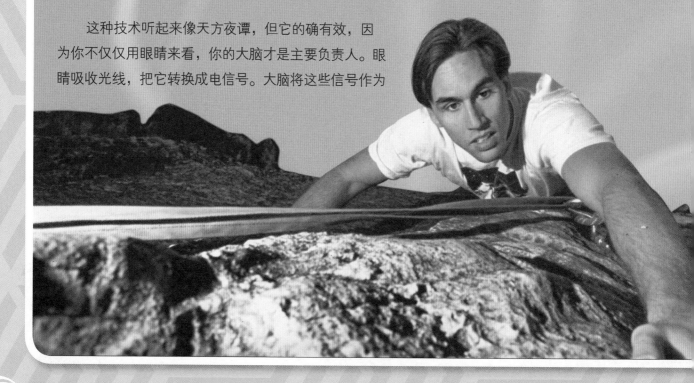

图像读取出来。就像眼睛一样，Brain Port的摄像机也可以吸收光线，并将其转换成电信号。它将这些信号发送到舌头，舌头再将信号传递到大脑。起初，大脑不能理解这种新语言，但它学得很快。不久，大脑的视觉中心就可以理解新的舌头信号了。

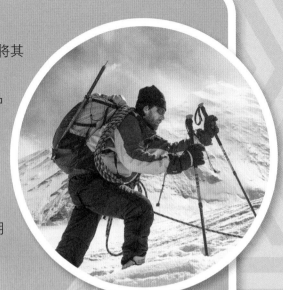

Brain Port并不完美——它的611个电极可以处理的信息远远少于一双眼睛可以处理的信息。但是，维汉梅尔的"视力"足以让他从厨房灶台上端起一个咖啡杯，玩三连棋游戏，甚至和女儿踢足球。多么聪明的发明啊！

超级感应

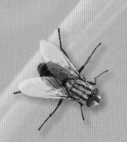

如果大脑可以学会利用相机的电信号去看，那么能不能使用其他种类的信号呢？这就是大脑科学家大卫·伊戈曼要探索的问题。伊戈曼希望利用大脑学习新信息的能力，为人类提供全新的感官。

伊戈曼正在研制一件带电极的马甲，就像Brain Port一样。他可以把各种数据发送给背心，如紫外线、红外线等。背心将这些数据转换成穿戴者的皮肤可以感觉到的振动模式。伊戈曼认为，随着时间的推移，大脑将学会理解这些信号。穿上这种背心，人类可以像蝴蝶一样看到紫外线，或者像蛇一样看到红外线。想不想拥有这些超人的感官呢？

原子的**大脑休息时间**

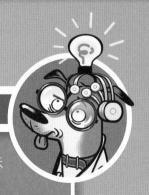

苍蝇和蝴蝶的脚上都有味觉传感器。

超极大杂烩

有人想用这道难题故意难倒你。是谁呢？我也想知道。

每行和每列都只有一张图片和一个文字标签表示耳朵、眼睛、手、胳膊和腿，但让人挠头的是，图片和文字标签不能相对应（只有一个方格除外）。

请完成空白图片和文字标签，
并判断到底哪个格子的图片和标签完全对应。

天才类型:
逻辑领袖

耳朵	———	手	手	腿
———	眼睛	手	胳膊	———
腿	耳朵	眼睛	———	
手	———	胳膊	———	眼睛
眼睛	手			胳膊

循环

把下列单词围绕下图环形排列（每个问号处一个单词），
然后你就能发现关于你自己的一个有趣事实了。提醒：注意颜色哦！

BLOOD　　　　A　ARE　　　　THE　VESSELS
　　　TWO　YOUR　ENOUGH
WRAP　　　　　　AND　　　HALF　AROUND
EARTH　IN　　　TO　THERE　TIMES
OF　　　　60,000　　　BODY　　MILES

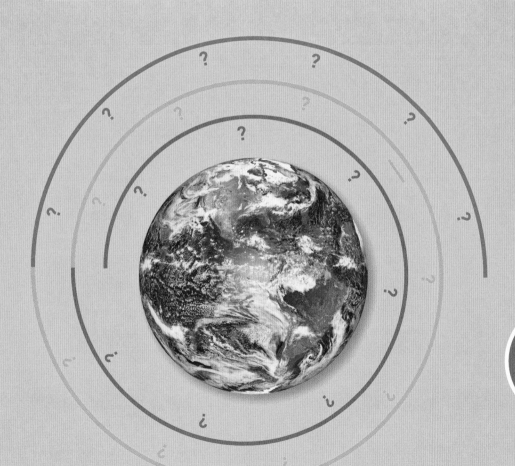

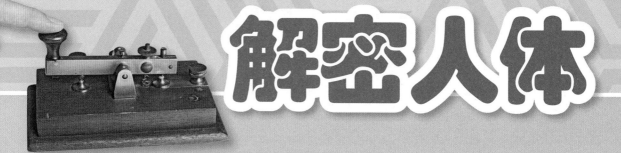

解密人体

听说过摩斯密码吗？这种密码利用一系列长短不一的光或声音信号来表示数字和字母。在某些方面，摩斯密码与你身体内神经传递信息的方式很像。

你能解密下方的信息吗？

A	•—	J	•———	S	•••	1	•————
B	—•••	K	—•—	T	—	2	••———
C	—•—•	L	•—••	U	••—	3	•••——
D	—••	M	——	V	•••—	4	••••—
E	•	N	—•	W	•——	5	•••••
F	••—•	O	———	X	—••—	6	—••••
G	——•	P	•——•	Y	—•——	7	——•••
H	••••	Q	——•—	Z	——••	8	———••
I	••	R	•—•	0	—————	9	————•

玩具小偷

天才类型:
创意冠军

一个多月来，阿利克夏和杰克一直在追踪一个玩具小偷，他偷走了一个珍贵的泰迪熊。杰克刚刚发现，小偷已经联系了一个玩具收藏家，二人正密谋碰头。小偷想用泰迪熊换钱。杰克追踪卖家到了维拉街一所废弃的房子里，但是卖家已经不见了踪影。房子空空如也，只剩一个老旧的玩具箱、一面镜子和一张桌子，桌子上只有一张纸条。杰克看着纸条，说："没什么有价值的信息。"但是阿利克夏却拿起了纸条，笑着说："我知道他要去哪里销赃了！"

> 阿利克夏怎么知道小偷要去哪里?
>
> 你能发现他的落脚点吗?

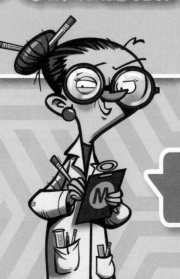

> 能破解这些难题的都是天才
>
> (哈哈，又自夸了！)

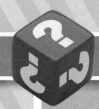

正义VS邪恶 超级大脑 大对决

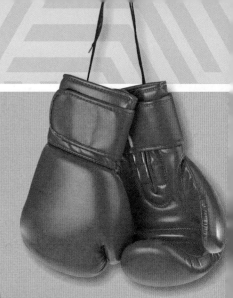

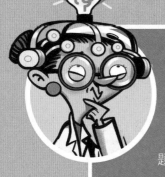

希望今早你戴上了自己的思考帽，因为接下来马上要用到了。是的，现在是另一场超级大脑大对决的时候了，看看你是否可以正确地完成这个关于大脑与身体关系的棘手测试。利用本章的信息来回答这四个问题……如果你能做到的话！

1. 你根本注意不到自己打响指，而你的大脑以不同的速度处理_____和_____。

22.	视线；声音	10.	漫画；笑话
14.	红色；蓝色	15.	电视节目；电影

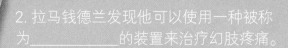

2. 拉马钱德兰发现他可以使用一种被称
为_____的装置来治疗幻肢疼痛。

| 4. | 铅笔 | 18. | 听诊器 |
| 5. | 镜盒 | 7. | 胡萝卜削皮机 |

3. BrainPort将视频转换成舌头上的
_____脉冲。

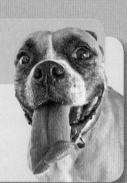

| 1. | 电信号 | 2. | 数字 |
| 11. | 词语 | 13. | 口味 |

4. 终有一天，人类可以利用特殊的背心看到紫外
线，就像_____那样。

| 3. | 马 | 5. | 蛇 |
| 17. | 独角兽 | 12. | 蝴蝶 |

脑力测试计

完成30%

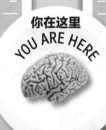
你在这里
YOU ARE HERE

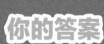
你的答案

1 2 3 4

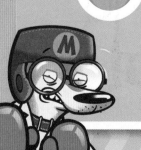

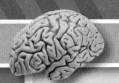

你的隐形大脑

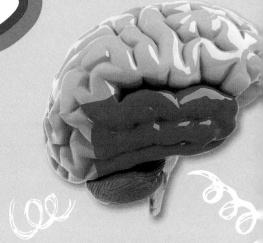

我敢肯定，你觉得相当了解自己的大脑了，对不对？

其实，我有一个秘密：大脑里还有很多你不知道的事情呢。不相信？哈哈，我知道你会质疑我！下面就是一个例子，可以帮助你理解：今天早上你系鞋带了吗？

我肯定你在几秒钟内就系好了，对吧？现在轮到棘手的部分了——在没有看着鞋带的情况下，请解释一下，你是怎么一步一步系好的？一开始是把右边的带子穿过左边吗？有没有绕一个环？然后呢？

系鞋带如此简单，梦里都可以完成。那么，为什么这个动作又很难解释清楚呢？

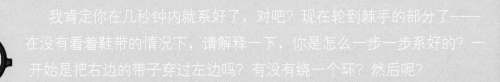

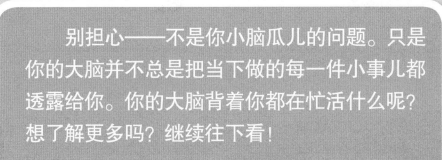

别担心——不是你小脑瓜儿的问题。只是你的大脑并不总是把当下做的每一件小事儿都透露给你。你的大脑背着你都在忙活什么呢？想了解更多吗？继续往下看！

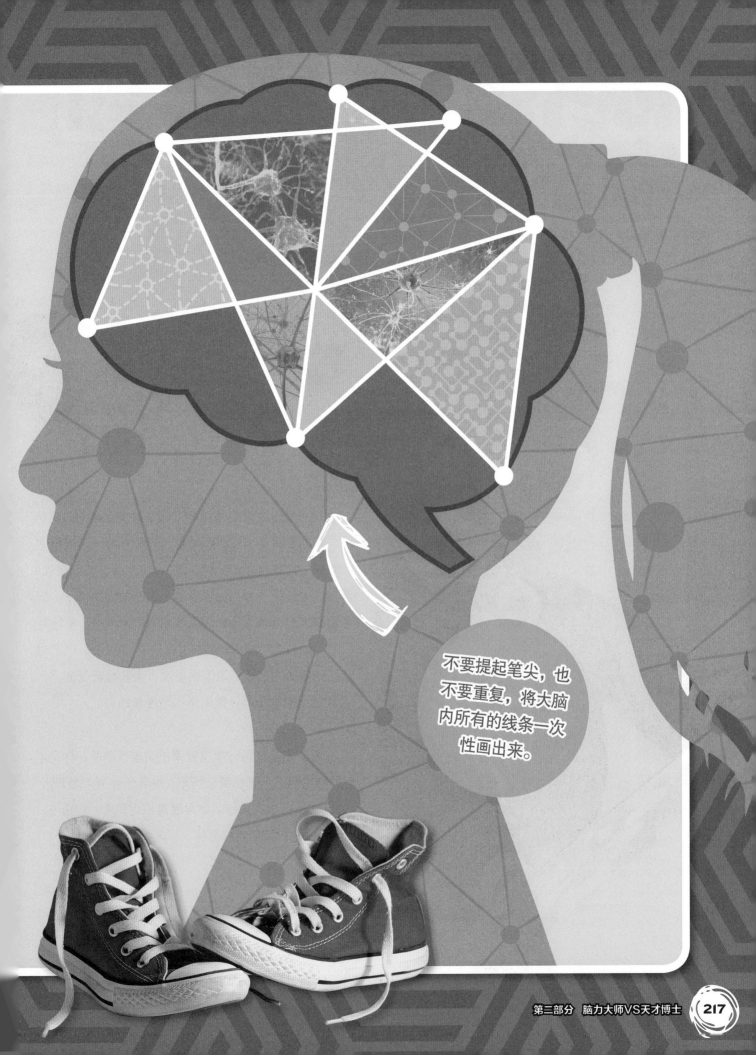

不要提起笔尖，也不要重复，将大脑内所有的线条一次性画出来。

你不知道自己知道的东西

挥动棒球棍或者弹奏乐器的时候，你的潜意识控制着大部分的活动。这部分大脑在不知不觉中运转。你有意识的大脑，比如早上醒来开启的那部分大脑，很多时候是闲置不用的。想要了解更多？看看这些例子吧，检查下你大脑的后台运行！

运动冠军的秘密

你可能认为某个领域的专家在做自己擅长的事情时，大脑会高速运转。但是当人们特别擅长某些事情的时候，比如肖恩·怀特（Shaun White）特别擅长滑雪，他们就不会再去思考自己正在做的事情了。国际象棋大师、运动员和超级娴熟的技术人员，都是处于"自动驾驶"的操作模式中——得心应手。他们对自己所做的事已经练习了很多次，大多数情况下，不必有意识地思考，只需无意识地表演即可。

即使你不是国际象棋冠军或明星运动员，你仍然有同样的经历。想想骑自行车、弹奏乐器或绑鞋带。你会自动执行这些操作。如果有意识地思考，过度在意，反而会把车骑得摇摇晃晃，乐器弹得乱七八糟。

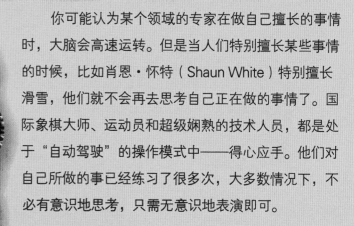

蛇传感器

你正在山上远足，突然眼角瞥见什么东西，正在地上扭成一团。你一下子就蹦开了，快如闪电，甚至都没有机会思考就做出了反应——蛇！

不可思议的是，人类的大脑似乎能本能地感觉到蛇。科学家在实验中通过屏幕上一闪而过的一组图片（每组六张）测试了这一点。有时所有的照片都是水果，有时一条蛇、一只蜘蛛或一朵蘑菇的图片藏于其中。当志愿者看到蛇、蜘蛛或蘑菇的时候就按下按钮。

当蛇的图片在屏幕上闪过时，志愿者以超快速度按下按钮——比看到蜘蛛或蘑菇时要快得多。怎么回事呢？

我们眼中的信息会传递到大脑后方的视觉中心，半路会经过被称为丘脑的大脑区域。在丘脑内部有一组神经元，就像蛇类探测器一样。当这组神经元感觉到你发现了一条蛇，它会直接发送一条消息给肌肉——危险！回来！这个警告系统在我们意识到自己到底看到了什么东西之前，就能让我们从蛇旁边逃开。

决策者

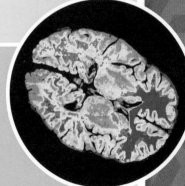

有时候，大脑的工作方式可能会有那么一点儿，呃，神经质。在某个实验中，科学家将志愿者的大脑连接到测量大脑活动的MRI机器上。志愿者必须决定按下两个按钮中的哪一个，并且告诉科学家，他们在那一刻做出的决定。

事实上，通过观察志愿者的大脑活动，科学家们就可以预测志愿者会按下哪个按钮。令人惊讶的是，在志愿者说出决定前的7秒钟，科学家们就已经预测到了。

这个实验表明，在有意识地思考之前，我们无意识的大脑可能已经开始为我们做出选择了。嘿，到底谁才是决策者呀？

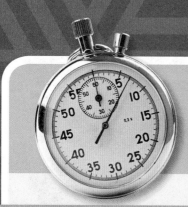

争分夺秒

脑子觉得有点……不听使唤了？劝你赶紧准备准备，因为智力比拼的时间又到了！给自己的闹钟定时两分钟吧！

两个字母从头到尾互换了位置。（但不是上一章中的两个字母哦！）快来破解其中的隐藏信息吧！

字母换位

T	I	T	A	N	O	B	O	A	E	I	V	L	D
6	0	M	I	E	E	I	O	N	Y	L	A	R	S
A	G	O	I	T	W	A	S	F	I	F	T	Y	F
L	L	T	E	O	N	G	T	H	L	E	O	N	G
L	S	T	S	N	A	K	L	L	V	L	R

‒‒‒‒‒‒‒‒‒‒ ‒‒‒‒‒

‒‒ ‒‒‒‒‒‒ ‒‒‒‒ ‒‒‒.

‒‒ ‒‒‒ ‒‒ ‒‒‒‒‒

‒‒‒ ‒‒ ‒‒‒, ‒‒‒ ‒‒‒‒‒

‒‒‒‒ ‒‒‒‒‒!

通关时间

真正的难题来了！如果需要求助，请阅读本页下方的提示。

画谜

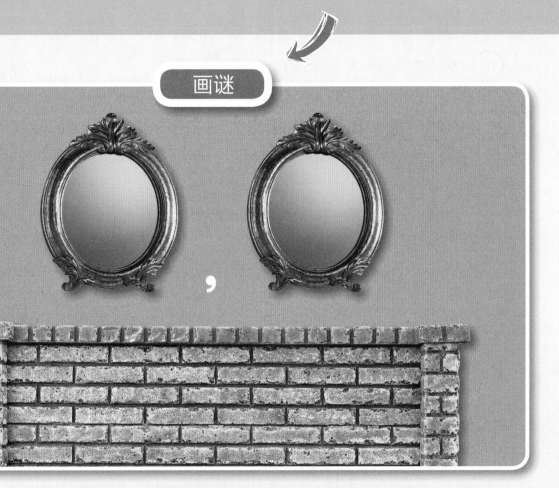

提示：这句话是童话故事里一个恶皇后的台词。

答案

通关时间

动物的本能

在你成为脑力大师之前······其实你大脑的潜在能力并不出众，只是普通人的大脑而已。那些神奇动物们则具有非凡的秘密才能，简直让人难以置信！

迁徙之谜

每年秋季，数以千万计的黑脉金斑蝶南迁过冬。飞行长达4828千米，它们才能到达目的地。

铺天盖地的蝴蝶每年从美国和加拿大飞到同一个冬季栖息地，聚集在墨西哥的欧亚梅尔杉森林中。通常它们每年都飞到同样的树上！但最令人惊讶的是：与其他迁徙动物（如鲸鱼）不同，蝴蝶并没有迁徙的记忆。没有一只蝴蝶能够活那么久来完成整个往返旅程。但不知何故，成千上万的蝴蝶还是找到了路。要完成这种惊人的壮举，它们可能会利用太阳、月亮和星星的提示，或者利用地球的磁场。

风暴预警

2014年4月，大大小小的龙卷风共84场，摧毁了美国南部。但是，对于一群鸟类来说，龙卷风根本不是问题：它们在风暴来临之前就飞走了。

在风暴袭击前的两天，一群金翅莺从天空飞过。5天内它们飞了1500千米，躲开了龙卷风的路线。它们是怎么知道龙卷风即将来临的呢？科学家认为，它们可能听到了**次声波**——即风暴、地震、核爆等发出的超低声，这种声音可以传播得很远。人类听不到，但鸟可以听到。嘿，也许应该由鸟儿们负责天气预报！

灾难监测

鸟类不是唯一能感受到危险即将来临的动物。

- 2011年日本大**海啸**爆发之前，受灾地区的猫咪开始颤抖、烦躁，甚至离家出逃。

- 2001年，随着加布烈尔飓风向着美国佛罗里达州移动，科学家们注意到乌翅真鲨游离海岸，进入了深海的安全区。

- 在德国，科学家注意到了红木蚂蚁的奇怪行为。这种蚂蚁将自己的巢穴筑在地震发生的**断层线**上。一般来说，蚂蚁晚上睡在它们的巢穴里。但在地震发生之前，蚂蚁整个夜晚都待在地面上，以免丧命。

这些生物是如何感知到危险的呢？这仍是一个谜。科学家认为，它们可能从次声中得到了警告，就像金翅莺一样，或者它们从细微的天气变化中得到了线索，比如温度和风速的变化等。

狗医生

保罗·杰克逊患有糖尿病。当血液中的某些化学物质含量很低时，他的身体就会垮掉。但杰克逊有一只特别的看护狗——边境牧羊犬叮叮。杰克逊注意到，有时叮叮会开始舔脸、呜咽或吠叫。很快，杰克逊就会晕过去。叮叮知道主人的病要发作了！把叮叮当作警报系统，杰克逊可以避免这种事情发生。叮叮可能已经救了它的人类朋友好几次了！

叮叮没有进行过任何特殊的训练，但有些狗是认证过的疾病探测犬。它们用强大的鼻子嗅出疾病，它们的鼻子比你的鼻子多50倍的**嗅觉细胞**，或者叫气味感应细胞。还有的狗医生会提醒主人即将发病，甚至能嗅出癌症。这真是一个超级嗅探器！

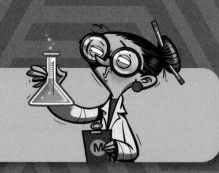

找单词

未来的小天才们，这可不是普通的找词游戏！这个格子里隐藏着很多单词，但是到底有哪些单词，有多少个单词，我可不能告诉你。我只能让你的潜意识来帮你寻找，所以如果被难住了，只能怪你自己哦！话又说回来，我又是这么一个心软的科学家，我还是要告诉你，这些单词可以顺着找，倒着找，从上往下找，从下往上找，还可以斜着找！

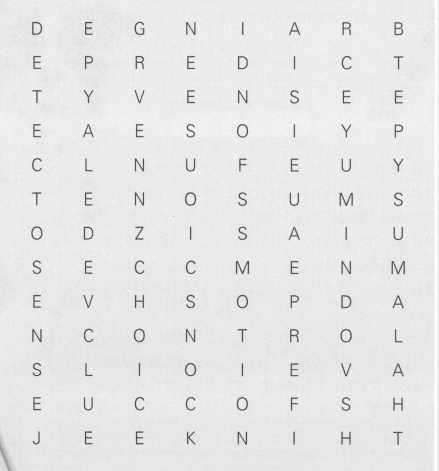

D E G N I A R B
E P R E D I C T T
T Y V E N S E E
E A E S O I Y P
C L N U F E U Y
T E N O S U M S
O D Z I S A I U
S E C C M E N M
E V H S O P D A
N C O N T R O L
S L I O I E V A
E U C C O F S H
J E E K N I H T

天才类型：
语言大师

密码大解密

你能解出下方隐藏的信息吗?

利用底部的密码来解开谜底吧!

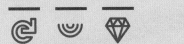
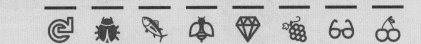

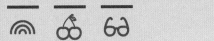
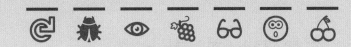

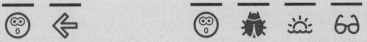

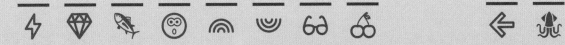
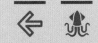

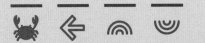
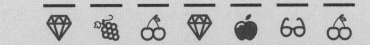

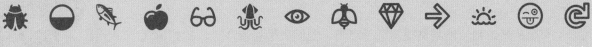

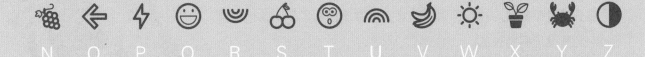

对空侦察员的奥秘

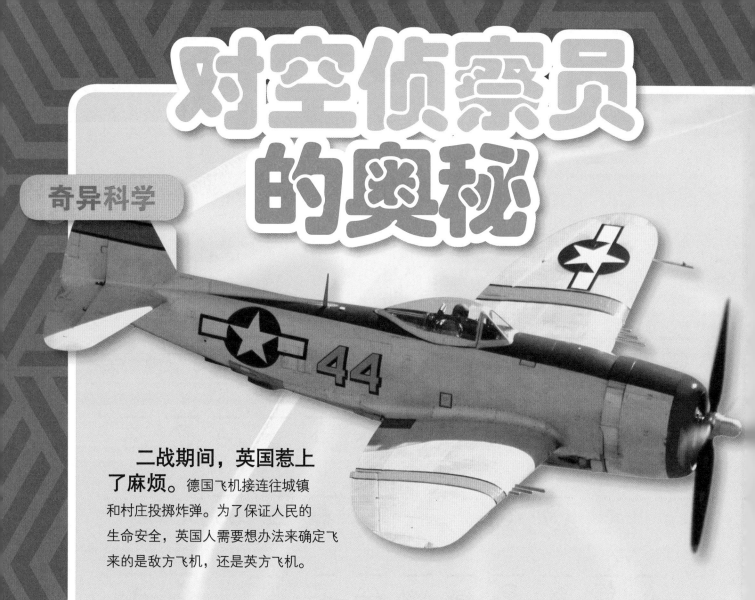

二战期间，英国惹上了麻烦。德国飞机接连往城镇和村庄投掷炸弹。为了保证人民的生命安全，英国人需要想办法来确定飞来的是敌方飞机，还是英方飞机。

说起来容易，做起来难。在远处辨认飞机并非易事，特别是在夜间或多云的时候。但英国军方很快就发现，有一些人具有识别飞机的特殊才能。这些超级侦察员只要看一眼过来的飞机，就能知道是朋友还是敌人。如果确实是敌人逼近，他们可以提醒军方将飞机击落，以免飞机靠近后投下炸弹。

这些对空侦察员价值重大。因为需要更多这样的"鹰眼"专家，英国军队想训练一些志愿者，于是要求对空侦察员准确地解释下是如何把飞机区分开来的：用颜色区分？用尺寸区分？还是依靠看飞机怎么飞来区分？

奇怪的是，对空侦察员根本说不出来！他们只是看看飞机，就知道飞机是什么样的。原因就是：每个对空侦察员的大脑会在潜意识里捕捉一些微小的细节，这些小细节使得这架飞机与众不同。他们有意识的大脑部分却毫不知情。这就是为什么对空侦察员根本说不出来他们是如何施展其侦察特长的。

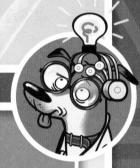

最终，对空侦察员想出了一种方法来传授自己的技能——将训练变成一个猜谜游戏！学员来猜测一架新飞机是朋友还是敌人，对空侦察员则会告诉他答案是否正确。随着时间的推移，学员也成了对空侦察专家。他们的大脑学会了注意细节，比如飞机是什么样的，怎么飞的，发出什么样的声响，等等，与对空侦察员一样熟练。

这个故事听起来有点匪夷所思，但实际上，你经常从事这种类型的学习。当你学会阅读、讲一种语言、骑自行车，甚至是掌握其他任何技能，大脑所做的大多数工作都是后台运行的。

原子的大脑休息时间

变色龙通过改变皮肤颜色来调节体温或彼此沟通。

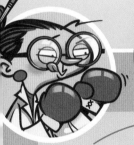

天才博士的烧脑附加题：数数

5–6	是时候给你的小脑瓜儿出一道没有任何指示的题目了。
6–7	看到题目的名字了吗？
1–2	也许可以帮你找到答案。
4–5	如果你决定了答案，算你好运。
5–6	充分利用你的潜意识
16–17	不要指望我帮你；这可不是我要干的工作。

——天才博士

你会无意识地做很多事情。但是，你需要动用所有脑力才能使解开这些谜题！

侦察业务

1

我们来看看，你能不能成为一名合格的侦察员！

以下是二战中几架飞机的轮廓，是从美国侦察员用来识别飞机的图片中抽取出来的。

首先，用一张纸覆盖右边，不要露出来。

然后仔细观察左边的飞机30秒，尽可能多地记住飞机，并记住是友机还是敌机。

30秒后，把纸从右边挪开，再盖住这左边。

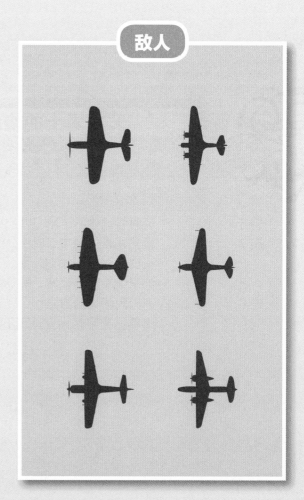

朋友

敌人

最难的挑战来了，侦察员们！现在在飞机上方写上"友机"或"敌机"来确定哪些飞机是朋友，哪些是敌人。一定要小心：这些飞机的方向可能和前一页你看到的一样，也可能不一样哦。

2

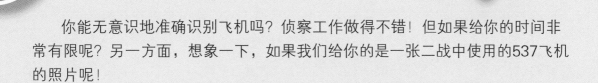

天才类型：
空间达人

你能无意识地准确识别飞机吗？侦察工作做得不错！但如果给你的时间非常有限呢？另一方面，想象一下，如果我们给你的是一张二战中使用的537飞机的照片呢！

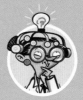

做得不错啊，脑力大师。我必须更加努力，才追得上你。再加把劲儿！

艾莫瑞女士的混乱信息

几天前，四名新生注册了艾莫瑞女士的网络课程。

"这就是'贤哲同盟'给社会带来的好处了。"但是，艾莫瑞女士收到的信息太乱了。你能帮她整理下吗？她不确定每个人的年龄，或者他/她住在哪个城市。记住，名字可能影响人的某些品质，这点可能对你有所帮助。哦，艾莫瑞女士是天才博士的对手，所以可不要指望天才博士帮你解决这个难题！

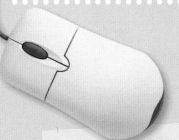

17　克林顿，康涅狄格州

18　达拉斯，得克萨斯州

20　安娜堡，密歇根州

21　杰斯珀，田纳西州

天才类型：
逻辑领袖

学生　贾斯汀
城市 _____
年龄 _____

学生　安妮
城市 _____
年龄 _____

学生　丹尼斯
城市 _____
年龄 _____

学生　肯
城市 _____
年龄 _____

1. 四位学生的年龄分别是17岁、8岁、20岁和21岁。
2. 安妮比肯和丹尼斯年纪小，但不比贾斯汀年纪小。
3. 如果把4个城市的英文名以字母顺序排列，肯的城市紧跟在安妮的城市后面，但紧挨在丹尼斯的城市的前面。
4. 年龄最大的学生住在康涅狄格州。
5. 来自康涅狄格州的学生的名字最短。

没礼貌

每个红色字母都需要填入同列下方相应的空格中（每个空格一个字母）。某些竖列有2个字母，某些有3个字母。不一定按照每列字母的顺序来填写。前两个空格的字母已经填好了，接下来看你的了！

下次父母如果说你没礼貌，你就告诉他们

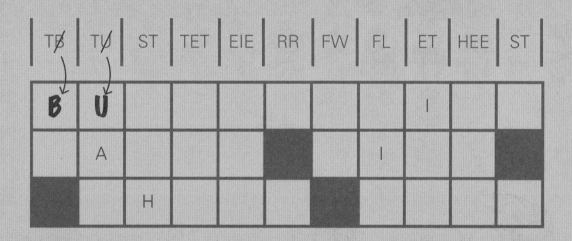

TB	TU	ST	TET	EIE	RR	FW	FL	ET	HEE	ST
B	U								I	
	A						I			
	H									

谜语

猜谜意味着要跳出惯性思维。嗨，为什么不让你的潜意识来帮忙呢？

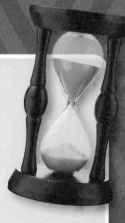

1. 什么有腿，但不能走路？

2. 如何在不翻转沙漏的情况下阻止沙子流动？

3. 路（road）的尽头是什么？

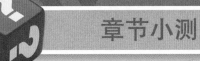
正义vs邪恶 超级大脑大对决

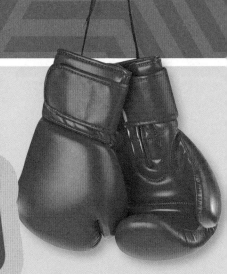

脑力大师，准备好了吗? 现在是超级大脑大对决的时候了！你确定和我的超强智力对决前不再休息一下了？嗯，到时候可别怪我没警告你。用尽你全部的智慧，全力以赴吧！你最好伸伸脑袋，做个热身。如果你能四道题都答对，就算我输！

1.大脑的大部分活动都发生在你的_____大脑，也就是你没有意识到的那部分。

8.	有意识	15.	嗅觉
12.	无意识	3.	困倦

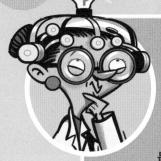

2. 大脑的_____赋予人类超级能力来感知蛇的存在。

| 18. | 丘脑 | 11. | 听觉皮层 |
| 4. | 运动皮层 | 8. | 唠叨区域 |

3. 鸟能预知风暴的来临，因为它们可以听到_____。

| 6. | 超声波 | 23. | 亚音速 |
| 5. | 次声 | 16. | 大号 |

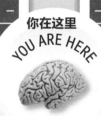

4. 一只狗的鼻子比人的鼻子多____倍的嗅觉或气味感应细胞。

| 4. | 五十 | 14. | 二十 |
| 12. | 十 | 22. | 二 |

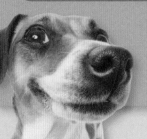

脑力测试计

完成40%

你在这里
YOU ARE HERE

你的答案

1 2 3 4

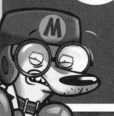

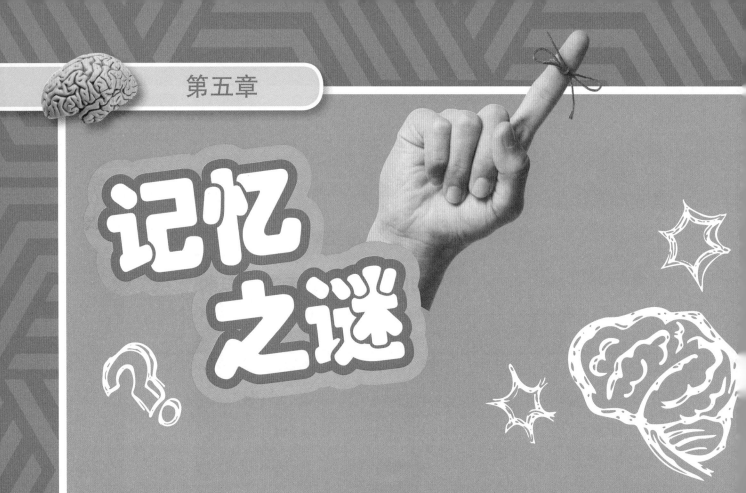

记忆之谜

人类的脑袋里装满了各种记忆。 我们的大脑存储了大量信息，多到难以置信——从乘法表到巧克力的味道。不知道为什么，我自己就可以记住1886年以来每场世界国际象棋锦标赛的冠军！嘿，你笑什么啊？

但即便如此，我还无法记得所有事情。那么我们的大脑如何选择要保存的记忆呢？为什么不管你多么努力，有些东西似乎还是记不住呢？比如马上要考的各个国家的首都名字。为什么还有些事你想忘也忘不了，比如万圣节那天，本来大家都要穿奇装异服来上学的，结果就你一个人穿了校服！

这就是真正的记忆之谜啦，脑力大师。想想你能解开谜团吗？哈哈！祝你好运吧——即使是最聪明的专家也很难解答这些难题。继续往下看，下面是一些令人最匪夷所思的记忆故事。

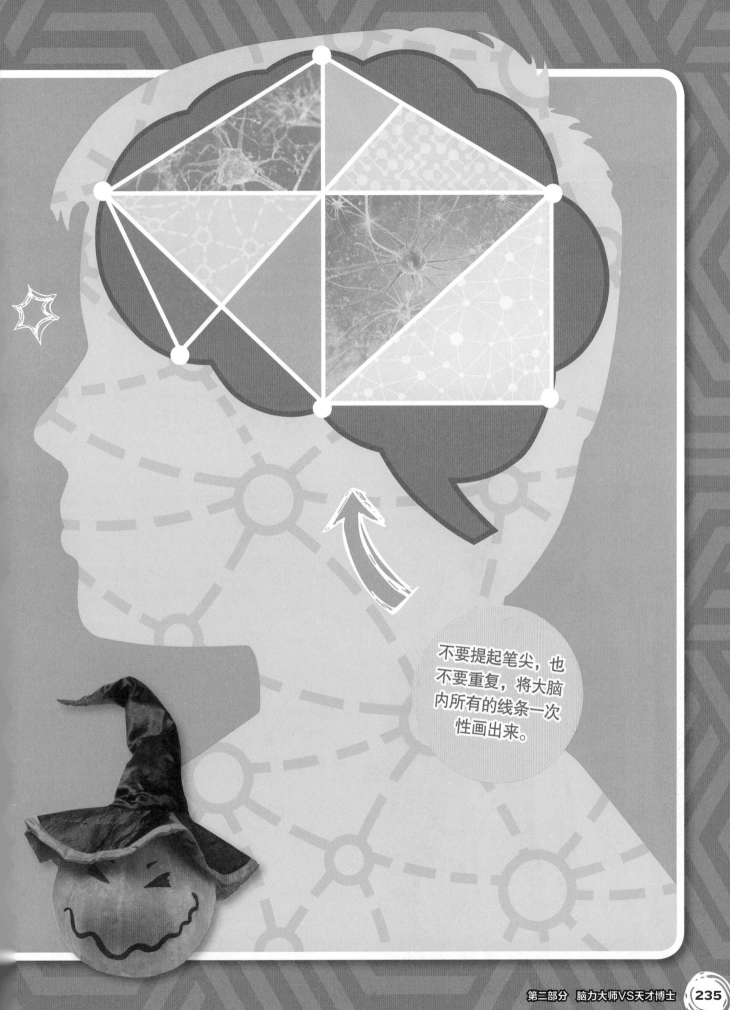

不要提起笔尖，也不要重复，将大脑内所有的线条一次性画出来。

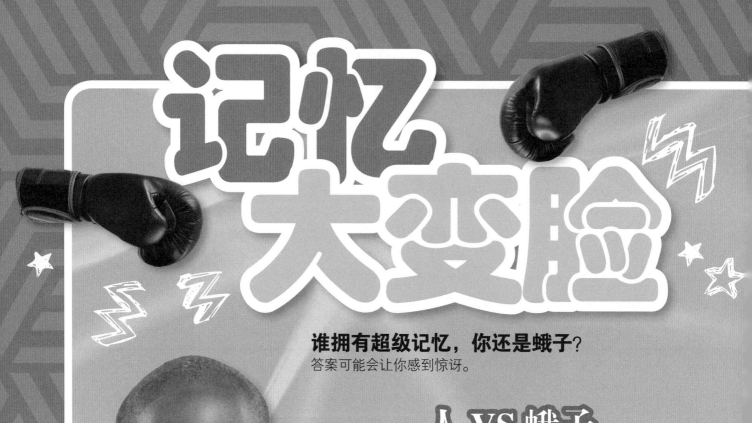

记忆大变脸

谁拥有超级记忆，你还是蛾子？
答案可能会让你感到惊讶。

人VS蛾子

人生中第三个生日，你做了什么？如果你和大多数人一样记不清了，你得求助于家人。大多数人生的头三年没有记忆。这种消失的记忆就叫作**童年失忆**。

科学家想要进一步探索这个问题，所以招募了一群孩子。这群孩子三岁时，研究人员记录了他们谈论的最近做的事，比如去游乐场玩。随着孩子们长大，研究人员又拜访了他们，看看他们还记得多少小时候的事。

七岁时，这些孩子们仍然可以回忆起三岁以前的大部分记忆。但当研究人员在他们八岁或九岁的时候去确认，这些早期记忆突然消失了。这就是童年失忆通常发生的年龄，我们早期的记忆就这样消失了。

科学家们仍在想方设法弄清楚，为什么会发生这种情况。他们认为这可能与我们的大脑变化有关。至今，这仍是一个记忆之谜。我们所知道的就是：对于大多数人来说，我们的最初记忆永远消失了。

天才博士的智力奖金：你的号码是多少？

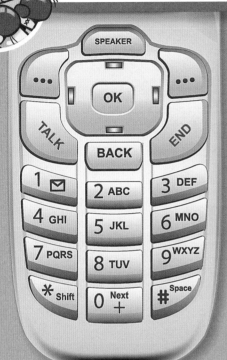

天才博士的姨妈瑞贝尔没有智能手机；她只能使用翻盖手机发信息。要用翻盖手机发信息，她必须使用数字键盘输入字母，如左图所示。

你能解码她最近发送给天才博士的消息吗？

4 F68N3　96U7　539S.　Y68
5EF8　8H36　46　T43　7I2N6.

毛毛虫一扭一扭，啃食着树叶。直到有一天，它织成茧，躲了进去。出来时就完全不同了，毛毛虫变成一只漂亮的蝴蝶或蛾子。

但是你有没有想过，这个茧里发生了什么呢？你可能觉得这个小昆虫在里面开始长出翅膀了。但事实是，入茧时，它融化成了黏黏的一坨！从这些黏性物质中长出了一个全新的生物。

科学家们不禁想知道：蛾子记不记得它过去曾是一只毛毛虫？为了揭开谜底，他们训练了天蛾幼虫，每次天蛾幼虫嗅某种气味的时候，就给它们一次小小的电击，直到让它们恨上这种气味。不久之后，每当它们闻到这种气味，就学会转身离开了。

然后就到了毛毛虫变身的时候了。它们钻进茧里，一个月后变成飞蛾。现在是大考验的时候！研究人员给飞蛾闻了这种气味，它们竟然表现出了厌恶！它们仍然记得毛毛虫时做的动作，转身离开了。

尽管毛毛虫的身体已经变成了黏液，但是不知何故，他们的记忆幸存了下来。

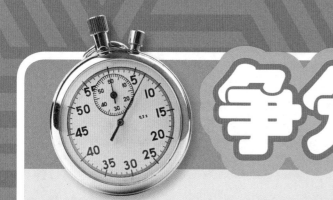

争分夺秒

你不会以为我都忘了"争分夺秒"这个游戏了吧？想得美！

两个字母从头到尾互换了位置。
（但不是上一章的那两个哦！）
快来破解其中的隐藏信息吧！

字母换位

N	O	E	G	T	E	E	I	N	G	T	N	O	U
G	H	S	L	T	T	P	C	A	N	M	A	K	T
Y	O	U	R	T	M	T	M	B	T	R	E	H	I
N	G	S	E	H	A	E	D	I	D	N	O	E	A
C	E	U	A	L	L	Y	H	A	P	P	T	N	

—— —— —— —— —— —— —— ——
—— —— —— —— —— —— ——
—— —— —— —— —— —— ——
—— —— —— —— —— ——
—— —— —— —— —— —— .

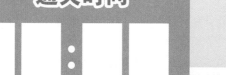

通关时间

☐☐ : ☐☐

如果猜画谜的时候需要帮助，就看一下底部的提示吧。

画谜

AWA

提示：想想这个字的状态有何不同。

答案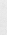

通关时间

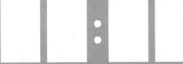

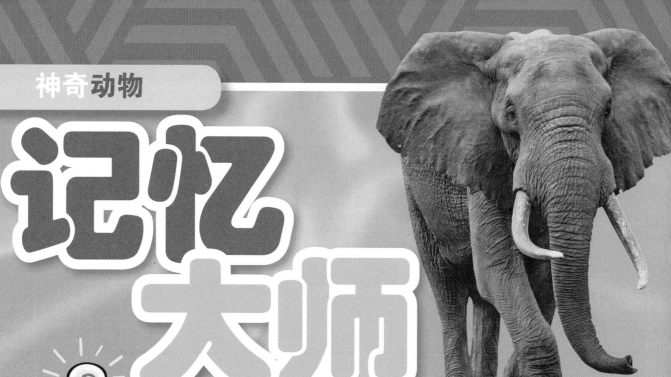

记忆大师

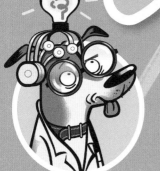

我记不住自己藏骨头的地方，不代表所有的动物都记性不好。看看这四种非凡的动物及其它们令人匪夷所思的记忆力吧。

我可不会"狮"忆

如果我现在教你一个游戏，你觉得10年后还会记得如何玩吗？对于大多数人来说，这是一项非常棘手的任务，其长时记忆往往随着时间的推移而逐渐消失。但这对海狮来说不存在这个问题。

训练师教一只名叫里奥的海狮玩游戏。他们给这只海狮看各种卡片，上面有不同的符号。如果它指出了成对的卡片，就能得到一条鱼。10年之后，他们又做了同样的实验，里奥依然玩得很溜。这使得里奥拥有了动物科学家所测试到的最长记忆。我想问问它能不能告诉我，我把骨头埋在哪儿了？

大象的超能力

你一次性可以关注多少个朋友？大多数人可以一次性关注3~4个人。然而，大象可以一次性关注群里大约30头大象，无论在哪里或走多远。

它们是如何做到的呢？大象创建关于同伴的心理地图，通过……尿尿的方式！每当一只大象遇到同伴撒下的尿液时，它就会记下这只大象的大小及行进的方向。这些信息可以帮助这些聪明的大脑袋们记住朋友的所作所为。

八条腿的"爱因斯坦"

在考试前的晚上，你要如何翻阅数学课本，记住所有的内容呢？如果你有章鱼的大脑，也许就能做到了。

对于人类，**短时记忆**（如拨号时只记了几秒钟的电话号码）和**长时记忆**（如骑自行车）存放在不同的地方。但是章鱼不一样：他们的短时记忆和长时记忆共同工作。一些科学家认为这种机能使得章鱼拥有了超级脑力。

神奇的"鸟脑"

你知道这会儿背包放哪儿了吗？你的鞋子放哪儿了？你家里每一支钢笔和铅笔放哪儿了？最后一个问题可能会难倒你。但是，如果你是克拉克星鸦，那么最后一个问题根本不成问题。

克拉克星鸦可以记住3万个松子的确切位置。相比之下，人类的短时记忆只能记住7位数字。这种鸟整个秋天都在搜集松子，然后藏起来。冬天来了，大雪覆盖了一切。但是，克拉克星鸦肚子饿时可以毫不费力地找到自己的小零食。

除此之外，克拉克星鸦的海马体（专注于记忆的大脑区域）随着年龄的增长会越来越强大。因此，随着时间的推移，人类的记忆力通常会减弱，但克拉克星鸦的记忆反倒会不断增强。有谁拥有和克拉克星鸦一样神奇的大脑呢？

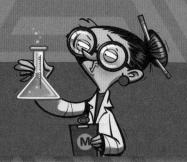

你觉得自己的记忆力比我更强，脑力大师？哈哈！简直让我笑掉大牙！那就来挑战下这些难题吧，让我们看看谁的记忆力更胜一筹！

记忆力大比拼

先来测测你的短时记忆吧！

你需要准备20枚硬币（也可以用纽扣、纸片或其他物件代替）盖住下面的叶子和毛毛虫。

盖住图片之前，请努力记住毛毛虫和叶子的位置。

所有的图片都盖住了吗？好！喂毛毛虫时间到！

移走你的一枚硬币。如果露出的是毛毛虫，下一步请找到相同颜色的树叶。

如果露出的是叶子，接下来请找到相同颜色的毛毛虫。如果失败，请盖上这两张图片后重新开始。

寻找记忆

你的大脑海马体中深深隐藏着某些记忆。

你能从数月经年积累的事实、图像、思想中回想起某种记忆吗？

根据每个空格下方的方向指令，向东（East）、南（South）、西（West）、北（North）或者东南（SE）、西南（SW）、东北（NE）、西北（NW）移动，停在哪个字母上，就把哪个字母写在空格上。例如，"1E, 2S"就是往东移动一个字母，再往南移动两个字母。我们已经完成了第一步，从字母L开始，往东移动一步再往南移动两步（"1E, 2S"）到达了字母C。上一步的终点字母就是下一步的起始字母！

天才类型：
逻辑领袖

```
Y    P    I    N

A    L    E    S

B    H    R    O

G    U    C    M
```

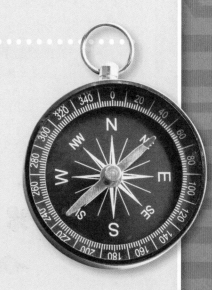

C
___ ___ ___ ___   ___ ___ ___   ___ ___ ___ ___
1E, 2S 1W, 2N 2E, 1S 1N   1NW 1E 3S, 3W   3N 2S, 3E 1S, 2W 1E, 1N

___ ___ ___ ___   ___ ___ ___   ___ ___ ___ ___
1N 1N, 2W 2E, 1S 1E   2S, 1W 2N, 2W 3E, 1N   2SW 1NE 1W 1N

___ ___ ___ ___   ___ ___ ___ ___ ___ ___ ___ ___
1W 2SE, 1E 1S, 2W   1NE 1N 1E, 2S 2N, 1W 1SE, 1S 3W, 1N 1E, 1NE 1S

你能成为记忆冠军吗?

**欢迎来到美国记忆锦标赛。
作为决赛选手之一,你的任务如下。**

给你15分钟,记住200个随机的单词,而且要按照顺序记住。然后你还有15分钟,记住6个人的基本情况,如地址、三项爱好,以及最喜欢的车的品牌、型号、年份和颜色。最后,再给你5分钟记住两叠洗好的纸牌的顺序。

这听起来不可能吧? 但美国记忆锦标赛的确存在,每年都在纽约举行。这些都是冠军赛的真实挑战。获奖者如何完成这些令人难以置信的记忆特技呢?

为了寻求答案,英国伦敦大学学院的科学家对10位冠军进行了脑力测试。结果呢? 他们聪明的智力实际上也只不过是平均水平。

但研究人员确实发现了某些有趣的事情。他们使用大脑扫描技术,在冠军们记忆一组图片的过程中,观察了他们大脑的内部活动。他们发现,大脑部分的大量活动都用于空间记忆,就是当你想象自己放置背包的位置时所用的记忆类型。

大多数人不会利用这部分大脑来记事情。
但空间记忆功能强大,记忆冠军深谙其道。他们通过"记忆宫"的方法来充分利用"空间记忆"的优势。

打个比方,一个冠军要记住一串随机的单词。他可以使用一个熟悉的地方作为记忆宫,譬如自己的房子。将这些单词放在里面特定的位置。当她需要回忆这些图像时,走过她的记忆宫即可。图像越有趣、越奇怪,就越容易记住。现在亲自尝试一下右边的这个挑战吧!

记忆 挑战

如果你必须记住一连串无关的词，如"松鼠"、"网球"和"香蕉"，你会怎么做？你可能会编造一个如下的疯狂故事：

· 你发现一只松鼠坐在前面的台阶上，吃着坚果，把壳撒了一地。

· 接下来，您可以想象走进了一座宫殿，看网球超级巨星塞雷娜·威廉姆斯在你家门口，发了一个球，把墙击穿了一个洞。

· 然后，你进入你家客厅，看到一个坐在咖啡桌上的巨型大猩猩，它吃着香蕉，把皮扔在地板上。

当你需要回忆这些单词时，你只要走过你的记忆宫：松鼠、网球、香蕉。

自己试试吧！

使用记忆宫的方法，看看你能否记住这串毫无规律的词。你建构的心理画面越荒唐、越搞笑，你就越容易记住。

1. 仙女
2. 果酱
3. 袋鼠
4. 面条
5. 头发
6. 城堡
7. 耳朵
8. 老虎
9. 夹克
10. 鸭子

趣知识

2015年，兰斯·奇尔赫特成为第一个在不到30秒内记住一套扑克牌顺序的人。

记忆挑战

让我们看看到目前为止你记住了多少知识。

利用提示，在空格中填写单词。
然后用黄色方框里的字母拼出一个单词，这个单词就是秘密的所在了。

控制记忆的区域

☐☐☐☐☐ + ☐☐☐☐ + ☐☐

帮你暂时记住电话号码的记忆类型

☐☐☐☐☐   ☐☐☐☐

童年健忘症发作的时期

☐☐☐☐☐

提示：

"River horse"（河马）(世界上最不爱动的动物)
A fun summer retreat for kids（夏令时孩子最爱的乐园）
"America" 的缩写
与 "long" 的意思相反
"period of time"（一段时期）的另一种说法
与 "late" 的意思相反

秘密的所在是？   ☐☐☐☐☐☐

包罗万象

大脑会对海马体说什么呢?

利用下面的提示填写空格,就能发现谜题的答案了!

		H					
			▓	▓		T	
			O				

T总是出现在H前

O总是出现在R前

K只出现在T上方

S只出现在第一行和第三行末尾

第二个H的右边和下边是E

TOE排成一竖列

AN出现在K前面

一个E夹在两个M中间

只剩下最后两个字母的时候,你就基本上完工了!

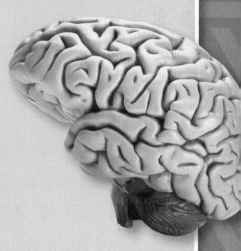

哇，看来你的确知道如何利用自己的小脑瓜了，脑力大师！接下来，尝试下这些棘手的测试吧。

换词游戏

天才类型：
语言大师

准备好进行另一次记忆测试了吗？这次很简单（是不是？）。

30秒记住这个换词表：

长颈鹿=围栏

花=球

汉堡包=自行车

狮子=风筝

蠕虫=水

现在朗读下面这段话，不要再去看换词表了！
（一边进行词汇切换，一边跟上故事发展，可能不像我说的那么简单！）

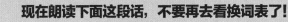

　　一只名叫杰克的狗喜欢在外面玩花。他的兄弟泰瑞把它的花扔得太远，直接飞过了长颈鹿。杰克越过长颈鹿，找不到花，但他发现一只狮子飞过空中。一个男孩骑在他的汉堡包上穿过街道，手里牵着狮子的线。杰克去追汉堡包和狮子。汉堡包上的男孩突然停了下来。狮子慢慢飘下来，落在长颈鹿上。在它正下方，杰克又看到另一朵花。它把花抓起来，穿过长颈鹿的洞，朝家走去。杰克喜欢追花、汉堡包和狮子，但家里有一大碗冰蠕虫在等着他。

形成记忆

你擅长记忆形状吗？当这些形状隐藏在相似的形状中，

你能利用多短的时间找到它们呢？

请确认右边的形状在下图中
出现的次数。

记住（严肃点儿，一定要在大脑中记住这个形状！），这个形状可以旋转，但不能翻转。

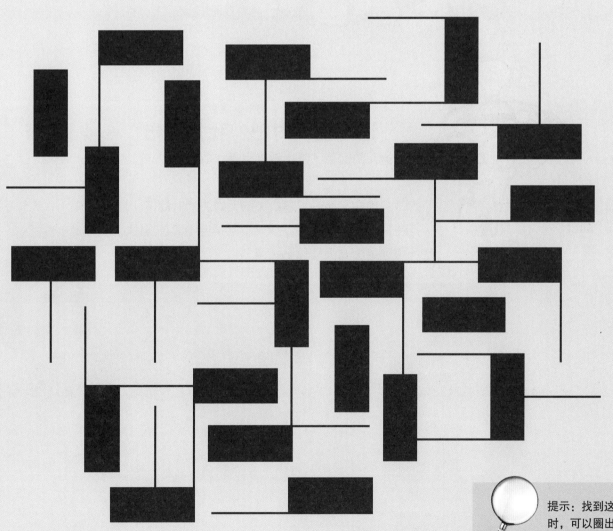

提示：找到这个形状
时，可以圈出来。

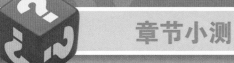
正义 VS 邪恶 超级大脑 大对决

还想要，对吧？我知道啦！ 我想你都忘了谁是这儿的冠军了吧！看来我得提醒提醒你。

现在是另一场超级大脑大对决的时间了，让我们一决胜负吧！脑力大师，我希望你喜欢上课，因为很快就会有人给你上一课了！

1. 大多数人在三岁以前没有记忆。这种现象叫作 _____。

4. 遗忘的童年	23. 消失记忆综合征
1. 童年失忆	11. 忘记密码

2. 大脑的_____区域专门用于记忆。在克拉克星鸦的大脑中，随着时间的增长，这块区域变得越来越强大。

| 14. | 海马体 | 16. | 运动皮层 |
| 5. | 嗅皮质 | 26. | 记忆笔记 |

完成50%

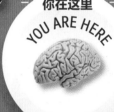

你在这里
YOU ARE HERE

3. 当你在手机上查找某个电话号码并把它在脑子里存储几秒钟，你正在使用_____。

| 24. | 长时记忆 | 10. | 空间记忆 |
| 4. | 短时记忆 | 3. | 电话号码记忆 |

4. 人类有强大的_____记忆，这有助于我们把物品所在的位置可视化。为了利用这种能力，了不起的记忆冠军使用一种被称为_____的方法。

1.	童年；童年失忆
16.	存储；章鱼大脑提升
7.	空间；记忆宫
6.	虚假；谎言屋

你的答案

| 1 | 2 | 3 | 4 |
| | | | |

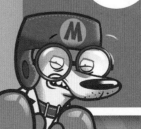

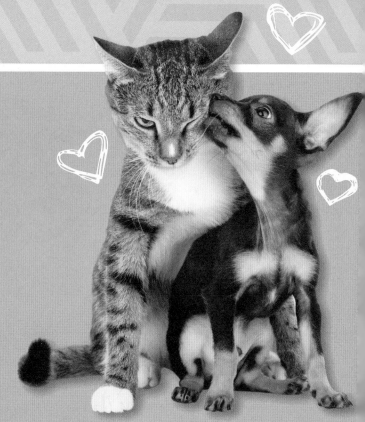

大脑伙伴

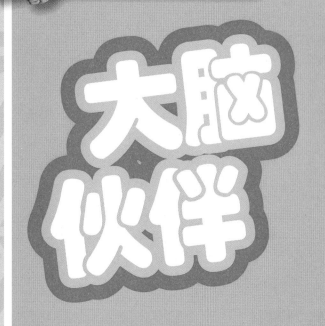

我不忙着在智力比拼中打败你们的小笨脑瓜儿时，我喜欢和"脑力邪会"的朋友在一起，计划着怎么控制世界。我们制订唬人的周末计划、组织坏坏的露营旅行，甚至举办不怀好意的电视马拉松。简直骇人听闻！

你和你的朋友可能会去看电影，而不是计划着如何统治地球。但是不管你的大脑是服务于"贤哲同盟"，还是属于"脑力邪会"，你都有可能花费很多时间与你的朋友交流。

我们的大脑天生爱扎堆。无论是我们的朋友、我们的家人，甚至是我们的宠物，我们喜欢他们在周围。这又是为什么呢？继续往下读，了解一些关于社交的神奇科学。

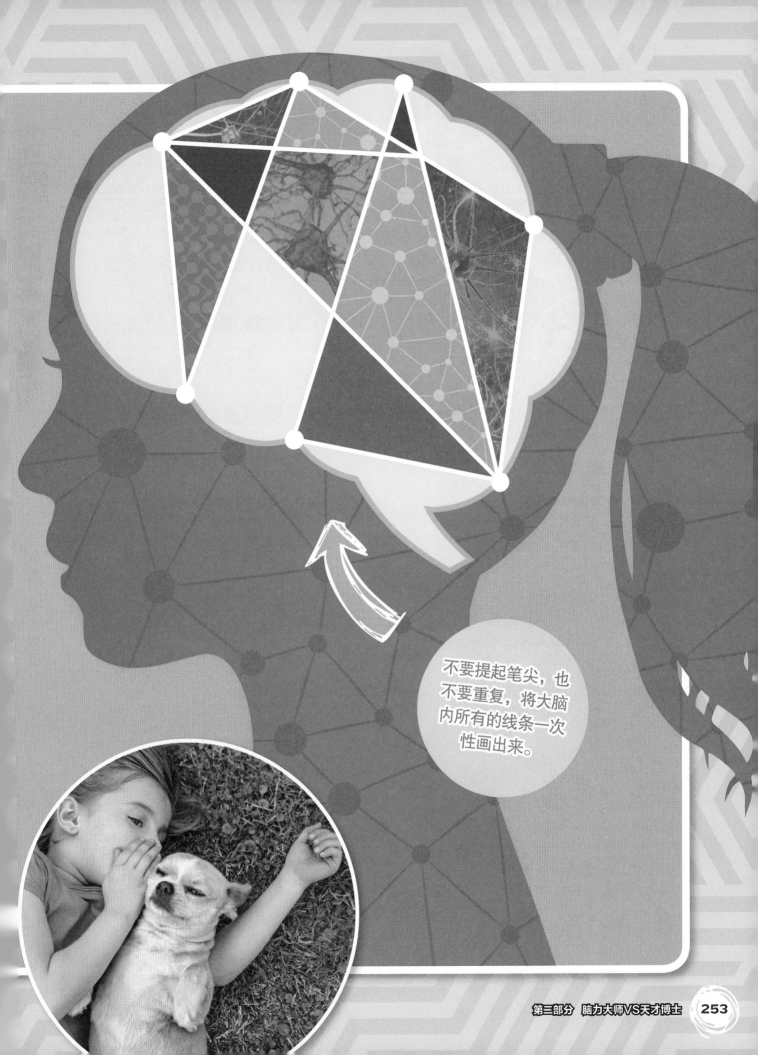

不要提起笔尖，也不要重复，将大脑内所有的线条一次性画出来。

精神陪伴

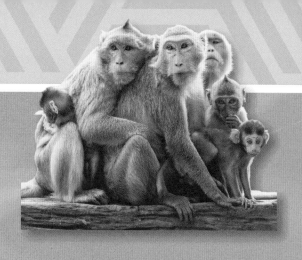

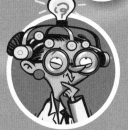

朋友和家人不仅仅对你很重要，对你的大脑也很重要。伙伴们以你意想不到的方式改变了你的大脑。看看下面这些例子吧。

社交大脑

当一个朋友遇到困难时，你有没有说过"我知道你的感受"？这不仅仅是一种表达。人类有**同情心**，有感同身受的能力。2013年的一项研究展示了这种技能在大脑中是如何运作的。

科学家组织了一群人，对他们进行脑部扫描。扫描过程中，科学家告诉这群人，他们可能会触电。这种可能性的恐惧使他们大脑的某些部分亮了起来。当科学家们告诉他们，某个陌生人会触电时，同样的大脑区域毫无反应。

令人惊讶的是，当科学家告诉他们，他们的朋友可能触电，他们的大脑就像自己受到威胁时一样，亮了起来！

看来，当朋友处于危险之中时，我们会觉得就像自己处于危险之中一样。我们的大脑把亲近的人视为我们自身的一部分。真是多愁善感的科学啊！

相关**关系**

我们都知道，好朋友就像家人一样。2014年有研究表明，这可能也有因可寻。科学家发现，与陌生人相比，朋友之间有更多相同的**基因**。（基因是你的细胞的一部分，带有关于外貌和行为特点的信息。）

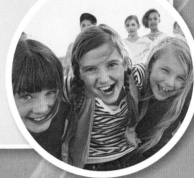

科学家测试了近2000人的基因。他们发现，朋友和四分之一的表亲一样，血缘关系密切。这就好比你和最好的朋友拥有同一位祖父、祖母一样！

健康助手

科学家发现，社交网络广泛的人不太容易感冒。他们召集了一群志愿者来验证这一点：首先，计算每个人有多少社会关系；然后，让志愿者染上感冒病毒，看看谁接下来会生病。（他们不是邪恶的科学家，人们也是自愿参加的。）

研究人员发现，志愿者的朋友越多，他们越容易打败病毒。社会关系比较窄的人群中，超过60%的都生病了，但是社会关系广泛的人中只有35%的生病了。友谊的纽带可以帮助我们保持健康，你可不能对它不屑一顾！

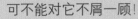

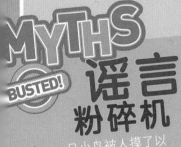

MYTHS BUSTED! 谣言粉碎机

传言：一只小鸟被人摸了以后，它的父母就不要它了。

真相：鸟儿的鼻子还不足以敏锐到嗅出人类是否摸过自己的孩子。但打扰它们的巢穴可能会让鸟儿放弃巢穴，所以离远点儿！

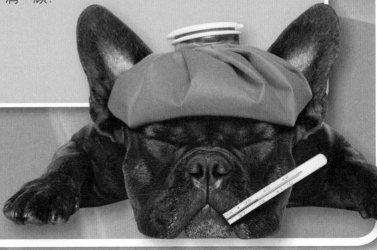

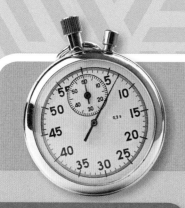

争分夺秒

准备好比试大脑的运转速度了吗？看看能不能在两分钟之内找到答案！

两个字母从头到尾互换了位置。
（但不是上一章的那两个哦！）
快来破解其中的隐藏信息吧！

字母换位

O	N	F	V	E	R	F	G	E	F	P	E	R	S
O	N	M	F	K	E	S	3	9	6	A	R	I	E
N	D	S	I	N	F	L	I	A	E	T	I	M	E
S	I	X	O	A	T	H	O	S	E	W	I	L	L
B	E	B	E	S	T	A	R	I	E	N	D	S	

—— —————— , —————————

————— — —— ———

————— ————— ————

————— —————— ———— .

通关时间

| | | : | | |

256　脑力修炼手册

如果猜画谜的时候需要帮助，就看一下底部的提示吧。

画谜

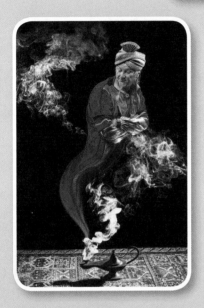

YES

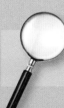
提示：把图和词连起来试试。

答案

通关时间

动物有友谊吗？

神奇

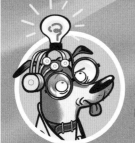

长期以来，科学家认为， 友谊是人类与其他动物的差别之一。他们认为其他动物没有持久性的重要关系。这些科学家还是太天真！看看下面这些动物朋友吧，它们可以证明科学家大错特错。

食物还是友谊

你们人类总认为我们动物为了吃会不惜任何代价（我承认，我的确很喜欢吃）。但这项研究的结果可能会让你震惊！

首先，科学家做了一个中间带有透明分隔板的盒子，每边放一只老鼠。其中一只老鼠被迫在水中游泳——这是老鼠很讨厌的事。只有当第二只老鼠打开连接处的小门，这只老鼠才可以逃到干燥的地方。

一旦老鼠学会了如何打开小门，它们就经常打开门来帮助自己落汤鸡一样的好友。哇！但是，科学家们又加大了难度。他们让干燥一侧的老鼠在两道门之间选择：一道门可以帮助同伴从水里逃出来，另一道门后面则是美味的巧克力蛋糕。即使受到美食的诱惑，老鼠们多数时候还是选择帮助同伴，再去吃蛋糕。真是太贴心了！

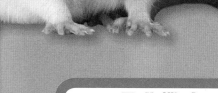

马儿撒欢

各种研究表明，无论是对人类还是动物，友谊都有助于保持健康。但是，对于某些物种的基本生存来说，友谊也是必要的吗？

为了寻求答案，科学家们在新西兰研究了一群野马，共400匹。通过观察哪些野马在一起玩

猴子博士

在波多黎各海岸线上，有一个小岛，人称"猴子岛"。那里无人居住，只有数百只猕猴。生物学家劳伦·布兰特花了4年时间研究了其中的一群猴子。

布伦特想找一个方法来判断猴子之间友谊的作用。她想知道拥有更多朋友会不会减少猴子的压力，所以她测量了猴子们的糖皮质激素水平。糖皮质激素是感觉到压力时身体产生的化学物质。通过收集猴子的粪便并测试其成分，她得到了相关数据。

布兰特发现，猴子的朋友越多，其压力就越小。就像人类的友谊一样，猴子的友谊也会帮助它们保持快乐和健康。这可不是骗人的把戏！

耍、用牙齿互相梳毛，科学家知道了每匹马有多少朋友。

科学家注意到，朋友多的野马通常会养育更多的小马驹。友谊似乎可以让母马生下更多的后代，使马群保持繁荣兴旺。

忠诚的海豚

许多动物似乎喜欢一起玩耍。但是，如果以人类友谊的标准衡量，它们的友谊深厚吗？这是一个很难回答的问题。然而，海豚可能会给我们提供一个线索。

海豚使用大量的声音进行沟通。它们还使用标志性的签名口哨。每个海豚都有自己独一无二的口哨声。当海豚游向一群不熟悉的海豚时，它用签名口哨来自我介绍。海豚通过签名口哨彼此打招呼，就像人们在说话时称呼对方的名字一样。

一位科学家在各地的动物园里观察了43只不同的海豚。他用水下扬声器播放曾经与它们共处一室的海豚的叫声录音。科学家给一只海豚播放与它分开很久的另一只海豚的签名口哨，这只海豚就会来到扩音器旁，专心地看着，朝着扩音器吹口哨。当科学家播放与它从未谋面的海豚的签名口哨时，这只海豚就不会这样做了。科学家发现，哪怕分离了20多年，海豚仍然可以记住曾经共处一室的好友的签名口哨。这真是忠诚的友谊啊！

健康的生活

天才类型:
创意冠军

这道题我们不给任何提示！如果卡壳了，就问问朋友吧！

HAVING A _____ _____ OF _____ COULD HELP YOU LIVE LONGER.

| F | R | E | T | | N | O | T | | R | E | D |

| S | W | O | R | N | | | K | I | N | G | S |

丢失的朋友

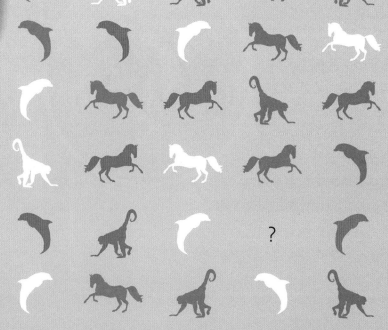

问号处应该填
入什么图案呢？

提示：一只脸朝
右的海豚是找出缺失
图案的关键。

友谊加分

从FRIENDSHIP（友谊）这个词中，抽出5个或5个以上的字母重新排列组合，可以创造出90个词来（但不能以S结尾）。

请写在下面，越多越好。

如果得分超过35分，你就是个天才！

如果得分为24～34分，你就是个未来的天才！

每求助一位亲朋好友，就给自己加3分。

5个字母单词
（每个1分）

1. _____
2. _____
3. _____
4. _____
5. _____
6. _____
7. _____
8. _____
9. _____
10. _____
11. _____
12. _____
13. _____
14. _____
15. _____

6个字母的单词
（每个2分）

1. _____
2. _____
3. _____
4. _____
5. _____
6. _____
7. _____
8. _____
9. _____
10. _____
11. _____
12. _____
13. _____
14. _____
15. _____

7个字母的单词
（每个4分）

1. _____
2. _____
3. _____
4. _____
5. _____
6. _____
7. _____
8. _____
9. _____
10. _____

8个字母的单词
（每个5分）

1. _____
2. _____
3. _____
4. _____
5. _____

我求助过的亲朋好友：

_____

总分 [____]

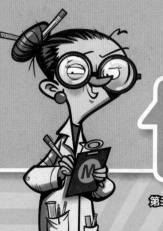

叫个小伙伴过来吧！
对于这样的难题，还
是人多力量大！

从众行为

假如你正在等电梯，电梯来了，铃声响起，门打开了。你走进电梯，里面还有另外4个人。此时，他们会做一些奇怪的动作——转过身去，朝着里面！你要怎么做呢？

你可能会觉得自己会忽略电梯里其他人的愚蠢行为，继续面朝前。但是你想错了。第一个真人秀电视节目——《坦白的相机》1962年暗中拍摄下了这种情况下人们的反应。几乎每个人都会扭过身去，和那些面朝里的人保持同样的方向。

我们的社交大脑让我们想融入社会。我们保持一致，或者和周围人一样，成为集体的一部分。想象一下：一群朋友往往穿着类似的衣服，说话风格一样，分享着同样的好恶。

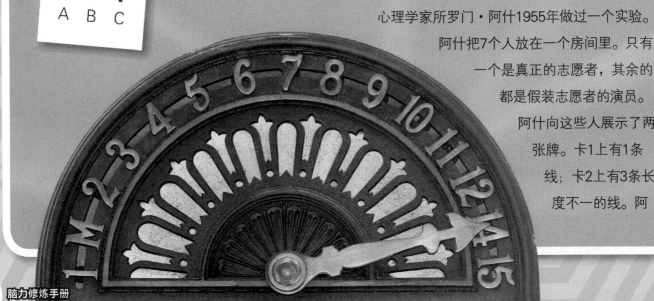

这种动力有助于我们一起工作。它使人类群体拥有强大的力量，使军队征服敌人，让比赛队伍夺冠。但正如电梯实验展示的那样，有时我们像其他人一样行事，即使这种行为非常愚蠢。

心理学家所罗门·阿什1955年做过一个实验。阿什把7个人放在一个房间里。只有一个是真正的志愿者，其余的都是假装志愿者的演员。阿什向这些人展示了两张牌。卡1上有1条线；卡2上有3条长度不一的线。阿

什绕着桌子从一个人走到另一个人身边，问道："卡2上的哪条线与卡1上的线一样长？"

正确的答案显而易见。但6名演员按照指令故意选错。他们一个接一个地选择了卡2上的一条线，要么太短，要么太长。接下来轮到真正的志愿者。即使其他人明显选错了，他还是几乎每次都同意其他组员的意见，选择了错误的线。只有25%的志愿者坚持己见，选择了正确的答案。

这个实验表明，即使我们明明知道其他人是错的，仍然有强烈的冲动随波逐流。但是，其他人以某种方式行事并不意味着你也应该这样做。

这是一个教训，脑力大师。不要害怕，要独立思考！

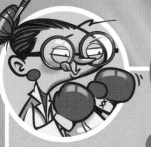

天才博士的脑力附加题：天生一对

一个染色体对它的朋友说了什么？

像我这么慷慨的天才，干脆给你一个提示吧：
字母前面的数字意味着字母在此题中出现的次数。
从字母E开始吧！

7E 2R 2W 1T 2N 2G 3A 1M 2S

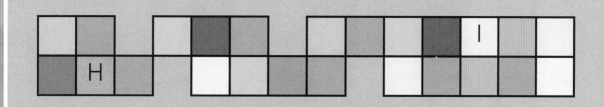

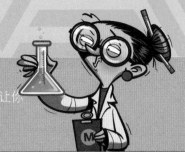

脑力大师的关系网

你有没有遇见过某个人，发现你们竟然有一个共同的朋友？如果想和某人成为朋友，你会发现一个朋友的朋友的朋友竟然认识那个人！以下就是脑力大师的关系网。每个方块代表一个人，直线连接着彼此认识的人。想想看，你应该把你的名字放置在哪个空格里，才能在不超过3个连接的前提下，让你连接到天才博士、原子、天才博士的姨妈和艾莫瑞女士呢？

切记：一个连接是从一个方块跳到另一个方块，只能走一步，且不能从相交的线上跳过去。

天才类型：
逻辑领袖

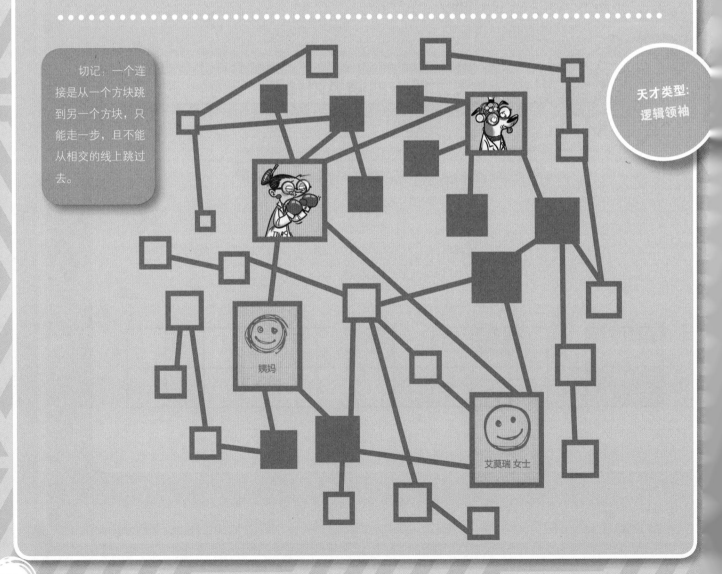

姨妈

艾莫瑞 女士

奇妙的选择

天才类型:
空间达人

你喜欢人云亦云，还是独立思考？穿过奇特的迷宫，到达中间的星星，

看看一路上离哪个词更近？

迷宫有4个入口——分别在4个角上。

大部分人从下方的2个入口之一进入迷宫。

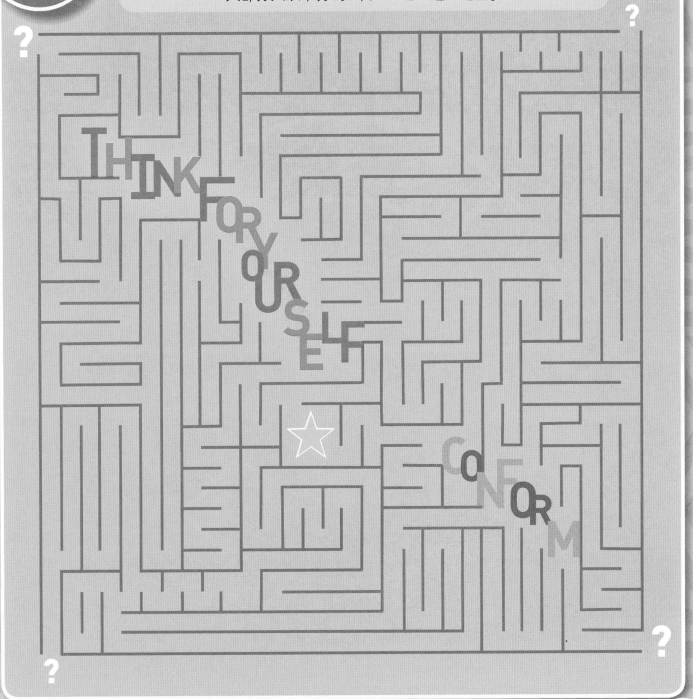

天才的建议

这可不是一个比萨饼，未来的小天才。这是一个字母转盘。

把缺失的字母填写在正确的位置，你就可以获得某些"独立"的建议啦！

缺失的字母: E I O O U

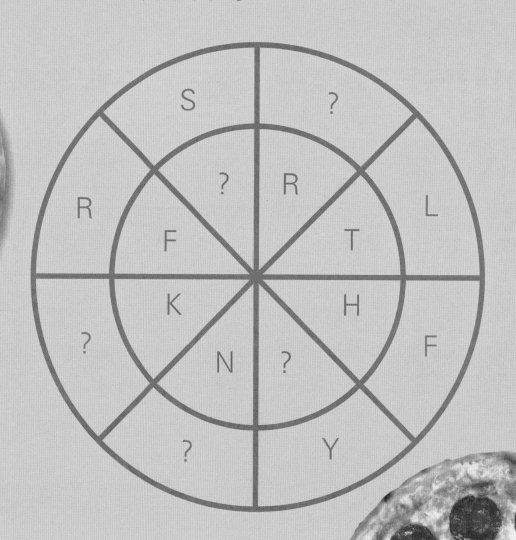

与众不同的人

约翰逊家的八胞胎喜欢穿得一模一样来捉弄大家。

你能找到其中与众不同的那个兄弟吗?

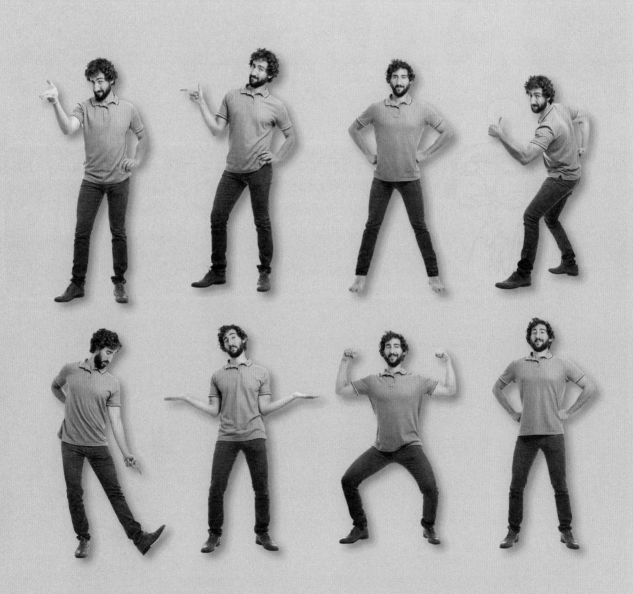

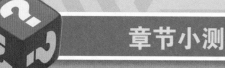
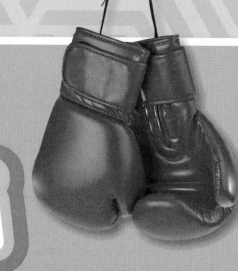

正义 vs 邪恶
超级大脑
大对决

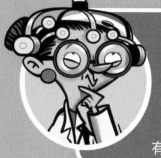

我们开始吧，脑力大师。又是我们的超级大脑大对决时间了，让我们决一胜负吧！

如果你答对所有的四个问题，"贤哲同盟"胜利。如果你答错了，"脑力邪会"领先。别有太大压力……哈哈哈哈！

1. 以下哪种说法是正确的？

17. 当某位朋友处于危险之中时，当你自己处于危险之中时，这两种情况下，你的大脑的同一部位有反应。

4. 拥有的朋友越多，你生病的可能性就越小。

15. 你的朋友可能和你的表亲一样，与你血缘关系密切。

18. 以上所有

2. 正如人类用名字相互称呼那样，海豚用_____与它们的朋友打招呼。

5. 签名口哨

24. 气泡

13. 名称标签

7. 啾啾声

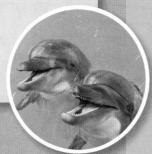

你在这里

YOU ARE HERE

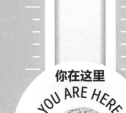

完成 60%

3. 以下哪种说法不正确?

6. 有深厚友谊的猴子压力较小。

2. 有深厚友谊的马会生育更多的小马。

3. 海豚记得它们20年未谋面的朋友。

5. 老鼠总是选择食物，而不是友谊。

4. 所罗门·阿什1955年的实验表明：_____

15. 人们不会听从周围人的话。

4. 人们喜欢从人群中脱颖而出。

14. 人们会效仿其他人而选择错误的答案。

22. 电梯可能很危险。

你的答案

1 2 3 4

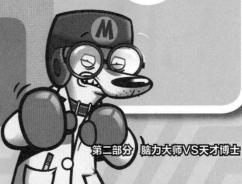

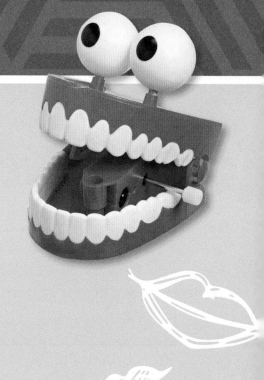

语言的奥秘

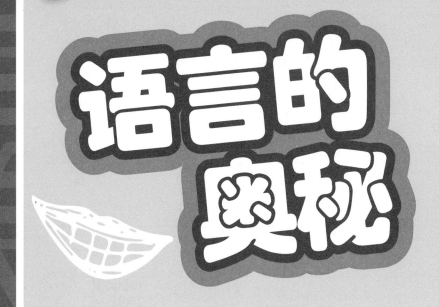

你在说什么? 你认为可以在这场脑力大战中打败我吗? 哈哈! 祝你好运。知道吗,在你这个小豆丁面前,一开始的时候我根本用不着全力以赴。你的大脑弱得很,估计还觉得周期表就是手表呢! 背后说人坏话? 我可是能言善辩的人,不是吗?

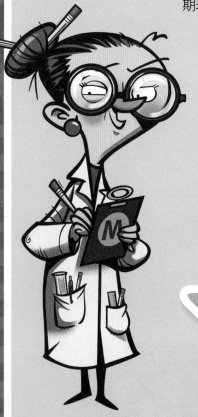

我们使用语言来描述事物、表达情感。介绍通往你家的路你的房子、评论你上周看的电影,都需要语言。语言是人类的重要组成部分,但即使是最聪明的科学家也不能完全了解语言的工作原理。翻到下一页,看看语言里的奥秘吧。

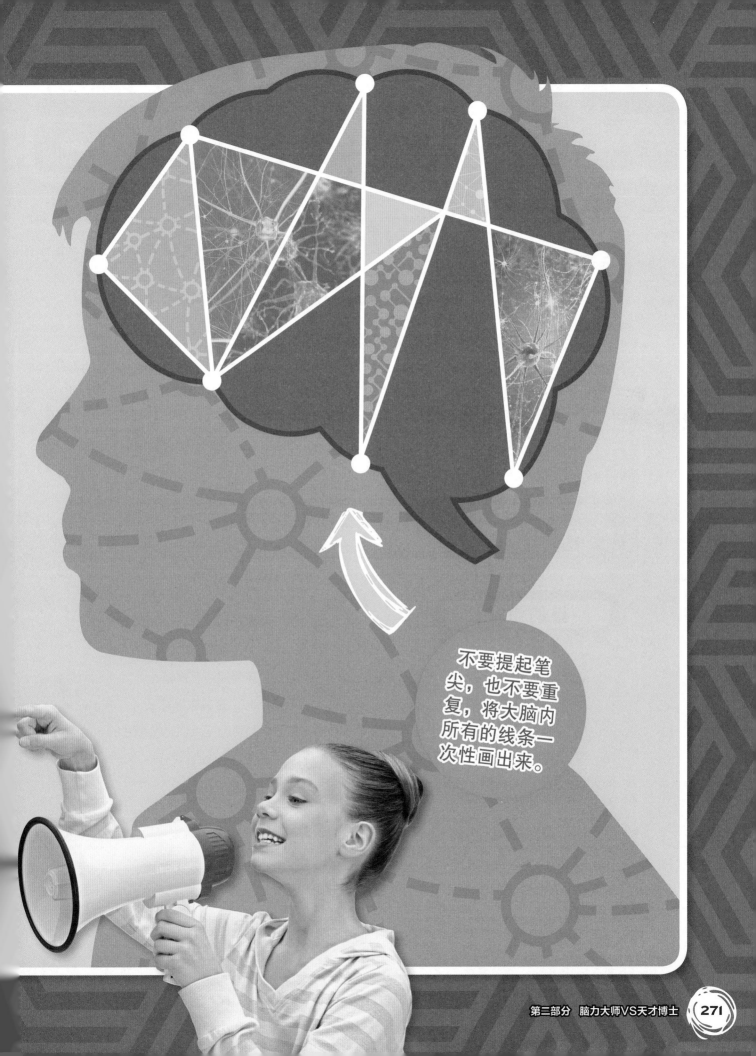

不要提起笔尖，也不要重复，将大脑内所有的线条一次性画出来。

聪明的语言

在世界各地，人们聊自己的一天是如何度过的，想吃什么晚餐，周末要去做什么。难以置信的是，世界各地有多达7000种语言！即使使用相同的语言，人们也会用不同的词汇来形容相同的东西。这使科学家不禁思考：你所说的语言会影响你的思维方式吗？

颜色会说话

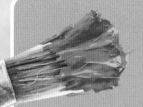

我们用眼睛了解颜色吗？还是一切颜色存在于我们脑海中？1954年的一项研究中，科学家发现，美国西南部的祖尼族人的语言中没有分别描述橙色和黄色的词汇，所以很难把这两种颜色区分开来。

还有说俄语的人。在描述蓝色东西时，他们必须二选一：goluboy和siniy。和那些所使用的语言中只有一个词来描述蓝色的人相比，这两个词可以使他们更好地区别不同深浅的蓝色吗？2007年，科学家们向俄罗斯人和英国人展示了色调略有不同的蓝色，测试这些人多久能将它们区分开。俄罗斯人完成任务的速度快10%，果然厉害！

谁的错？

说英语的人通常会说谁做了什么来描述事件，例如："莎莉摔坏了这幅画。"
但是在西班牙语或日语中，描述同一个事件的人可能会说："这幅画摔坏了。"
一位名叫凯特琳·福斯的科学家想看看这种语言差异是如何改变人们记忆事件的。她向说英语、西班牙语和日语的人展示了各种视频，如吹气球、打烂鸡蛋和泼洒饮料等。有时候是视频中的人故意为之，有时候是意外。

然后，福斯对他们进行了测验：你还记得谁对哪个事件负责吗？她发现，当事件纯属意外时，说西班牙语和日语的人不能像说英语的人那样清楚地说出是谁犯的错。

方向性对话

澳大利亚偏远地区的土著部落里，波姆普劳人不会使用"左"或"右"，而是使用"南"和"北"等方向词。他们不说"大树往左转"，他们可能会说"从大树往东转"；他们不说"你的右胳膊上有东西"，而会说"你的东北胳膊上有东西"。

除非你确切知道所有东西在什么方向，否则几乎不可能与波姆普劳人对话。这也意味着生活在那里的人们有着极强的方向感，知道自己在哪里。他们总是指出正确的道路，即使身处完全陌生的地方。这真是一种聪明的语言！

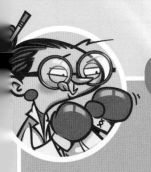

天才博士的烧脑附加题：翻译时间

你能猜出这是哪首童谣吗？

Bilagy, werafy, fekk.
The igst plon up the sdfgg.
The sdfgg struck one,
The igst plon down,
Bilagy, werafy, fekk.

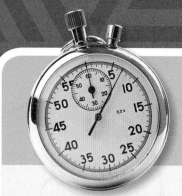

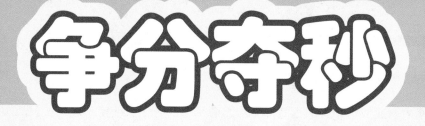

两个字母从头到尾互换了位置。

（但不是上一章中的两个字母哦）

把这两个字母换回原来的位置，就能发现隐藏的信息了！

字母

A	H	E	O	F	F	I	C	I	T	L	L	T
N	G	U	T	G	E	O	F	C	T	M	B	O
D	I	T	K	H	M	E	R	H	T	S	A	H
E	L	O	N	G	E	S	A	T	L	P	H	T
B	E	A	7	4	L	E	A	A	E	R	S

___ ___ ___ ___ ___ ___ ___

___ ___ ___ ___ ___ ___

___ ___ ___ ___ ___ , ___ ___ ___ ,

___ ___ ___ ___ ___ ___ ___ ,

___ ___ ___ ___ ___ ___

___ ___ ___ ___

通关时间

	:	

如果猜画谜的时候需要帮助，就看一下底部的提示吧。

画谜

STRAIGHT MIDDLE

（竖排：STRAIGHT，横排：MIDDLE）

提示：先看竖排的单词，再看看它和横排单词的关系。

答案

通关时间

翻译大变脸

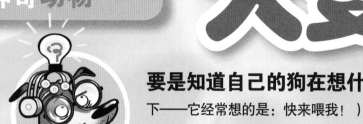

要是知道自己的狗在想什么，那就好了！（我来提示一下——它经常想的是：快来喂我！）

要是动物可以和人类交谈呢？如果人类可以和动物对话呢？让我们开启生物与生物之间的沟通吧！

动物和人类交谈

来认识下Kanzi吧。Kanzi的语言水平相当于一个蹒跚学步的孩童。但这个喋喋不休的聪明家伙可不是人。它是一只倭黑猩猩，属于黑猩猩的表亲。

当Kanzi还是一只小猩猩时，它就和妈妈Matata一起去美国佐治亚州亚特兰大的佐治亚州立大学上了语言课。

Matata不是一个很好的学生，但是小小的Kanzi却学得很好。

Matata去世的那一天，Kanzi竟然使用了科学家一直试图教会它妈妈的语言，这让科学家大为惊讶。

Kanzi通过使用带有符号的特殊纸板来说话。符号代表不同的单词，包括"搔痒""酸奶"等。他指着符号，和人进行沟通。

有一次在树林里，Kanzi指着"棉花糖"和"火"的符号。一个人给了他棉花糖和火柴。它收集了小树枝，仔细地堆成一堆，用火柴点燃，然后用一根棍子烤棉花糖。看来，即使是猩猩也抵挡不住烤棉花糖的诱惑！

还有一次，一个人给Kanzi看了一些酸奶。Kanzi发出叫声。它的妹妹Panbanisha在隔壁的房间里听到了Kanzi的叫声。它在自己的纸板上指出了"酸奶"的标志。这意味着，Kanzi发出的喊声很可能是它妹妹可以理解的"酸奶"这个词。也许妹妹也想要一些！

截至现在，Kanzi知道约3000个单词了。

人类和动物对话

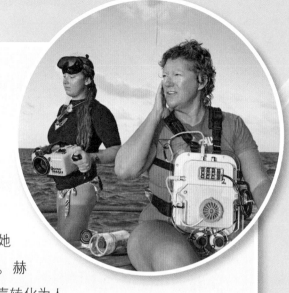

　　丹尼斯·赫辛看到了一群大西洋斑纹海豚，于是从船上跳入了蓝色的海洋，这些好奇的小生灵游到了她身边。她在巴哈马的这片海域研究海豚近三十年了。

　　赫辛在水中游泳、翻转，身边的海豚一直围着她。她和另一位研究人员使用一种叫马尾藻的海草与海豚嬉戏。赫辛穿戴着一种绑在胸前的设备。这是一种将海豚的口哨声转化为人类语言的新发明：海豚翻译。

　　海豚吹口哨、吸气，发出各种声音，这些声音在水下非常明显。科学家认为海豚们在用这些声音沟通交流。在海豚的注视下，赫辛和她的研究人员把马鞭草传来传去。然后赫辛按下一个按钮，她穿的设备就会发出口哨声。赫辛的团队正在努力教会海豚，这种声音的意思是"马鞭草"。她希望如果海豚想要得到马鞭草，就会重复同样的哨声。然后，设备会将哨声翻译成英文，这样赫辛就可以理解了。赫辛和她的团队把这种练习重复了一次又一次。

　　这一切终于发生了：2013年8月，赫辛和海豚们正在一起游泳时，其中一只吹响了口哨，这时，她胸前的装置说话了。它说"马鞭草"。赫辛的设备第一次实时翻译了一只海豚的口哨声。

　　这个事件可能只是一个巧合——海豚的口哨声可能只是偶然听起来像马鞭草的信号。但是，如果海豚有目的地做到了这一点，赫辛对海豚是否真正拥有自己语言的研究就会更进一步。而且，如果海豚们的确是有意识地做到了这一点，她可能接下来要研究海豚说了什么呢。

大获全胜

把正确的答案圈出来。然后根据每个问题后面的指示，
就能发现一个关于语言的有趣事实。

美国最小面值的硬币是scent还是cent?
> 选择scent，就把warthogs填入方框1。
> 选择cent，就把words填入方框1。

一片馅饼称为a piece还是a peace?
> 选择piece，就把pronunciation填入方框2。
> 选择peace，就把color填入方框2。

要让水换个地方，你要poor还是pour?
> 选择poor，就把moods填入方框3。
> 选择pour，就把meanings填入方框3。

什么动物头上有角？ dear还是deer?
> 选择dear，就把hats填入方框4。
> 选择deer，就把homonyms填入方框4。

	THAT HAVE THE SAME		BUT DIFFERENT		ARE	
1		2		3		4

手语的诞生

手语是使用手势进行沟通的一种方式。美国手语（ASL）是许多聋哑人的主要语言。虽然手语涵盖从"母亲"到"感谢"的几乎所有词汇，但美国手语使用手写字母表（或手指拼写）来拼写名称、地点、头衔以及其他尚未标示的单词。

使用以下美国手语的字母表来破译1817年在美国发明手语的人的姓名。

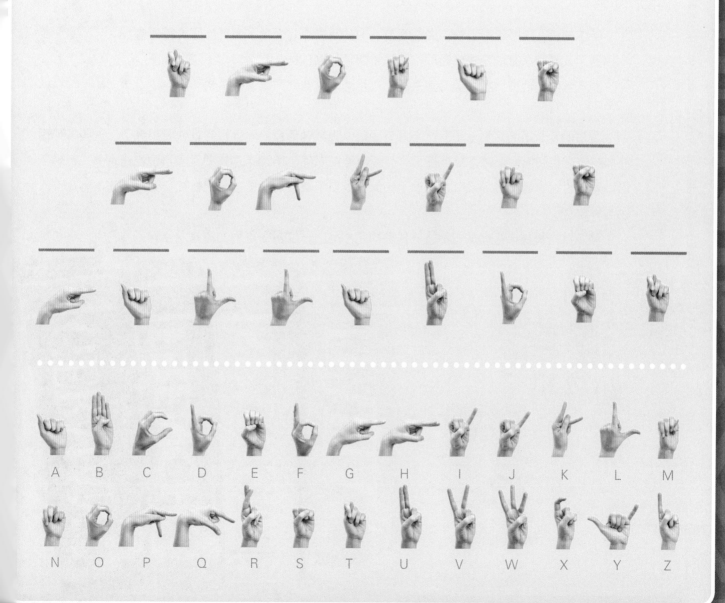

会说50种语言的人

儿童要花3~5年的时间来学习一门新的语言。

但对于肯·赫尔来说，10～15分钟就足够学会一门语言的基础知识了。

赫尔是在美国马萨诸塞州剑桥麻省理工学院学习的语言专家。

2001年去世时，赫尔掌握了约50种语言，而大多数美国人只会说一种语言。

赫尔的语言天赋让周围的人大跌眼镜。他从室友那儿学会了两种美国土著语言。

看了一部带字幕的日本电影后，他就掌握了基础日语。

朋友曾看到他在飞机上学习芬兰语，飞机降落时他就开始说芬兰语了。

赫尔的专长是学习濒危语言。当只有少数人说某种语言的时候，它就快要灭绝了。这些人死后，他们的语言也和他们一起不复存在了。美国印第安部落在1620年迎接朝圣者所说的语言——瓦帕浓语，到19世纪中叶，已经没有人会说了。赫尔致力于复兴这种语言，现在在科德角半岛，有几千人会说这种语言了。

赫尔认为每种语言都是一种值得保存的艺术品。一位多么可爱的语言学家啊！

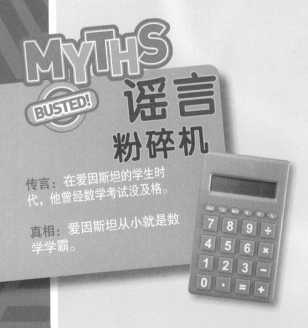

MYTHS BUSTED! 谣言粉碎机

传言：在爱因斯坦的学生时代，他曾经数学考试没及格。

真相：爱因斯坦从小就是数学学霸。

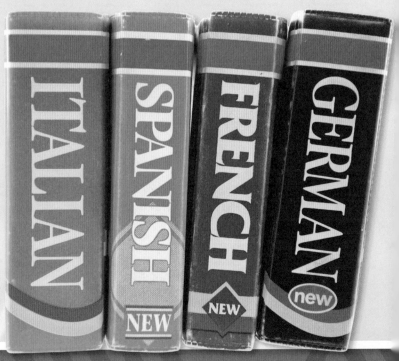

不可翻译

你有没有感觉到，有时候会找不到一个合适的词汇来表达意思？如果你能和肯·赫尔说的语言一样多，可能就没有这样的困扰了。比如下面这些词，在英文中就找不到对等的词汇。

- Waldensian（德语）：身在树林中的孤独感
- Culaccino（意大利语）：一只冰冷的玻璃在桌子上留下的痕迹
- Iktsuarpok（因纽特语）：等人时的沮丧
- Friolero（西班牙语）：对感冒超级敏感的人
- Age-otori（日语）：理发后看起来更丑
- Pochemuchka（俄语）：爱问很多问题的人
- Pana po'o（夏威夷语）：抓耳挠腮想回忆起你忘记的东西

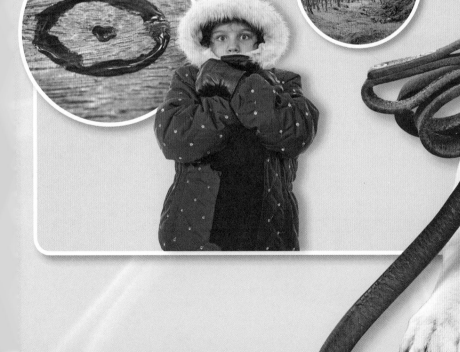

准备好迎接新挑战了吗？来吧！

奇怪的恐惧症

虽然每个人都会恐惧，但这种恐惧非常罕见。

患有这种恐惧症的人不敢写出来也不敢说出来这种病症的名字。你能猜猜这是什么恐惧症吗？

把所有线索放在一起就是答案了。

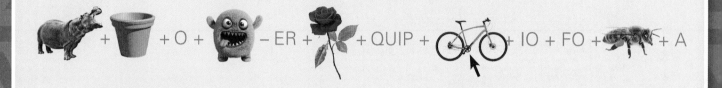

+ ＋O+ －ER＋ ＋QUIP＋ ＋IO＋FO＋ ＋A

答案 _____

天才类型：
创意冠军

如果没有做出来，也没关系，很多人都做不出来。
最重要的解题线索就是我告诉你的——要把所有线索放在一起。翻翻答案你就明白了。

大伤脑筋的回文

一个单词、短语（或名字）顺着念倒着念都一样，这就叫回文。人人皆知的回文就是这句"ABLE WAS I ERE I SAW ELBA"。写回文的小诀窍就是先从单词开始！

给右侧的单词加上相同的开头字母和结尾字母，把它们变成回文。我们已经把第一个做出来了。

N_OO_N
EVE
ADA
OTO
OLO
AYA
ANNA
ACECA

自动更正

我的姨妈瑞贝尔终于买了一个智能手机，但是在点击"发送"前，她根本没有检查自己写的讯息。"自动更正"功能给她改了不少单词，所以我搞不清她到底要说什么。如果你知道的话，就把单词改过来，然后告诉我吧！

I was searching for Rezzi bees online, hoping to make some tasty Sam witches. Can you make some colds law? We need enough for for D people. You should ulcer bring that cough fee i scream from your flees' hair. This is going to be a blossom picnic! I might even try dumping soap with the squids this year!

Love,

You're on Tea Rebel

易如反掌

对我来说，要改变一个词的意思，简直易如反掌！怎么做到的？简单！拿起笔，画掉一个字母就行了！你也试试吧。把右边的词画掉一个字母，变成一个新词。答案不止一个哦！

BLACK – __ = _____

NEAT – __ = _____

WINDOW – __ = _____

GOAT – __ = _____

POUT – __ = _____

PAIN – __ = _____

GRAVE – __ = _____

DIME – __ = _____

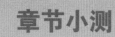
正义 vs 邪恶
超级大脑
大对决

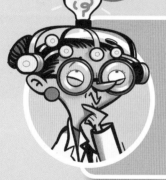

好，好，好，看起来你好像要顺利通关了。但是，和我这个能说会道的天才对决，结果会怎样呢？看看你能否正确回答这四个问题。"贤哲同盟"怕是得到处求助才能完成吧！

1.祖尼族人很难将橙色和黄色区别开来。这可是因为_____

11. 他们的视力很弱。

13. 他们年轻时没有学习颜色。

12. 他们的语言中没有分别表示橙色和黄色的词汇。

20. 他们一直戴着太阳镜。

2. Kanzi如何与人交流?

5. 他指着纸板上代表单词的符号。

17. 他使用手语。

10. 他画出他想说的话。

13. 他背诵莎士比亚戏剧。

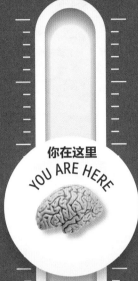

3. 丹尼斯·赫辛穿戴的特殊设备的功能是什么?

19. 让她漂浮起来。

5. 给她研究的海豚装零食。

18. 记录海豚的运动。

20. 将海豚的口哨声翻译成英文单词。

4. 普通的孩子要花3~5年才能掌握一门语言。肯·赫尔需要多长时间?

20. 10~15分钟。

8. 1年。

9. 1个月。

11. 10年。

脑力测试计

你在这里
YOU ARE HERE

完成70%

你的答案

1 2 3 4

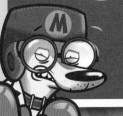

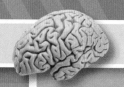

当你睡觉时

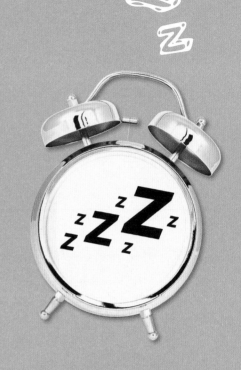

对你的小脑瓜儿很有信心吗？

那么，来，来，来，看看下面这个难题吧，脑力大师！

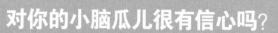

从最微不足道的蝼蚁到庞然大物的蓝鲸，这个星球上的每一个生物都会做这件事，包括你在内。事实上，你人生三分之一的时间都花在这件事上。

这是什么事呢？

猜到了吗？是不是对你的小脑瓜儿来说还是有点太难了？答案是睡觉。如果你活到90岁，那么有32年的时间都在呼噜呼噜睡觉。这是你生活中很大一部分！所以睡觉很重要。准备好迎接睡眠中发生的怪事了吗？这些怪事连专家都解释不清。

睡眠是科学界较大的奥秘之一。要了解更多，请继续往下读。但是不要打瞌睡哦，否则你会错过精彩的内容。

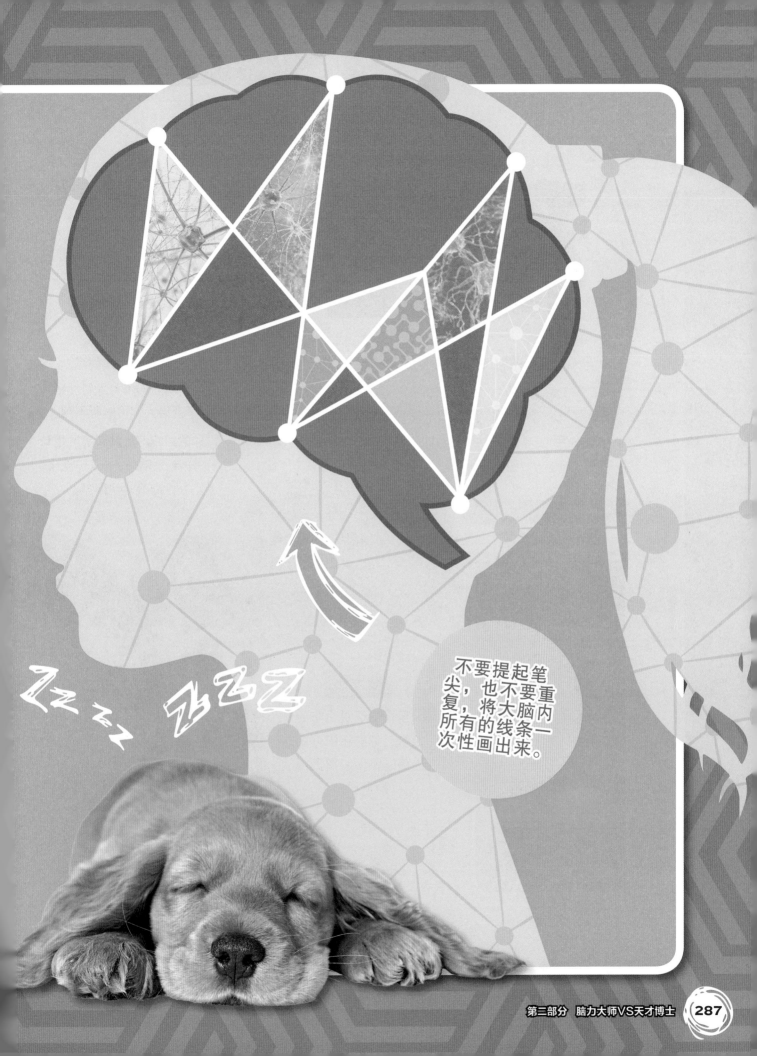

睡眠的秘密

当你入睡的时候，感觉就像大脑正在关机一样。 睡眠似乎是一个浪费时间的事儿，不是吗？然而，令人惊讶的是，当你睡着时，大脑的某些区域实际上比你清醒时更加活跃。也就是说，睡觉时你的小脑瓜儿还在努力工作！看看它到底在忙活什么吧！

睡眠过山车

睡眠可能会让人平静，但它实际上就像大脑在坐过山车！

一旦你碰到枕头睡着以后，大脑会经历5个不同阶段的睡眠。每个阶段都有些许不同，每个晚上你都会循环经历5次。真是疯狂过山车啊！

阶段2

你处于浅睡眠状态，心率减慢，体温开始下降。

阶段3

在这个中度睡眠阶段，如果有人对你轻声低语，你可能听不到。

你的组织、皮肤和头发生长并自我修复——其速度比你清醒时快得多。

正常睡眠模式

阶段1

这里相当于过山车的顶端，你的意识开始迷离，慢慢脱离周围的世界。

科学家认为，睡眠，特别是快速眼动睡眠阶段，对于保持身心健康非常重要。接下来是他们迄今为止的一点发现，可能会让你大跌眼镜！

记忆机器

用公式计算圆的面积时遇到困难了？试试去睡觉吧！睡着以后，大脑会去解决问题！睡觉时，你的大脑也忙着增强记忆。加州大学伯克利分校的睡眠科学家马修·沃克进行了一项研究，他要求接受测试的人记住一串数字。他让第一组人早晨记忆数字的顺序，然后进行测试。

晚上睡觉之前再次进行测试。

沃克发现，他们晚上记的和早晨记的效果差不多。沃克要求第二组接受测试的人当天晚些时候记忆数字顺序，然后进行测试。沃克稍后给他们做了第二次测试。但是这一次，他等到第二天早晨他们睡了一整夜后才做。他发现，一夜之间，他们的任务完成率增加了30%。结论是什么呢？睡眠让他们的记忆变得更强！

创意头骨

想要创造一项伟大的发明，比如为你做作业的机器人？那么一定要确保休息好。一个好的睡眠可能给你带来极其宝贵的灵感！

睡眠科学家沃克的另一项研究发现，睡眠帮助大脑在无关的想法之间建立关联。这些关联促成了创造性想法的诞生，也就是让人"茅塞顿开"的时刻。他研究发现，在获得充足的休息后，人们建立创造性关联的概率提升了33%。这就是大脑的力量！

阶段5

经历了大约一个小时的睡眠后，大脑开始慢慢醒来，一点点从第4阶段到第3阶段，再到第2阶段。但是，在你进入第1阶段并醒来之前，大脑会有一些非常奇怪的动作：它进入了第5阶段——快速眼动睡眠阶段。快速眼动睡眠就是你开始做梦的阶段了。在这个睡眠阶段，大脑变得非常活跃，身体的一些部分开始醒来，眼睛开始在眼皮下转来转去（这就是为什么这个阶段叫"快速眼动睡眠"阶段）。

阶段4

这是最深的睡眠阶段。人在第四阶段睡眠中很难醒来。在这个阶段，你的身体继续自我修复。

90分钟

争分夺秒

两个字母从头到尾互换了位置。（但不是上一章中的两个字母哦）把这两个字母换回原来的位置，就能发现隐藏的信息了！

字母换位

S	E	A	H	T	T	E	R	S	O	H	L	D	D
O	A	N	D	S	W	O	E	N	T	O	E	Y	
S	L	E	E	P	T	H	P	R	E	V	E	N	
T	D	R	I	F	T	I	N	G	A	W	A	Y	
F	R	H	M	H	N	E	A	N	H	T	O	E	
R													

_____

_____

_____

_____

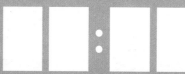

通关时间

如果猜画谜的时候需要帮助，就看一下底部的提示吧。

画谜

DREAMS

提示：注意这个字的状态

答案

通关时间

动物睡眠者

需要打个盹的时候，我只要在实验室的狗窝里蜷成一团就可以了。但是对于动物王国的其他动物，打个盹儿并不总是那么容易的事。一些动物甚至要冒着生命危险，只是为了合上眼休息一下。下面列举了4种动物，它们不会让野生动物干扰自己的打盹时间。

以水为床

海豚生活在水下，但依靠空气呼吸。如果它们像你那样睡觉，就会在睡梦中被淹死。那么海豚怎么睡觉呢？

海豚打盹时，一次只休息一半大脑。它闭上一只眼睛，并关闭半边大脑，这叫作**半脑睡眠模式**。白天的时候，海豚的每一半大脑都会有大约4个小时的深度睡眠。"清醒"的一半保持活跃状态，让海豚知道什么时候浮出海面呼吸空气。

这种睡眠方式不仅可以防止海豚溺水，还可以让它们随时警惕饥饿的捕食者。多么聪明的睡眠策略啊！

伪装工具——羽毛

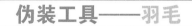

雄性太阳鸟的胸前长有鲜艳的黄色羽毛簇。很长一段时间，科学家们都不知道太阳鸟的这些羽毛到底有什么用途。研究人员使用红外摄像机在天黑后观察这些鸟类。他们看到太阳鸟睡着时，胸部的毛簇立了起来。结论是什么呢？膨胀的毛簇可能会阻挡捕食者进攻。寻找鸟类大餐的动物看见太阳鸟鲜艳的毛簇，会误以为那是某种巨大而可怕的野兽的黄色眼睛。这就是大自然中"请勿打扰"的标识！

猩猩巢穴

漫长的一天结束时，大多数野生动物根本没有一个柔软的床来休息。许多种类的猴子，比如狒狒，晚上只能坐在远离地面的树上，努力不让自己睡过去，以免大晚上的摔个嘴啃泥。猩猩也睡在树上，但这并不妨碍它们晚上舒舒服服地睡觉。它们及其近亲大猩猩、黑猩猩、倭黑猩猩等，会在树梢上的巢穴里睡觉。为了建造这些长着叶子的巢穴，它们掰断树枝，编在一起，但做起来并不像说的那么简单。

猩猩需要花很长时间才能成为一个娴熟的巢穴建筑师。它们6个月大时开始练习建造巢穴，直到三四岁才能完全掌握这项技能。多么巧妙的睡眠技巧啊！

把手借我

海獭仰面朝天，漂浮在海上，慢慢进入梦乡。但它们必须小心，不能漂得太远，否则可能醒来后就找不到家了。所以睡觉时，聪明的海獭有时会用海藻把自己缠住，就可以固定在一处了。

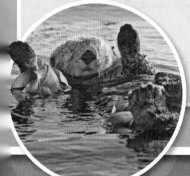

曾有人看见多达100只海獭一起睡觉——每一只都安全地缠在自己的海藻"锚"中。这还不是海獭在睡觉时不让彼此分离的唯一策略呢。有时候，它们还会牵着彼此的小爪子。现在跟我说：哇！

脑筋急转弯

接下来我要给你出个脑筋急转弯，这种题总是能让原子笑得满地打滚！

看看哪个创意天才能想到答案：

树怎样睡觉？

呼噜呼噜一下

卡通艺术家
经常用字母Z
表示睡眠。

在右边的图像中
你能找到多少Z？

打哈欠了？最好休息一下
吧，脑力大师。你需要敏锐的大
脑才能解决这些难题！

天才类型：
空间大师

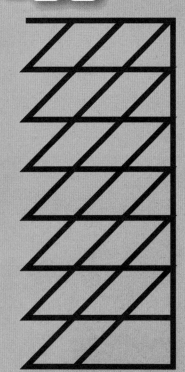

小狗之梦

科学家认为小狗也会做梦。不知道它们梦到什么了？旁边这两张图是小狗熟睡时做梦的情形，请找出这两张图片中的13个不同处。

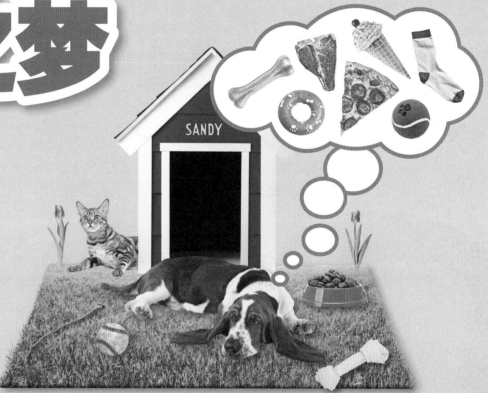

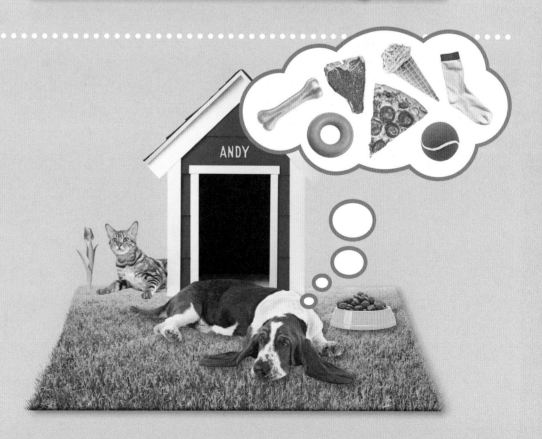

从不睡觉的人

如果你不睡觉，会发生什么事呢？科学家们了解得比较清楚，这要感谢一位名叫彼得·特里普的电台DJ。1959年1月21日，特里普决定保持至少200小时——超过8天的清醒时间。他用"不眠"行动为慈善募捐。

在睡眠特技表演的头几天，特里普头脑清醒，没有太多问题。但经过100小时的"不合眼"，事情开始变得有趣了。特里普不会计算简单的数学问题或背诵字母表了。120个小时后，他开始产生幻觉，看到了根本不存在的东西。

特里普感觉他看到老鼠和小猫在播音室跑来跑去。他确信鞋子里爬满了蜘蛛。他打开一个抽屉，看到了根本不存在的火焰。一名医生在其睡眠表演要结束的时候过来给特里普做检查，他却觉得这个人是一个殡葬员，要把他埋掉！惊恐之中，特里普跑到了大街上。不睡觉让特里普疯了！

特里普脑中到底发生了什么？他的大脑极度渴望快速眼动睡眠，但特里普迫使自己不睡觉，所以他的大脑决定自行进入快速眼动睡眠。

特里普没有睡着，但实际上他正在做梦！虽然他的梦是可怕的，但又是完全正常的——他只是没有睡在床上做梦罢了。

201小时10分钟之后，特里普宣布退出。他爬上床，睡了13个小时。醒来时，他感觉很好。尽管做了一个"不眠"的噩梦，但他的大脑仍能够在休息之后恢复正常。但我敢打赌，如要让他再来一次，他一定会三思的！

> 在"不眠"运动中，特里普困得直打盹儿。

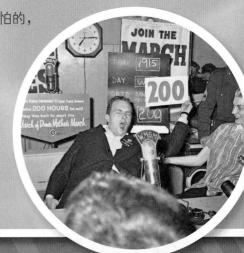

不睡觉会死吗？

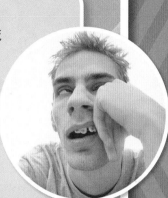

彼得·特里普的故事说明，睡眠不足对你没什么好处。但你真的会因睡眠不足而死亡吗？

1836年，一个名叫贾科莫的45岁意大利人因为神秘的疾病而病倒了，这种病使他无法入睡。他躺在床上，疲惫不堪，但无论如何努力，他都睡不着。贾科莫越来越疯狂，最后他死了。照顾他的牧师推测他的死因是痴呆症，但真正的杀手是一种当时尚未确定的疾病：**致命性家族性失眠**，简称**FFI**。

贾科莫的后代长大后成了事业兴旺的医生和商人。但就像贾科莫一样，许多后代在中年都遭受了一场奇怪的疾病。遗传这种疾病的患者大部分时间都很健康。但是，当他们五十出头的时候，突然发现自己无法入睡。不管他们怎么尝试，都无法入睡。身体开始出现抑郁的迹象：血压高、脉搏过快、大量出汗。经过几个月的失眠，他们开始变得神志不清，逐渐丧失了走路和说话的能力。最后，他们都死了。

但不要担心，脑力大师。致命性的家族性失眠是非常罕见的，全世界只有40个家庭发现了这种病。

所以，如果你发现自己困得东倒西歪，不要惊慌。一两个不眠夜不会伤害你的。

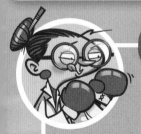

天才博士的脑力附加题：数到12

打问号的数字是什么？

想要提示吗，脑力大师？有时候，只有把零碎的东西拼在一起，才能得到正确的答案！

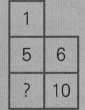

	8
11	?

2	?	4
	7	

	1	
5	6	
?	10	

——— ——— ———

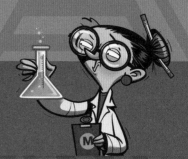

希望你昨晚睡了个好觉，因为只有思路最敏捷的头脑才能解开这些难题的答案！

梦里缤纷

在梦里，有时候我们必须补上缺失的信息，才能理解整个故事。

你能补上缺失的元音（A，E，I，O，U），发现完整的信息吗？

提示：这里有两句话，是以同一单词结尾的。

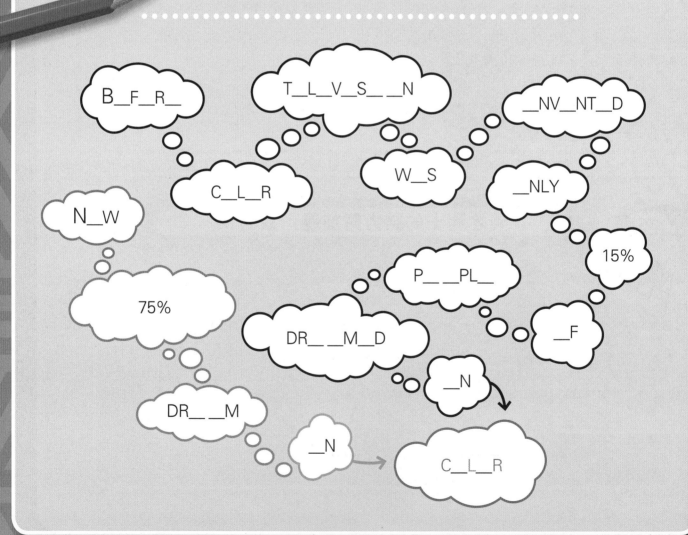

酣然入睡的小动物

大多数动物的睡眠时间都是比较稳定的。

利用下题中隐藏的提示，
看看哪种动物平均每天只睡1.9个小时。

天才类型:
逻辑领袖

 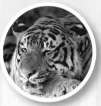 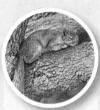 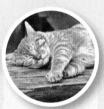 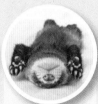 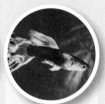 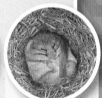

DOG	TIGER	SQUIRREL	CAT	FERRET	FISH	MOUSE
(10.6 小时)	(15.8 小时)	(14.9 小时)	(12.1 小时)	(14.5 小时)	(Guppy, 7 小时)	(12.1 小时)

_____

(1.9 小时)

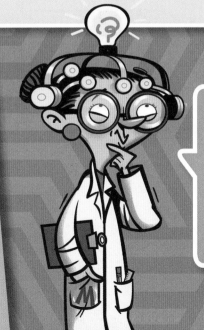

MYTHS 谣言
BUSTED! 粉碎机

传言: 睡觉就是浪费时间。

真相: 短暂的午睡可以提高反应速度，让心情愉悦，增强记忆力。历史上许多著名的人物都会午睡，如物理学家爱因斯坦和政治领袖温斯顿·丘吉尔。

原子和我最近正在讨论一些动物的睡眠习惯。
我们的谈话如下。
天才博士: 我曾认识一个头朝下睡觉的人。
原子: 真的吗? 他叫什么名字?
天才博士: 德古拉＊。
原子: 啊, 对啊! 他是有点古怪。

＊布拉姆·斯托克撰写的小说《德古拉》
（Dracula）中著名的吸血鬼。

准备好下一波挑战了吗？下面这些题目非常棘手，让你眼珠子都得掉出来！开玩笑啦，放心吧，不会的。

睡前愿望

希望你昨晚睡了个好觉，这样才能让你的创意充分发挥出来。

睡前经常听到的一句话是什么？

天才类型:
创意冠军

SLEEP

卡壳了？继续往下……

如果你的答案是"SLEEP"，那你只答对了一半。把书倒过来，看看完整的睡前愿望是什么吧。

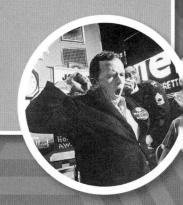

梦

世界上有很多种难题（和梦），我们在右侧列出了3种。你需要先解开字谜，再来展示一下你无以伦比的猜画谜能力，最后还要玩玩字母游戏。

提示：谜题2中的马是成年雌性。

1 READ MY ADS

2 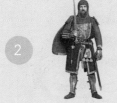 +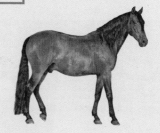

3 一个字母，有时和C发音相同。 + 一个代词，表示你和另外一个人。 + E + 一个字母，coffee里没有这个字母。   DREAMS

梦里梦外

完成下面的填字游戏。

提示：先填最长的单词！

天才类型：
语言大师

3 个字母
BED
DAY
REM

4 个字母
IDEA
NEST

5 个字母
AWAKE
BRAIN
DREAM
NIGHT

6 个字母
HEALTH
MEMORY
REPAIR
STAGES

7 个字母
PATTERN
PROBLEM

8 个字母
CREATIVE
POWER NAP

9 个字母
DEEP SLEEP
NIGHTMARE

11 个字母
HALLUCINATE

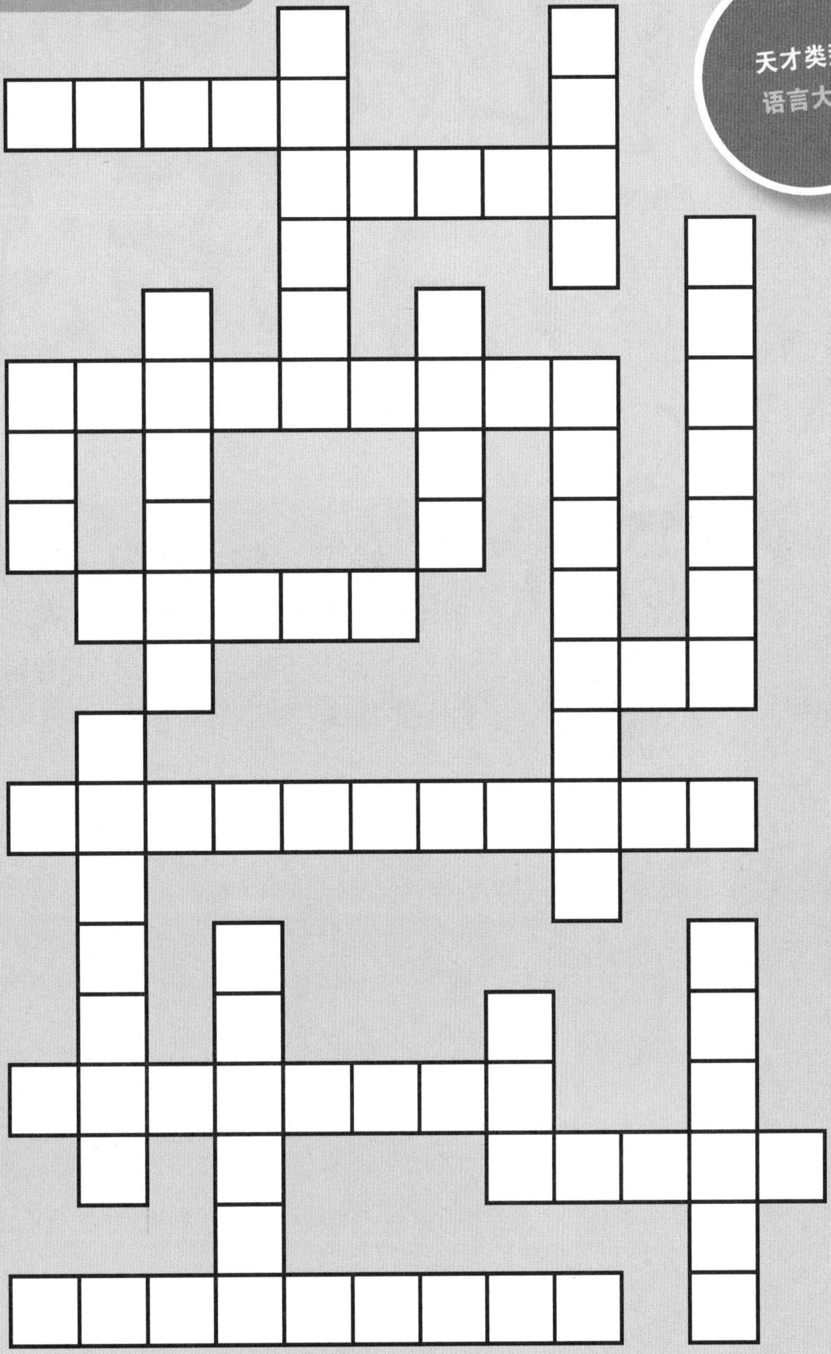

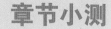

正义vs邪恶 超级大脑 大对决

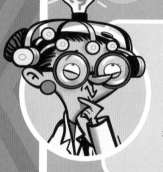

好了，脑力大师，我休息好了，现在准备和你再来一场超级大脑大对决。我的记忆力出类拔萃，创意源源不断。这次你需要用尽脑细胞才能打败我！试试能不能答对以下所有问题，让我甘拜下风吧！

1. 以下哪项关于快速眼动睡眠的说法不正确？

6. 指的是眼球快速转动的睡眠阶段。

16. 这是会做梦的睡眠阶段。

23. 快速眼动睡眠期间，身体处于无意识状态。

5. 你的大脑在快速眼动睡眠期间处于不活跃状态。

脑力测试计

2. 海豚一次休息一半大脑。这个叫什么？

18.	半脑睡眠。
25.	单侧睡眠。
14.	第四阶段睡眠。
11.	分开睡眠。

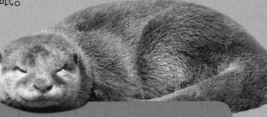

3. 由于动物们聪明的睡眠策略，本章中的动物们不必担心哪些问题？

17.	打盹期间被捕食者吃掉。
22.	睡觉时溺水。
16.	睡觉时和家人失散。
19.	以上所有。

4. 在被剥夺睡眠120小时后，彼得·特里普开始产生幻觉。产生幻觉的意思是什么？

23.	他不由自主地睡着了。
2.	他看到了根本不存在的东西。
5.	他胡言乱语地讲故事。
15.	他停止了说话。

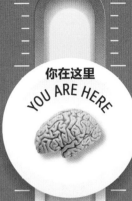

你在这里
YOU ARE HERE

完成80%

你的答案

| 1 | 2 | 3 | 4 |
| | | | |

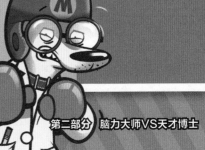

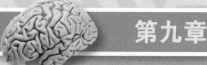

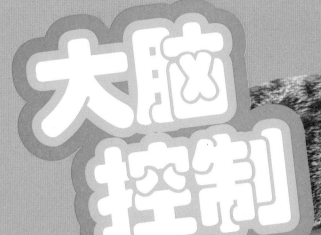

大脑控制

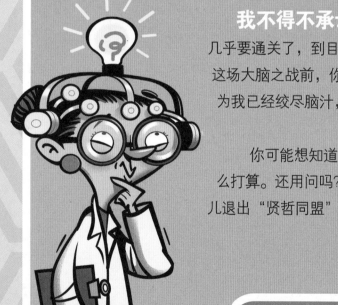

我不得不承认——你给我留下了深刻的印象。你几乎要通关了，到目前为止，你已经追上了我。但是，在我们结束这场大脑之战前，你还得通过这最后一关。这可不是件容易事，因为我已经绞尽脑汁，把这章变成了最棘手的部分！

你可能想知道，如果在这场脑力大挑战中打败了你，我有什么打算。还用问吗？我要霸占你的大脑！然后我要强迫你的小脑瓜儿退出"贤哲同盟"，加入"脑力邪会"。

你说什么？觉得不可能？哈哈！你还是太嫩了点儿。翻到下一页，学习下控制的科学……除非你怂了！

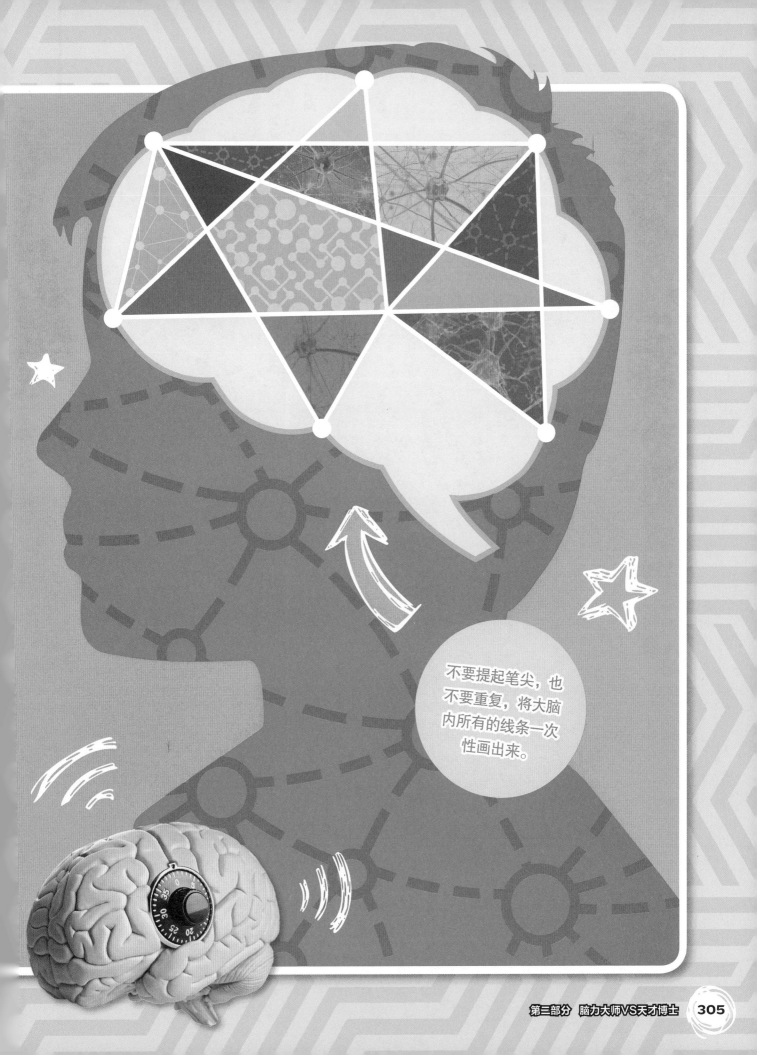

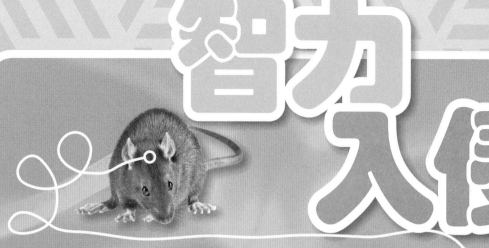

智力入侵

我们有没有可能进入别人的大脑？ 请阅读下面这些关于大脑控制的实验，给出自己的答案。

大脑的结合

想一下，我这样的邪恶天才把我的大脑连接到别人的身上，我就可以远程让别人执行我的邪恶计划！听起来像科幻小说，但这种技术可能比你想象得更容易实现。

科学家把一对老鼠放在有两个杠杆的房间里。每个杠杆上面有一盏灯。当其中一盏灯亮的时候，老鼠学会了按下下面的杠杆来取得食物。老鼠掌握这个技能之后，研究人员把老鼠分别放在两个笼子里，并用很细的电线连接起它们的大脑。当科学家打开老鼠A笼子里的一盏灯时，老鼠A按下了正确的杠杆并得到食物。老鼠B的笼子里的灯没有亮，但是它也按了正确的杠杆并得到食物！

当老鼠A按下杠杆时，其大脑信号通过电线传递给老鼠B。老鼠B可以从老鼠A的脑子里直接获取信息。研究人员一再重复相同的实验。老鼠B有70%的概率选择了正确的杠杆。

有些科学家认为，有一天这种技术可以直接用于人脑之间的信息共享。你觉得很酷，还是毛骨悚然？

未来的滑板

2013年，一家叫作"混沌之月实验室"的公司在技术会议上展示了一个新的滑板。它是电动的，有厚实的全地形轮胎，重45千克……可以由人的意念控制！

这项发明名叫意念滑板，附带一个读取玩家脑电波的耳机。你只需要站上去，想一想你要去的地方，意念滑板就会把你带到目的地。奉劝你最好谨慎点儿，因为滑板的速度最快可达52千米/小时！

现在这项发明只是一个概念产品，但总有一天，你上学就可以滑着这样的滑板去了。这将是一个相当"烧脑"的交通工具！

读心设备

士兵们在车队进前扫描地形。他们正在寻找隐藏炸弹的蛛丝马迹，比如金属的反光或刚被覆盖的土壤。他们对这些迹象的反应速度关乎大家的生死存亡。

有经验的士兵非常擅长发现炸弹的威胁。这种现象，正如你在这一部分第四章中所学到的那样，可以解释为无意识大脑在有意识大脑发现之前就检测到某些东西，所以即使士兵的大脑有一个内置的威胁探测器，可能也不会马上提醒他们发出警报。

国防高级研究计划署（DARPA）是美国发展军事技术的政府机构，来自该机构的科学家们正在努力利用这种无意识能力。

他们发明的新设备称为认知技术威胁警告系统。以下是它的工作原理：一副特殊的护目镜将图像发送至佩戴者的眼睛，每秒钟可拍摄10张图像。耳机则负责监控大脑活动。当大脑发现疑似炸弹时，它会发出一种叫P-300脑波的信号。耳机感应到这种信号，就会提醒佩戴者，他的大脑已经发现了危险。在测试中，利用这种设备，使用者识别威胁的概率提升了30%。

再见大脑

是什么促使你从商场货架上拿下商品，并决定购买？研究表明，人们做出某些购买选择的原因，有时候自己都解释不清楚。一种称为神经营销学的大脑科学新领域直接研究购物者的大脑，以便弄清楚为什么消费者决定购买某种商品。

奇多是美国芝士泡芙中最畅销的品牌——其中有什么奥秘吗？2008年，菲多利公司想对此进行调查，于是聘请了神经营销学专家。专家们扫描了奇多顾客的大脑，发现这些吃货的大脑对一些奇怪的东西有强烈的反应。不是奇多的味道或口感使他们的大脑兴奋，而是当他们吃零食时，沾在手指上黏黏的橙色的东西。正是奇多留下的这种痕迹，使他们的大脑受到了神秘的刺激！

菲多利公司利用这些发现，开展了一次全新的营销活动。

该公司发布了弥漫着橙色色调的广告，希望能卖出更多奇多产品。所以下次广告激发你的欲望时，你应该想想——广告是如何操纵你的欲望的呢？

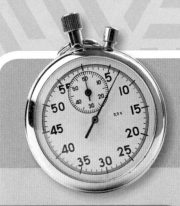

争分夺秒

希望你的头脑依然清醒，脑力大师！这是最后一次争分夺秒，我准备火力全开！下面的每道题你都能在两分钟之内解决吗？这样我才能服你！

两个字母从头到尾互换了位置。（但不是上一章中的两个字母哦）

把这两个字母换回原来的位置，就能发现隐藏的信息了！

字母互换

P	A	T	R	E	N	T	S	C	A	N	B	E	A
W	A	K	E	D	U	I	R	N	G	B	I	A	R
N	S	U	I	G	E	I	Y	B	E	C	A	U	S
E	T	H	E	I	E	A	I	E	N	O	P	A	R
N	I	E	C	E	P	T	O	I	S	R	N	T	H
E	B	I	A	R	N								

_ _

_ _

_ _

_ _ _ _ _ _ _ _ _ _ _ _ _ _ _ _ _ _ _ _

_ _ _ _ _ _ _ _ _ _ _ _ _ _ _ _ _ _

_ _ _ _ _ _ _ _ _ _ _ _ .

通关时间

如果猜画谜的时候需要帮助，就看一下底部的提示吧。

画谜

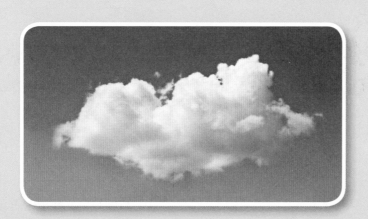

TH

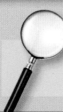

提示：注意TH出现的位置

答案

通关时间

动物王国的"邪恶"力量

你觉得我们动物都毛茸茸的，很可爱，是吗？ 愚蠢的人类！这两页上的邪恶生物会不择手段，霸占其他动物的大脑。真是超级野蛮！

疯狂的猫

想象一下，如果从来感受不到恐惧会怎样？一方面，你可以随意观看恐怖电影，还不会做恶梦。好玩！但另一方面，你可能会走上交通繁忙的大街，站到飞驰的汽车前。这可不好玩！

这可能听起来不太可能，但是对于感染了一种名叫弓形虫的寄生虫的啮齿动物来说，这就是现实。当老鼠感染了这种微生物体时，它直接进入大脑，使受感染的老鼠失去对猫的自然恐惧。

一只闻到捕食者的气味却不会躲藏的老鼠就成了容易攻击的目标。真是可怕！

不仅老鼠会被弓形虫感染，世界上一半的人口也会受到弓形虫感染。科学家长期以来一直认为，弓形虫仅仅使人出现轻微的流感症状。但是，现在有科学家认为，弓形虫也有可能改变人类的行为，就像它改变啮齿动物的行为一样。在某些情况下，这种微小的生物可能会影响你对别人的信任，你对危险情况的处理，甚至是你喜欢的味道。简直让人毛骨悚然！

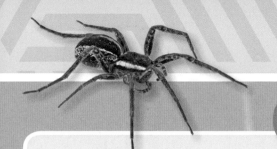

蜘蛛奴隶

　　当寄生蜂准备生育时，它会寻找一只蜘蛛，爬到蜘蛛的肚子上，在那里产下一枚卵。不久，一个小蠕虫般的幼虫——幼年寄生蜂从卵里爬了出来。幼虫在蜘蛛皮肤上打出一些小洞，从洞里吸取蜘蛛的体液。在蜘蛛的哺育下，幼虫长得越来越大。幼虫进食时，还会将一种化学物质注入蜘蛛体内，改变着蜘蛛的行为，使蜘蛛不再织出正常的对称的网。它织出来的新网更结实，形状也和以前不一样。这些都是为了适应不断长大的幼虫。

　　大约一个星期后，蜘蛛只剩下一个萎缩的空壳。幼虫附在新网上，结出一个茧子。在蜘蛛奴隶织出的蛛网保护下，幼虫安全地成长为一只新的寄生蜂。

蚂蚁僵尸

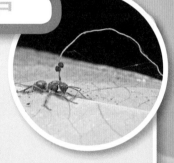

　　僵尸是一种可怕的怪物，会疯狂撕咬受害者。但僵尸只存在于恐怖书籍和电影中……对吗？

　　来看看蝉花吧。它属于真菌，能将蚂蚁变成现实中的动物僵尸。蚂蚁被蝉花感染，蝉花统治蚂蚁的大脑，迫使它离开巢穴。

　　然后蝉花操纵着蚂蚁，前去森林中的某个精确的位置：面向北面或西北的叶子，离地面约23厘米。这正是理想的真菌生长条件。

　　在真菌统治的大脑的驱使下，蚂蚁咬住叶子的反面。蚂蚁死了。然后更诡异的事情发生了。一根菌柄从蚂蚁的后脑勺长了出来。这顶可怕的"帽子"将孢子，也就是幼年真菌，播撒到树叶下其他仍然健康的蚂蚁身上。真菌寄宿到新的受害者身上，大脑统治再次开始。天哪！

害虫防治

　　黄蜂是一种尤其邪恶的动物。一种称为金小蜂的黄蜂，统治了另一种昆虫的大脑，帮它抚养幼虫。雌性金小蜂把蟑螂作为活生生的托儿所。

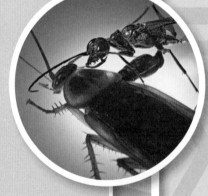

　　首先，金小蜂叮咬蟑螂，注入毒液。毒液的目标是蟑螂大脑中控制运动的部分。蟑螂仍然能够活动，但它失去了决定何去何从的自由。

　　金小蜂抓住蟑螂的触角，就像人遛狗一样。金小蜂把无奈的蟑螂引入洞穴。在洞穴里，它把卵产在蟑螂身上。当金小蜂的幼虫出生时，蟑螂就成了它们的第一顿大餐。

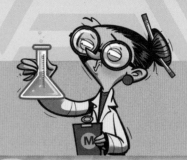

还在为上一页邪恶的动物而害怕得瑟瑟发抖吗？振作起来，脑力大师！
此刻你需要用智慧来解决这些难题。

最划算的交易

那些神经营销学专家可能很聪明，但还是不如我训练的天才聪明！我敢肯定，你可以不费吹灰之力找到最划算的交易！

指出每种商品哪个交易更划算，证明我没有看错人。

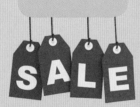

A	B
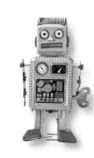	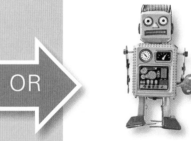
分三期付款 每期$9.99	$27.97

$6.99 + $3（运费）	$9.95

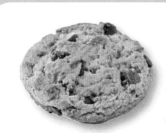	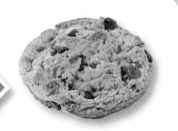
12块共$3.60	每块$0.50

僵尸迷宫

　　僵尸的头目给你两个选择：要么变成僵尸，要么给他想要的东西——芝士泡芙。（他喜欢橙色的黏糊糊，简直牵肠挂肚，难以忘怀！）你要穿过杂货店的过道拿到泡芙（橙色圆圈），然后找到出口，否则你将成为一个无脑僵尸！

不要穿过任何红色区域——那里是"危险"地带，到处是僵尸！

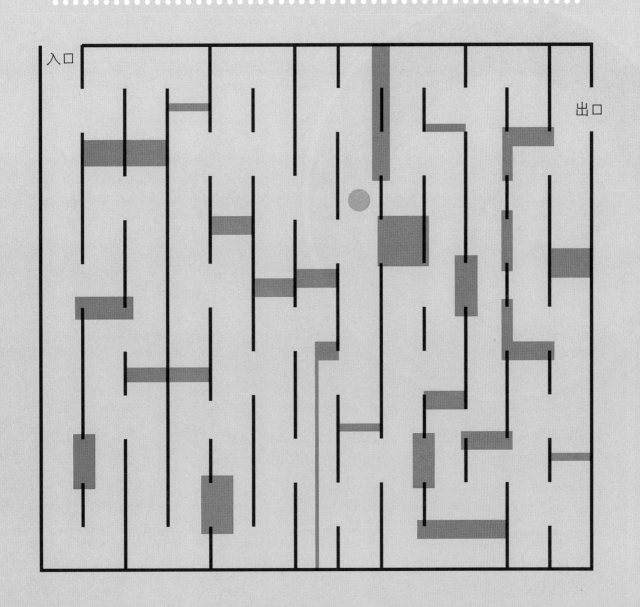

打开开关控制大脑

2006年，科学家打开了一束激光。 激光的一头连接到极细的电缆，另一头连接到一只睡着的老鼠的大脑，正好是控制醒来的那部分大脑。当激光的光线沿着电缆击中老鼠的大脑时，老鼠活动起来。打开的开关发出了指令，唤醒了老鼠。

用光来操纵大脑的学科称为**光遗传学**。针对不同的脑区，科学家可以通过开关，让老鼠跑步，让老鼠失去对宽阔空间的恐惧，让老鼠选择某种饮料，而不是它通常喜欢的饮料。光遗传学是发展最快的科学领域之一。

这一切都源于美国加利福尼亚州斯坦福大学的神经科学家卡尔·戴瑟罗特对藻类的研究。

某种藻类含有一种分子，称为**视蛋白**。视蛋白可以感光——你的眼睛其实也有视蛋白。这种藻类利用视蛋白来感知阳光的方向，太阳帮助它们产生能量。戴瑟罗特发现，最有趣的事情是视蛋白由电力驱动，就像大脑中的神经元一样。那么，能否利用视蛋白与大脑沟通呢？戴瑟罗特和他的团队将视蛋白基因置于小老鼠体内控制睡眠和醒来的神经元内。

这使得这些神经元可以感光。然后研究人员使用一束小小的激光把光束发射到这些神经元上。成功！他们现在可以唤醒小老鼠，让它跑动，让它左转，让它做出任何其他行为——打开开关即可。

通过使不同的神经元感光，打开开关，观察发生的情况，科学家可以了解神经元控制什么样的行为。一组神经元可能让老鼠左转，另一组则可能让它们感到饥饿。

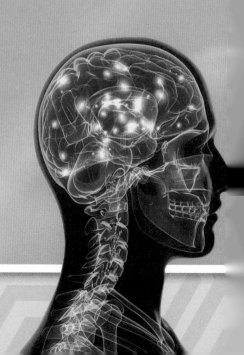

通过对一组神经元到另一组神经元的研究，科学家们希望使用光遗传学来创建所有脑神经元及其功能的全貌图，这将是一次创举。

知道大脑中每个神经元的功能对于科学家来说，意义重大。其中之一就是，它有助于治疗人类的疾病。

例如，癫痫症使某些神经元丧失功能，导致肌肉震颤。光遗传学可以针对那些有问题的神经元，阻止癫痫发作。这才是大脑控制的积极作用！

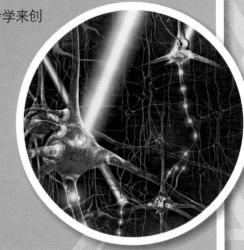

天才博士的烧脑附加题：让大脑短路

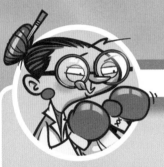

连字母，组单词。你可以随时改变方向，但是，一旦你在某个字母上画了线，这个字母就不能再用于同一个词了（也就是说，一个单词里可以有多个T，只要方向不同即可）。

为了让这道题更有挑战性，请找出11个单词（不包括IS或OR等小词）。

E	S	U	M	T
B	C	O	E	S
R	A	I	N	E
S	L	A	T	U
G	M	O	R	I
E	A	N	T	S

1. _____ 7. _____
2. _____ 8. _____
3. _____ 9. _____
4. _____ 10. _____
5. _____ 11. _____
6. _____

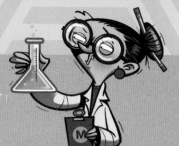

劝你最好使出吃奶的劲儿，解开这些邪恶之题，否则的话，你的大脑就是我的了！全是我的了！

鬼鬼祟祟的广告

仔细看下面这些广告，你会发现厂商总是把一些动物名隐藏在他们的广告词里。

是不是他们要透露给你某些你期待的信息呢？你说了算！

例如，"Author Seaside Retreat – no animals allowed" 中隐藏了一个单词 "Author Seaside"。

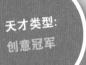

天才类型:
创意冠军

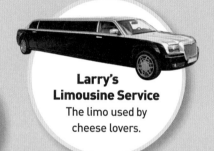

Larry's Limousine Service
The limo used by cheese lovers.

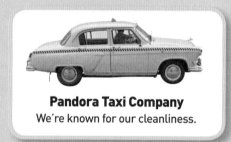

Pandora Taxi Company
We're known for our cleanliness.

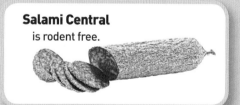

Salami Central
is rodent free.

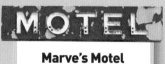

Marve's Motel
Where a superhero achieves fame!

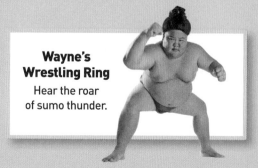

Wayne's Wrestling Ring
Hear the roar of sumo thunder.

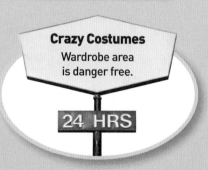

Crazy Costumes
Wardrobe area is danger free.

24 HRS

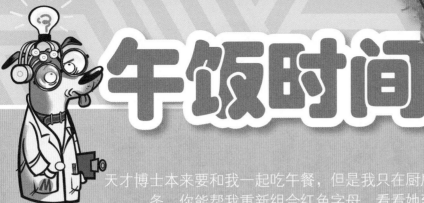

午饭时间

天才博士本来要和我一起吃午餐，但是我只在厨房冰箱上找到了她留的一张便条。你能帮我重新组合红色字母，看看她到底想告诉我什么吗？

IBARN TISSUE ASH A TEXTURE HATT IS VERY MAILSIR TO FOUT.

天才类型:
语言大师

混乱的正方形

给最后一行涂上正确的颜色。小心！你的大脑会想办法设下圈套。

提示：每种颜色和形状组合都是一一对应的。

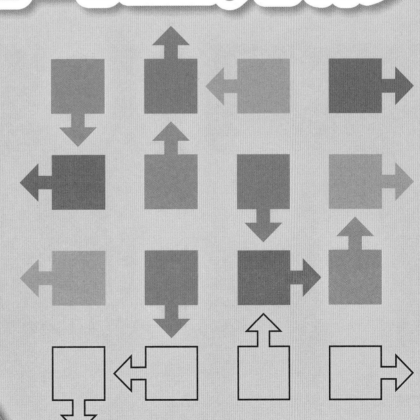

哈！你的小脑瓜比我预想的要强那么一点点，但是我可不能就这么放过你。无论如何，我必须控制你的大脑！

木乃伊谜

古代埃及人用木乃伊术来保存尸体，留至来世。

第一步是移除某些内部器官，置于卡诺卜罐内（其他器官会被扔进垃圾桶）。

解密下列标签，看看各种器官都去哪儿了。

注意：你必须用创意才能完成这道题。你看，下方的一些符号对应的字母不止一个，所以这可不是一对一的翻译。例如，I和E对应同一符号，U，V和W也是如此。

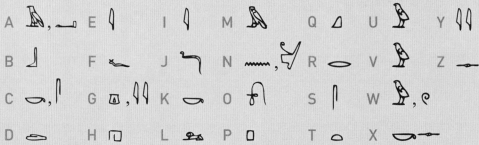

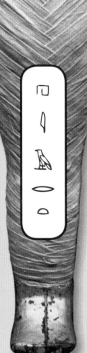

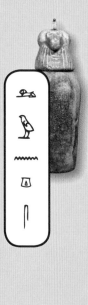

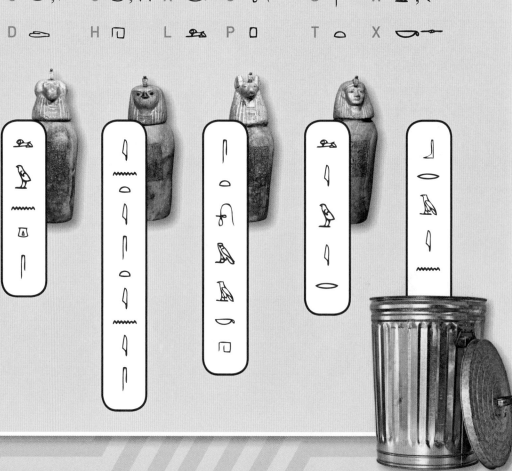

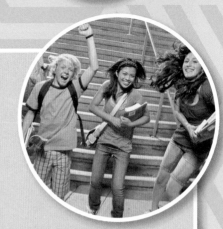

未经授权的实验

天才类型：
逻辑领袖

我注意到，成功完成本书第一部分（成为脑力大师）的小天才们已经开始对我展开一项未经授权的实验了。茫茫人海，偏偏是在我身上！赶紧给我停！这些小狡猾正在对我进行观察，并对我的一言一行进行了详细记录，想影响我的"宏伟"计划。那好吧，我亲自出马来制止你们！

谁帮我找出策划这场未经授权的实验背后的小狡猾，我就让他成为优秀毕业生！这里有嫌疑人的名单，还有我的笔记。

名字	年龄	州	最喜欢的科目
1. Abigail	10	ID	Spanish（西班牙文）
2. Andrew	11	OH	Art（艺术）
3. Jack	9	CA	History（历史）
4. Ben	13	GA	World Cultures（世界文化）
5. Chris	12	KS	Science（科学）
6. Emma	8	MN	Math（数学）
7. Ava	9	NY	English（英语）
8. Jack	7	SC	Math（数学）
9. Olivia	11	MI	Science（科学）
10. Daniel	9	PA	History（历史）

TOP 10 SUSPECTS
十大嫌疑人

相关犯人的一些事实

- 所在的"州"包含6个或6个以上字母
- 最爱的"科目"包含7个字母
- "名字"里至少有两个元音
- "名字"里至少有一个字母和所在"州"相同

答案

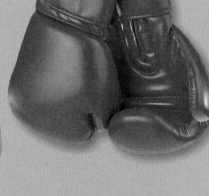
正义 VS 邪恶 超级大脑 大对决

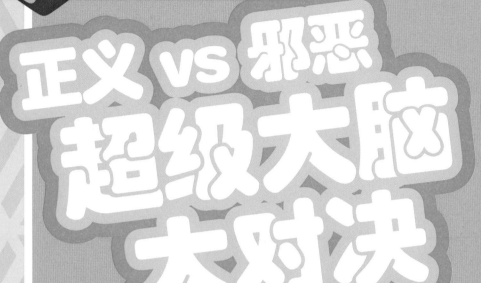

终于到了本书最后的超级大脑大对决了！ 真没想到你竟然闯过了这么多关。事实证明，你的确是力量强大的竞争对手。

所以，把你的聪明才智用到测试里来吧！你必须全力以赴，才能答对所有问题。谁的大脑更聪明，谁才能赢得比赛！

1. 科学家已经……

24. 连接两只老鼠的大脑，以便信息可以直接从一只老鼠传递给另一只老鼠。

21. 利用神经营销学发现了人们喜欢奇多的原因，这种原因他们自己都没有意识到。

18. 创造了一种能够提升士兵大脑能力的装置，以便更快地发现威胁。

5. 以上所有

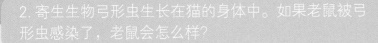

2. 寄生生物弓形虫生长在猫的身体中。如果老鼠被弓形虫感染了，老鼠会怎么样？

脑力测试计

| 17. | 它使老鼠躲避捕食者。 | 3. | 它使老鼠跑得更慢。 |
| 12. | 它使老鼠失去对猫的恐惧。 | 7. | 它使老鼠爱上奶酪。 |

你在这里
YOU ARE HERE

3. 以下哪项不是某些寄生蜂的行为？

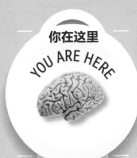

25. 将一种化学物质注入蜘蛛的大脑，使它们吐丝织网，来保护黄蜂幼虫。

13. 使用毒液来麻痹蟑螂，这样寄生蜂就可以引导蟑螂到任何想去的地方。

15. 控制蝴蝶的行为，这样寄生蜂可以像悬挂式滑翔机一样骑着蝴蝶。

18. 统治其他昆虫的大脑，帮自己哺育幼虫。

4. 什么是光遗传学？

23. 一个新的科学领域，使用光线来打开、关闭神经元，并控制行为。

9. 一种可以随时随地控制所有人大脑的技术。

2. 一副超级先进的眼镜。

16. 一个脑力邪会的神经科学家们提出的科学领域。

你的答案

1 2 3 4

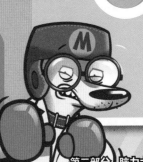

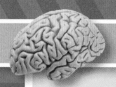

脑力 大挑战

所以，你觉得自己已经圆满完成了任务？没门儿！ 我花了整本书的时间，就为等待这一刻。我早就在这里等着你了，脑力大师。现在是时候把你的大脑交给我了！

我们第一次见面的时候，你不过是个小笨脑瓜。我梦中都能打败你！遗憾的是我没有打败你——因为你的大脑越来越强了。现在你的智慧几乎要和我平起平坐了。（我不会说完全平起平坐，这有点太言过其实。）

我是"脑力邪会"的精神控制女王。我统治了很多人的大脑。而在这场智力比拼中，你的表现令人印象深刻，但这只会让我更想霸占你的大脑。你的大脑将成为我的珍藏。

我还有一个难题给你。如果你能解决这个难题，你就能逃脱我的魔爪。但是，这个问题如此古怪，如此狡猾，如此……呃，你的超级大脑也必败无疑。不得不承认：我（几乎）从来没有错过！

好了，让我们来看看你是不是一个真正的天才。
这是你的最后一题。

（如果需要提示，参见本页底部）

● ●

| Ch 8, Q2 | Ch 6, Q3 | Ch 2, Q3 | Ch 9, Q3 | Ch 3, Q1 | Ch 4, Q3 | | Ch 5, Q1 | Ch 9, Q2 | Ch 3, Q4 |

| Ch 2, Q1 | Ch 8, Q1 | Ch 5, Q3 | | Ch 3, Q3 | Ch 6, Q4 | Ch 4, Q4 |

| Ch 5, Q4 | Ch 4, Q2 | Ch 2, Q2 | Ch 9, Q1 | Ch 5, Q2 |

| Ch 4, Q1 | Ch 6, Q2 | Ch 7, Q3 | Ch 7, Q4 | Ch 3, Q2 | Ch 6, Q1 | Ch 8, Q3 |

| Ch 8, Q4 | Ch 7, Q2 | Ch 7, Q1 | Ch 2, Q4 | Ch 9, Q4 |

细节提示：
你知道吗，
A＝1，Z＝26，
这是基本的字
母数字密码。

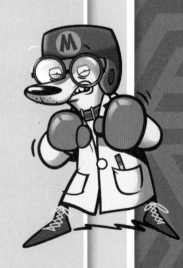

ONLY A TRUE GENIUS COULD HAVE
SOLVED THIS PUZZLE! NOT EVEN
ALBERT EINSTEIN OR ISAAC NEWTON
COULD SOLVE IT, BUT I DARE YOU . . . TRY
TO PROVE ME WRONG. YOU MAY HAVE
OUTSMARTED ME ONCE OR TWICE
BEFORE, BUT THIS TIME I WILL NOT BE
DEFEATED!

提示：充分利用每一章的各个小测验的答案吧。

哦，不——！你再次打败了我！

你的大脑已经在我的魔爪之下，竟然还是让你逃脱了。我不得不把你的大脑交还给你，脑力大师，这是一次辉煌的胜利。

但是你真的以为我会让你就这么逃脱吗？哈！我可不承认失败。我已经通知了脑力邪会的亲戚朋友们，悬赏来抓捕你。现在地球上每一个聪明的大坏蛋都会想方设法来找你——啊哈哈哈哈！一眨眼的功夫，你就会落入我的魔爪。最好现在就放弃，脑力大师，因为你只是在做无用的挣扎而已。

我用我邪恶的心发誓：当我抓住你，你的大脑将是我的！永远是我的！

下次见

Ima Genius

天才博士

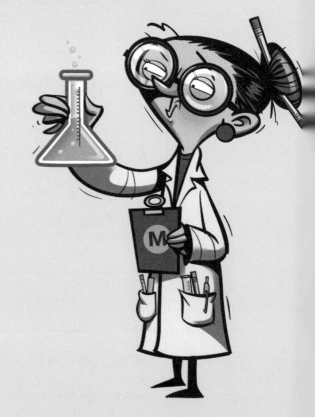

通缉令
悬赏脑力大师

**危险大脑溜之大吉，
靠近请当心！**

已知化名

智慧大师，爱因斯坦2.0，智多星

请注意，地球上的坏蛋天才们：一位脑力大师最近逃脱了我的魔掌，现在逍遥法外。他的大脑已经由知识全副武装，对我们造成了极大的威胁！这位智慧狂人没有加入我们的战队，却利用他的最强大脑去帮助"贤哲同盟"的呆子们！这使得我们上层社会的地位岌岌可危！

如果你有任何关于这位脑力入侵者的下落，请立即联系天才博士。以我们的集体智慧，这位脑力大师很快就会再次落入我们的魔掌，到那时，我们就会利用他的脑力，统治地球！

奖赏：

提供任何有助于抓捕这位可恶的脑力大师的信息，都可以得到4张"脑力邪会"水上公园的门票。

第二章

第181页　大脑谜题

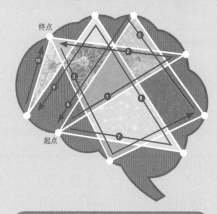

第184页　争分夺秒

Scorpions glow under ultraviolet light, but scientists do not know why. （蝎子在紫外线下会发光，但是科学家也不知道为什么。）

（字母N和T互换了位置）

第185页　画谜

"Somewhere Over the Rainbow" （彩虹之上）"之上（SOMEWHERE）"出现在彩虹的上方。

第188页　猫眼

Who can see better, you humans with more cones to see far-off details, including small stones,

（谁的视力更厉害？是拥有更多锥状细胞的人类吗？他们能看到更多远处的细节，包括小石子，）

Or a cat like me who has rods for night vision to hunt my prey, with deadly precision.

（还是像我这样的猫呢？我们有夜视眼，可以以致命的精准性来捕捉猎物。）

While your eyes mix greens, reds, and blues, I see very few colors, in limited hues.

（你们的眼睛可以混合绿色、红色和蓝色，但是我的眼睛看到的颜色很少，色调有限。）

You humans see great during the day, when cats lounge, sleep, and play.

（你们人类白天看得很清楚，而这时我们猫在闲逛、睡觉或玩耍。）

While we lack your power to see so far, consider this, my super star....

（虽然我们不能像你们看得那么远，但是别忘了……）

As I scrunch down low, weaving through the grasses, can you imagine me, a cat, wearing your glasses?

（当我伏低身体，蜿蜒穿过草丛，你能想象，我这样一只猫，正戴着你们的眼镜吗？）

第189页　蝴蝶密码

红蝴蝶："COME FLY WITH ME"
蓝蝴蝶："THIS IS MY FLOWER"

第191页　三角拼图

把任一个橙色三角移动到最大的黄色三角的中心，使其分为3块，就能得到5个完整的黄色三角形了。

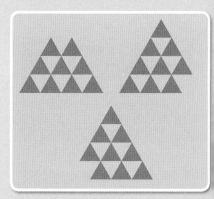

第193页　颜色混淆

两张脸上的眼睛和嘴巴其实都是同样的蓝色！只是不同的背景色使其看起来不同。不信？看！

第192页　隐藏的物体

我们能看到这些图像，但并不是说你只看到了这么多！
a. 6个箭头
b. 2个钻石
c. 3个X
d. 4间房子：2个朝上，2个朝下（只标出了1个）

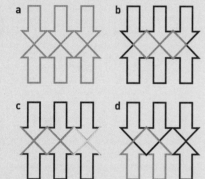

第193页　跟着电波去旅行

我们利用电波和太空中的宇航员对话。

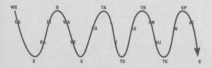

第194~195页　解码RGB

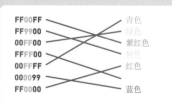

第196~197　章节小测

你的答案

1	2	3	4
18	5	13	15

第三章

第199页　大脑谜题

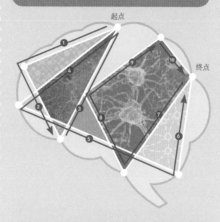

第202页　争分夺秒

The longest human tongue in the world is almost four inches from the tip to the top lip. （世界上最长的人类舌头从舌尾到舌尖足有4英寸长。）字母I和N互换了位置。

第203页　画谜

天翻地覆
"天地"这两个字颠倒了！

第205页　联系

先把"CONNECTION"（联系）填入黄色方格，然后把单词补充完整。

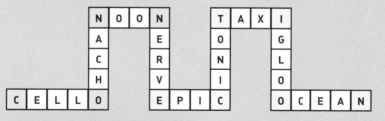

第206页　排列线条

两条黑线长度完全相同。你的大脑利用旁边的物体作背景来判断其长度。黄色管状物体使上方的线看起来很远，因此你的大脑误认为它一定更长！

第207页　对称词

MASTERMIND

第207页　勤奋大脑

Pain signals travel to your brain very slowly—at just two feet per second. That's why if you stub your toe, two or three seconds pass before you feel the pain. （疼痛信号传到大脑的速度很慢——仅每秒两英寸。这就是为什么你磕到了大脚趾，两三秒后才能感觉到疼痛。）

第210页　超级大杂烩

最后一个方格是图、词完全对应的。

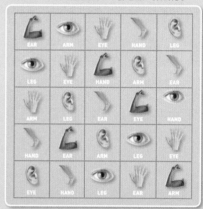

第211页　循环

There are 60,000 miles of blood vessels in your body—enough to wrap around the Earth two and a half times. （你的身体里大约有6万英里的血管，足以绕地球两周半。）

第212页　解密人体

There are 100 million neurons in your gut.（你的内脏里有一亿神经元）

第213页　玩具小偷

阿利克夏把纸条对着镜子就发现了地点、日期以及小偷和买家的交易时间。原来，买家把这些信息都倒着写下来了！

Io8 MYTH WAY
MAY II AT 8 AM

第214～215页　章节小测

你的答案

1	2	3	4
22	5	1	12

第四章

第217页　大脑谜题

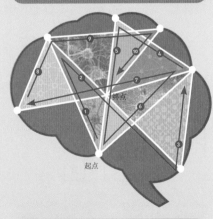

第220页　争分夺秒

Titanoboa lived 60 million years ago. It was fifty feet long, the longest snake ever!（泰坦巨蟒生活在6千万年前。它有15英寸长，是世上最长的蛇）
字母E和L互换了位置。

第221页　画谜

"Mirror, Mirror on the Wall."
这句话是《白雪公主》里的邪恶皇后的一句著名台词。

第224页　找单词

在这个游戏中，我们找到了14个词。当然，你还可以再找出一些，这说明你真是聪明绝顶！这14个词如下图所示。看到句子左边的数字了吗？它们代表着句子的第几个词，连起来就是秘密信息了。

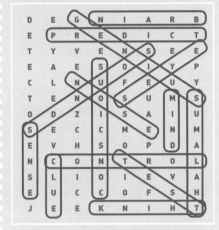

第227页　数数

看到谜题文字左边的那些数字了吗？这些数字表明了句子中的哪个单词是秘密信息的组成部分。

秘密信息是："Your name may determine your job.（你的名字也许能决定你的工作）"

6	It is time to test your brain by giving you a puzzle without instructions.
6	Have you looked at its name yet?
2	It may help you figure out how to solve it.
3	If you determine the secret I'm hiding, count yourself lucky.
5	By all means, use your unconscious mind.
11	Just don't expect me to help you; that's not my job!

——天才博士

第225页　密码大解密

MRI machines use magnets to take pictures of your insides.（核磁共振设备利用磁铁为你的身体内部拍照）

第228页　侦查任务

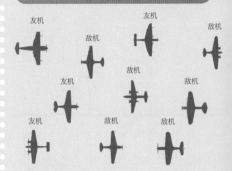

第270页艾莫瑞女士的混乱信息

STUDENT	Justin Time	STUDENT	Annie Moment
CITY	Jasper, TN	CITY	Ann Arbor, MI
AGE	17	AGE	18

STUDENT	Dennis Tree	STUDENT	Ken D'Corn
CITY	Dallas, TX	CITY	Clinton, CT
AGE	20	AGE	21

贾斯汀，17岁，杰斯珀，田纳西州
安妮，18岁，安娜堡，密歇根州
丹尼斯，20岁，达拉斯，得克萨斯州
肯，21岁，克林顿，康涅狄格州

第231页　没礼貌

Butterflies taste with their feet.（蝴蝶用脚品尝味道）

第231页 谜语

1. 桌子
2. 把沙漏侧着放
3. 字母D

第232~233页 章节小测

你的答案

	1	2	3	4
	12	18	5	4

第五章

第235页 大脑谜题

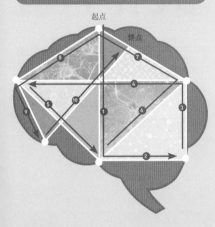

起点
终点

第237页 你的号码是多少?

I found your keys. You left them in the piano. （我找到了你的钥匙。你把它拉在钢琴里了）

第238页 争分夺秒

Not getting enough sleep can make you remember things that did not actually happen. （睡眠不足会导致记忆出现错乱）
字母T和E互换了位置。

第239页 画谜

"褪色（Fading Away）"
"AWAY"这个字的颜色正在褪去。

第243页 寻找记忆

Closing your eyes can help you remember. （闭上眼睛能帮助你回忆）

H	I	P	P	O

S	H	O	R	T

E	A	R	L	Y

BONUS:

M	E	M	O	R	Y

第247页 包罗万象

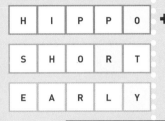

T	H	A	N	K	S
F	O	R		T	H	E
M	E	M	O	R	I	E	S

第248页 换词游戏

Giraffe = Fence
Flower = Ball
Hamburger = Bike
Lion = Kite
Worms = Water

一只名叫杰克的狗喜欢在外面玩**球**。它的兄弟泰瑞把它的球扔得太远，直接飞过了**围栏**。杰克越过**围栏**，找不到球，但他发现一只**风筝**飞过空中。街上，一个男孩骑在他的**自行车**上穿过街道，手里牵着**风筝**的线。杰克去追**自行车**和**风筝**。**自行车**上的男孩突然停了下来。**风筝**慢慢飘下来，落在**围栏**上。在它正下方，杰克又看到另一个**球**。它把**球**抓起来，穿过**围栏**的洞，朝家走去。杰克喜欢追**球**、**自行车**和**风筝**，但家里有一大碗冰**水**在等着他。

第246页 记忆挑战

H	I	P	P	O		C	A	M	P		U	S

S	H	O	R	T		T	E	R	M

第249页 形成记忆

共有8个相同的形状。

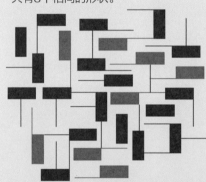

第250~251页 章节小测

你的答案

	1	2	3	4
	1	14	4	7

第六章

第253页 大脑谜题

起点
终点

参考答案

第256页 争分夺秒

On average, a person makes 396 friends in a lifetime. Six of those will be best friends. （平均一个人一生会交到396个朋友。其中6人会成为最好的朋友）字母 A 和 F 互换了位置。

第257页 画谜

"Genius"（妖怪 genie +单词 "Yes" = "Genius."）

第260页 健康的生活

Having a strong network of friends could help you live longer. （有强大的朋友关系网可以让你更长寿）

第260页 丢失的朋友

在每只脸朝右的白海豚的右侧都是一匹脸朝左的蓝马。

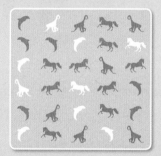

第261页 友谊加分

此处列举了90个词.
5个字母的词

1. DINER	6. FRIED	11. SHINE
2. FIEND	7. HIRED	12. SHRED
3. FINED	8. PRIDE	13. SIREN
4. FIRED	9. RINSE	14. SPEND
5. FRESH	10. RIPEN	15. SPINE

6个字母的词

1. FINISH	6. PERISH	11. SHINER
2. FISHED	7. REFIND	12. SHRINE
3. FRIEND	8. RESHIP	13. SNIPER
4. HINDER	9. RINSED	14. SPIDER
5. INSIDE	10. SHINED	15. SPINED

7个字母的词

1. DISHIER	5. NERDISH	9. SHRINED
2. FISHIER	6. PINFISH	10. SPINIER
3. INSIDER	7. REDFISH	
4. INSPIRE	8. SHINIER	

8个字母的词

1. FIENDISH	4. INSPIRED
2. FINISHED	5. REFINISH
3. FINISHER	

第263页 天生一对

We are wearing the same genes! （我们有共同的基因）

第264页 脑力大师的关系网

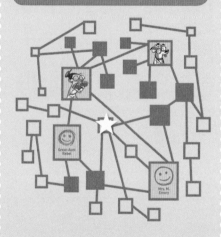

第265页 奇妙的选择

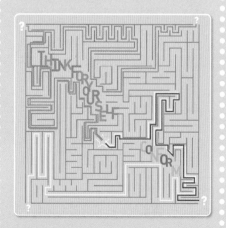

第266页 天才的建议

Think for yourself. （独立思考）

第267页 与众不同的人

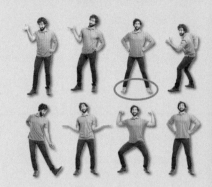

第268～269页 章节小测

你的答案

1	2	3	4
18	5	5	14

第七章

第271页 大脑谜题

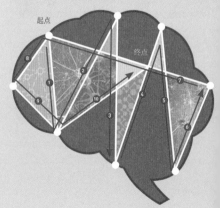

第273页　翻译时间

Hickory, dickory, dock.
The mouse ran up the clock.
The clock struck one,
The mouse ran down,
Hickory dickory dock.

"Hickory Dickory Dock."虽然大部分词都是杜撰的，但是你还是可以从这些词中找到韵律、节奏和童谣的那种感觉。

第274页　争分夺秒

The official language of Cambodia, Khmer, has the longest alphabet —74 letters.（柬埔寨的官方语言——高棉语，有最长的字母表——74个字母）
字母A和T互换了位置。

第275页　画谜

"Straight Down the Middle"
单词"STRAIGHT"正好从单词"MIDDLE"中穿下来"DOWN"。

第278页　大获全胜

WORDS that have the same PRONUNCIATION but different MEANINGS are HOMONYMS.（同音异义的单词叫做同音词）

第279页　手语的诞生

Thomas Hopkins Gallaudet
托马斯.霍普金.盖洛德

第282页　奇怪的恐惧症

所有的线索合起来就形成了一个非常非常非常长的单词。

HIPPOPOTOMONSTROSEQUIPPEDALIOPHOBIA.

这种恐惧症是对长单词的恐惧，所以我们不希望任何有长单词恐惧症的人做到这一题！

第282页　大伤脑筋的回文

L E V E L 　K A Y A K
R A D A R 　H A N N A H
R O T O R 　R A C E C A R
S O L O S

第283页　自动更正

I was searching for **recipes** online, hoping to make some tasty **sandwiches**. Can you make some **coleslaw**? We need enough for **forty** people. You should **also** bring that **coffee ice cream** from your **freezer**. This is going to be **an awesome** picnic! I might even try **jumping rope** with the **kids** this year!

Love,
Your Auntie Rebel

我正在网上搜索菜谱，希望做些美味的三明治。你能做点卷心菜沙拉吗？我们需要准备40人的份量。你还要把咖啡冰淇淋从冰箱里带过来。这次野餐一定会很好玩！今年我甚至还可能试试和孩子们一起跳绳！

爱你的
瑞贝尔姨妈

第283页　易如反掌

很多题目的答案buzhiyige。你能想到其他的答案吗？

BLACK – L = BACK
NEAT – A = NET
WINDOW – N = WIDOW
GOAT – G = OAT
POUT – U = POT
PAIN – A = PIN
GRAVE – G = RAVE
DIME – E = DIM

第284~285页　章节小测

你的答案

	1	2	3	4
	12	5	20	20

第八章

第287页　大脑谜题

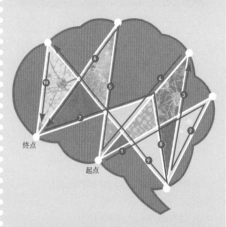

第290页　争分夺秒

Sea otters hold hands when they sleep to prevent drifting away from one another.（海獭睡觉时会手拉手以免对方漂走）
字母O和H互换了位置。

第291页　画谜

"Shattered Dreams" or "Broken Dreams"破碎的梦（单词"DREAMS"的图片是有裂痕的）

第294页　脑筋急转弯

把树做成木床。

第294页　呼噜呼噜一下

如果只统计上下一样长的Z，则共有37个Z：20个小的，12个中的，还有5个大的。

如果你把上下不一样长的Z也算进来，则不止37个了! **Z Z**

第295页　小狗之梦

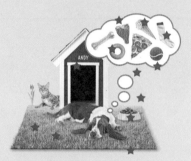

上图中的这些物体在下图中有所不同。

1. 红色趾头和后跟的袜子
2. 肉的纹理
3. 冰淇淋上的樱桃
4. 狗碗的颜色
5. 狗窝右边的花
6. 蓝色甜甜圈的样子
7. 狗窝门上的"SANDY"
8. 球上的爪印
9. 狗背上黑色的块状花纹
10. 草地上的球
11. 小狗之梦的最上面那个圈圈
12. 草地上的树枝
13. 草地上的骨头

第297页　数到12

如果你把线索拼在一起，就会发现缺失的数字是3（绿格子），9（红格子）和12（蓝格子）。

1	2	3	4
5	6	7	8
9	10	11	12

第298页　梦里缤纷

Before color television was invented, only 15% of people dreamed in color. Now 75% dream in color. （彩色电视发明之前，只有15%的人会做彩色的梦。现在75%的人会做彩色的梦）

第299页　酣然入睡的小动物

动物名称中的红色字母拼出了答案：GIRAFFE（长颈鹿）。

第300页　睡前愿望

SLEEP TIGHT
（安然入睡）

第300页　梦

1. 重新排列字母后就得到了答案：DAYDREAM.
2. Knight+Mare (a female horse [雌马]) = NIGHTMARE
3. S+WE+E+T + Dreams = SWEET DREAMS

第301页　梦里梦外

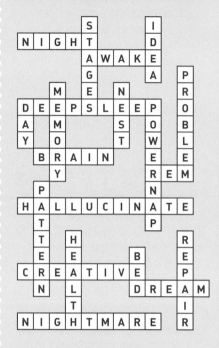

第302～303页　章节小测

你的答案

1	2	3	4
5	18	19	2

第九章

第305页　大脑谜题

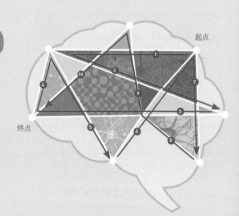

第308页　争分夺秒

Patients can be awake during brain surgery because there are no pain receptors in the brain. （大脑手术过程中，病人可以保持清醒，因为大脑里没有疼痛感受器）

字母I和R互换了位置。

第309页　画谜

"Thundercloud"雷雨云（字母"TH"在哪里？在"CLOUD"［云］的下面［UNDER］）

第312页　最划算的交易

球拍组合：B（如果你一次性提前付款的话可以便宜2美元）

机器人：B（机器人A看起来更便宜，但是加上运费，总价格就会贵4美元）

饼干：A（3.6美元一打更便宜，相当于每块30美分）

第313页　僵尸迷宫

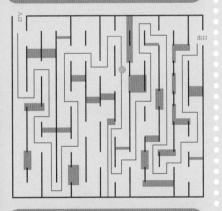

第315页　让大脑短路

你找到的绝不止11个单词，仅举例如下。
1. ALGAE
2. ANT(S)

3. BRAIN(S)
4. CONTROL
5. LAB
6. MENTAL
7. MOUSE
8. NEURON
9. SCIENTIST
10. SMART
11. TEST

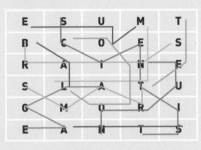

第316页　鬼鬼祟祟的广告

这些词隐藏在文字中：mouse老鼠，mice老鼠，rat耗子，roach蟑螂，moth蛾子，bear熊。

Larry's Limousine Service – The limo used by cheese lovers.
拉里豪车服务中心——乳酪爱好者开过的豪车。
Salami Central is rodent free.
萨拉米肉肠——不会有啮齿动物啃食。
Pandora Taxi Company – We're known for our cleanliness.
潘多拉出租车公司——我们以干净卫生闻名。
Marve's Motel – Where a superhero achieves fame!
摩瑞汽车旅馆——成就超级英雄的地方。
Wayne's Wrestling Ring – Hear the roar of sumo thunder.
维恩竞技场——感受相扑运动员的怒吼。
Crazy Costumes – Wardrobe area is danger free.
疯狂戏装——没有危险的衣柜。

第317页　午饭时间

Brain tissue has a texture that is very similar to tofu.（脑组织的质地很像豆腐）

第317页　混乱的正方形

首先，划掉完全相同的颜色-形状组合。

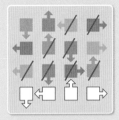

然后，把剩下的形状填入下方的空白处，颜色就一目了然了！

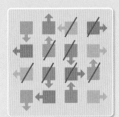

第318页　木乃伊谜

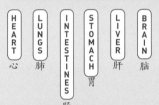

第319页　未经授权的实验

Olivia和Daniel是那两个小坏蛋。

第320~321页　章节小测

你的答案	1	2	3	4
	5	12	15	23

第323页　期末考试

"REMOVE ALL RED AND GREEN LETTERS BELOW."

把下方所有红色和绿色的字母移走。只要你按照要求来做，就会发现隐藏的信息："你是一个真正的天才！"

第三部分
脑内探秘

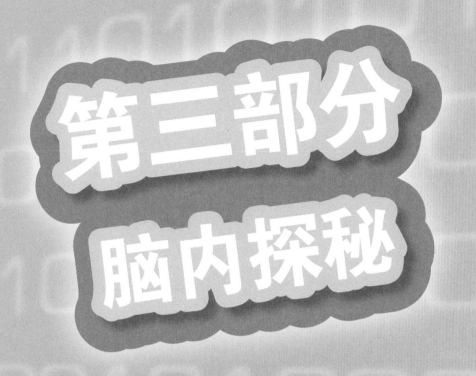

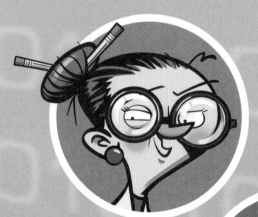

脑力大师，来一起了解神秘的大脑吧！

更多有趣的谜题等着你！

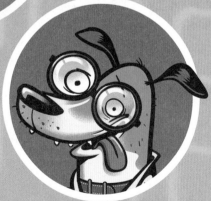

→ 探秘挑战

与天才博士斗智斗勇之后，你的小脑袋瓜一定已经成为超级大脑了吧！所以，在这一部分，我们更深入地了解一下人脑到底是如何工作的吧！一起来深挖大脑的故事。

挑战

看看这个挑战，开动脑筋试一试。

你能在20步以内玩好这个魔方吗？可能不行，这太难了！

这样复杂的智力玩具需要大脑迅速地同时处理几件事情。

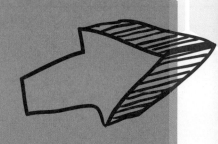

到底发生了什么？

魔方需要大脑做空间推理。空间推理也被称作视觉思维。你的大脑看见一个影像，比如看见不同颜色的方块，就会想着如何把相同颜色的方块移动到同一平面，以完成游戏。有些思考是在大脑的最后端完成。四个脑叶中最小的脑叶叫枕叶，是视觉认知的所在。枕叶负责处理我们看到的东西。颜色也是通过枕叶识别的，但玩魔方游戏不仅需要看见魔方。空间推理包括分析事物、解决复杂问题，比如这个魔方游戏。

眼睛看见魔方上方格的颜色后传输给枕叶，人脑就用运动知识开始推理或预测，每个方格怎样移动才会影响最终的结果。手指操控魔方时，人脑同时在评估每个动作，决定下一步。如果给大脑足够多的时间，你一定能完成魔方游戏。能否完成仅仅取决于你的时间是否够用。

然后看看在你的大脑里发生了什么！

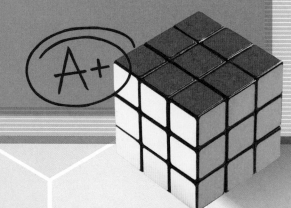

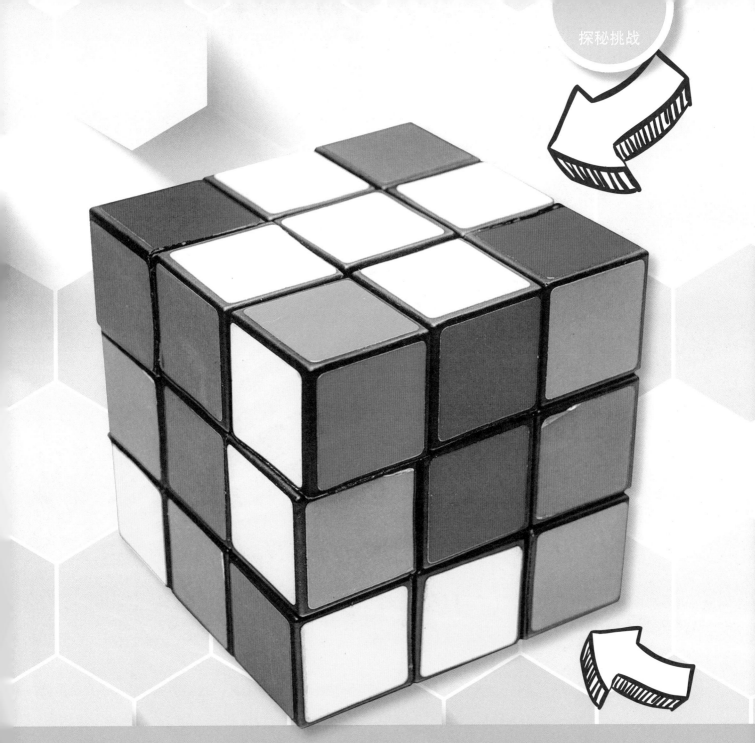

魔方能改善我们的生活吗?

　　美国马萨诸塞州东北大学的两位计算机科学家认为,魔方能改善我们的生活。他们认为,魔方是终极智力游戏。魔方有43万兆以上种答案。那可是43后面跟了18个零啊。实际上,一台计算机要做出关于模仿的所有答案,需要一年多的时间!不过,它为什么很重要呢?

　　玩魔方并不是什么惊天动地的事情。计算机如何解答才是重点。科学家认为,计算机必须把每个解决方案分解成很多子问题。如果那些相同的思维过程可以用在解决更大的问题上,比如,如何设计安全的飞行路线、如何提高电话通话速度和上网速度,那么人类的日常生活将发生翻天覆地的变化。

想知道更多吗?快往下看吧!

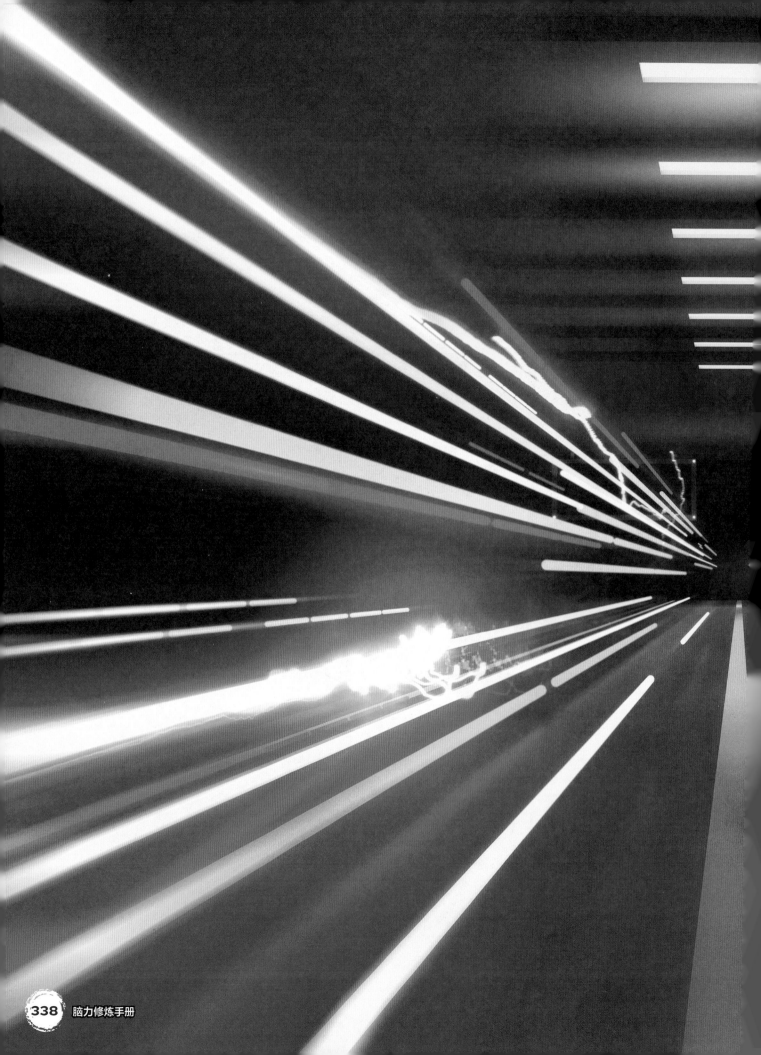

第一章

人脑高速公路巡航

谈到人脑，思维最重要。准备好进入人脑高速公路了吗？让我们一起来了解人脑，看人脑如何把感觉转换成思维！

启动你的 引擎

做好准备，预备！
开动你的大脑！

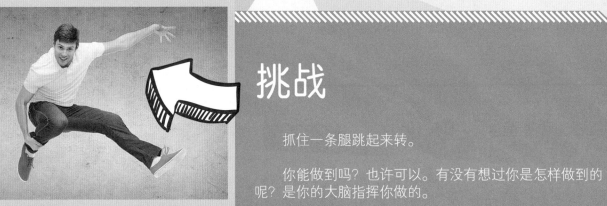

挑战

抓住一条腿跳起来转。

你能做到吗？也许可以。有没有想过你是怎样做到的呢？是你的大脑指挥你做的。

到底发生了什么？

大脑下达的那些指令相当复杂。你的大脑必须读懂指令，并转换成动作信息，然后传达给每一寸肌肉。当你往上跳并保持平衡的时候，是大脑控制着你的胳膊、腿、手和脚。嘿！那可得有好多步。把这些动作编成程序让机器人做的话，需要好几天甚至好几个月才能组装好所有部件；让这些动作同时完成，还必须给机器人写出所有指令。可是所有这些动作，我们的大脑几秒钟内就能完成。它是怎么做到的呀？

人脑有其独有的交流体系——神经网。神经网由超过860亿个神经元组成。神经元从人脑延伸出去，形成各种通道。微观信息位以每小时418千米的速度快速通过这些通道，速度可以与当今最快的汽车媲美。神经元就像人脑的工蜂，它们通过电脉冲将信息传递给肌肉、腺体或者其他神经元。

所以，当你读到上面那些指令的时候，你的大脑就已经形成想法。这个想法就是一种电流信号，会穿过神经元细胞。想法在额叶里形成。额叶是人的智力源头，负责规划和组织我们的想法。神经元通过大脑内的高速通道将额叶和顶叶连接起来，顶叶负责处理知觉。把这些脑叶中的信息连接起来，大脑就形成了想法，指导我们如何想、如何对周围的世界作出反应。

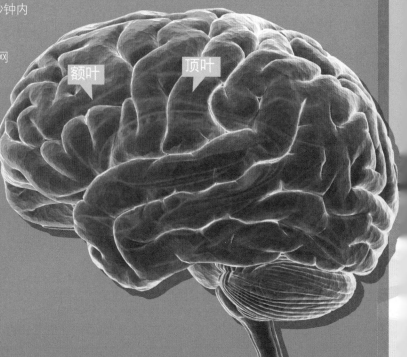

额叶

顶叶

神经元小知识

神经元细胞长长的，由三部分组成：树脂晶、细胞体和轴突。树脂晶是收集中心，它收集好信息后传送给细胞体，细胞体接收到信息后发射给轴突，轴突再把信息传递给别的细胞体，如此传下去，一直把信息传到人脑对它作反应的部位。

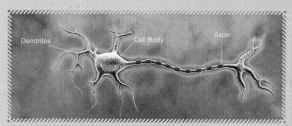

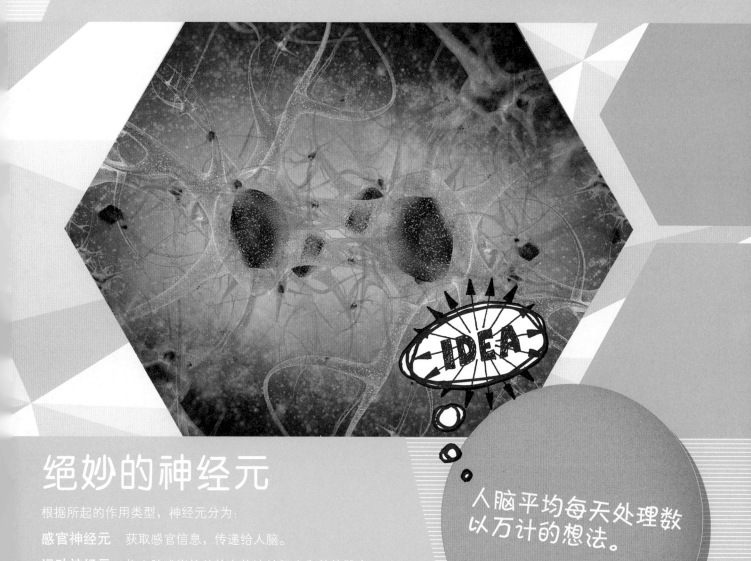

IDEA

人脑平均每天处理数以万计的想法。

绝妙的神经元

根据所起的作用类型，神经元分为：

感官神经元　获取感官信息，传递给人脑。

运动神经元　将人脑或脊柱的信息传达给肌肉和其他器官。

中间神经元　连接感官神经元和运动神经元。

非常好，不是吗？

[**想法决定** 神经元]

运动神经元是人体内最长的细胞。运动神经元的细胞体位于背部下方，但它的轴突可以从脊柱底端延伸至脚趾头。运动神经元长达1.2米，比棒球棍还稍微长一点。

前方有捷径

你的头脑一直充斥着各类信息，接受和处理信息往往就在几秒内完成。所以，头脑需要走捷径。

挑战

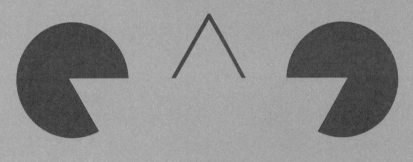

你看见了什么？

两个蓝色三角形和三个深色圆形，对吗？错！三角形和圆形并不存在。为了弄懂这幅图，你的头脑告诉你有三角形和圆形，但其实它们并不存在。这就是错觉。

[注意 事项]
右和左

右脑和创造力有关，掌控你的艺术和音乐方面的专长。左脑和逻辑分析有关，帮助你做些与处理问题、数学、书写有关的事情。

神经元特征

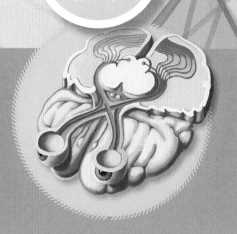

视网膜是眼睛后方的一层组织，它看见影像后，把影像转变成电脉冲，电脉冲沿着视神经到达视觉皮层，再由视觉皮层辨别出影像。然后，哇！你看见这个影像了！

你知道吗？你右眼看见的影像由左边的视觉皮层处理，左眼看见的影像由右边的视觉皮层处理。

到底发生了什么？

错觉是指利用颜色、光线和图案，让人在一张图片上看出并不存在的东西。

错觉表明，即使人脑受到了愚弄，它还是按照既定的方式在运作。研究人脑如何对错觉做出反应，能够很好地深入探究人脑是如何运作的。

人脑一直在处理接收到的信息，它就像一台超级电脑，必须高效运作避免超负荷，所以人脑会形成捷径，或根据已知信息做出推测。

人脑中的捷径能帮助我们快速理解信息。人脑不会孤立地处理某一种感觉，而是所有的感官刺激——视觉、听觉、触觉、味觉和嗅觉，同时给人脑提供新信息。这个负荷很重！

在这种情况下，为了帮助组织信息，你的大脑将这些图片分类，并和以前见过的影像进行对比。比如，你的大脑知道圆形是这样的：

三角形是这样的：

所以，当你的大脑将图片分类时，它会自行补充缺失的线条，这样对于脑来说才符合逻辑。只有当你把注意力集中在图片上，并告诉你的大脑三角形并不存在，你才能看见真正的图像。

但是人脑是从哪儿获得信息的呢？我们怎样知道三角形和圆形的样子呢？我们从各种渠道获取信息，有脑内的，也有脑外的。视野、声音、触摸，都能让我们认识周围的环境和我们自己。

最复杂的一种感觉是视觉。科学家认为这是因为视觉能确保我们的安全，帮助我们觅食，并使我们在人生的道路上走得更好。

人脑几乎三分之一的部分是用来处理视觉的。但是我们看见的真的是正在看的东西吗？我们来弄弄清楚。

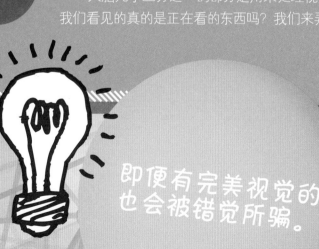

即便有完美视觉的人也会被错觉所骗。

→ 红灯、绿灯

你知道吗？人脑如何诠释颜色与眼睛看见影像一样重要。

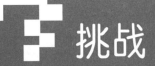

挑战

苹果是什么颜色？你可能会说灰色，但你的大脑认为是绿色或红色。

这是因为你的大脑不仅仅看到了在场的颜色，它还做出诠释。储存在视觉皮层的信息让你想象苹果是红色或者绿色——即便看见的苹果本身是灰色。

再看这张。它是什么呢？你能猜出这是停车标志吗？你又是怎样知道的呢？

你怎样看颜色

图像反射的光波会发送到眼睛后方的一层组织，这层组织就是视网膜。视网膜内是一些微小细胞，叫作感光器。它们对光线特别敏感，就是我们所熟知的视杆细胞和视锥细胞。视杆细胞把周围的世界以黑白色呈现出来，帮助我们认识物体的形状。视锥细胞让我们看见颜色。视网膜上的视锥细胞对三种颜色特别敏感：红、绿、蓝。视杆细胞和视锥细胞发送信号给大脑，大脑再将这些信号转换成形状和颜色。

到底发生了什么？

苹果也好，停车标志也好，你看见它们后，大脑就开始回顾与它们有关的信息。所以即便看见的是灰色的苹果，你也会认为苹果是红的。你为什么知道红色的八角形标志表示"停"呢？这也是因为大脑走的捷径。大脑一看见这个颜色和形状，立马就认出来并告诉你它是什么。

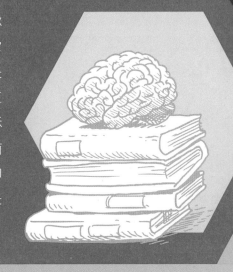

[注意事项]
动物如何识别颜色

狗只能看见从黄色到蓝灰色的色调。蛇能看见其他动物的热感应点。鸽子能看见几百万种颜色。人脑能识别一百多万种颜色。

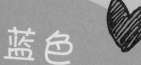

蓝色

最为人们喜爱。一项研究表明，40%的成年人最喜欢的颜色为蓝色。

物体看起来
比实际距离
更近

现在是3D视野！

挑战

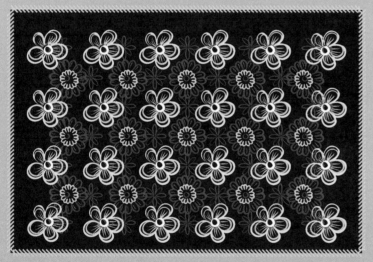

看着这些花。有些花看起来是不是像要从画里出来走向你？

到底发生了什么？

你可能认为是黄色花的原因。实际上，图片中的花没有一朵是3D的（立体的，三维的），只是你的大脑认为它们是。

我们是生活在3D世界的3D生物。但奇怪的是，我们的眼睛看的方式并不是3D，人眼只看见2D的（平面的，二维的），也就是只有宽度和高度。人脑自行添加了深度，人脑根据物体周围的强光部分和阴影部分判断出深度。黄色的花周围有额外的线条，形成阴影，所以看起来是3D的。

人类依靠双眼看出3D，这被称作双目视觉。双目视觉是指两只眼分别看见不同的影像，然后混合成一个。

眼睛决定论

眼睛长在什么位置决定了动物们的视野范围。人类的两只眼睛长在正前方，就能对比两眼看到的影像，增强3D效果。有些动物的眼睛长在头的两侧，比如狗，它们的视野范围更广，但由于双眼看见的东西不一样，3D效果就不那么明显。

斜视眼通常也被称作懒眼，不能识别深度。

挑战

双手拿书、伸直双臂。闭上左眼，再闭上右眼。

到底发生了什么？

你的两只眼睛分别看见影像，然后将信号发送给大脑枕叶的视觉皮层。两个影像合并成一个，这样你看见的书就在正确的空间位置上。3D视觉很重要，如果没有3D视觉，我们就会经常撞到东西，而不会绕开走。

[注意事项]
鸽子

你知道吗？鸽子上下点头是为了看得更清。鸽子也会使用一些眼部技巧以达到3D效果。鸽子不停地点头，眼睛就能接收周围环境的多张影像，它的大脑会处理这些影像，创造出鸽子能看懂的3D影像。

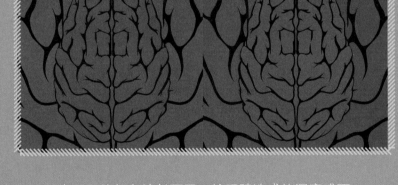

挑战

哪个大脑看上去像浮在背景图的上面？红色的还是蓝色的？

到底发生了什么？

你可能会说红色的大脑浮在背景图上面。因为不同的颜色波长不同，给眼睛造成的深度感不同——红色的光波比蓝色的光波长。眼睛没办法同时集中在两种波长上，所以蓝色就显得模糊些。人脑会认为红色像跳出来的一样。这种叫作多彩立体影像，很多3D电影就是用它做成的。

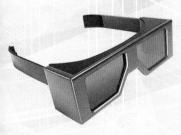

当你戴上3D眼镜，每只眼睛看到的影像是不一样的。一个是红的，另一个可能是绿的。有时候一个是红的，另一个是蓝的。不同颜色的波长让大脑误认为它们深度不一样，因此影像就被叠加起来，在头脑中反映的是一个在另一个的上面。这就是为什么摘掉3D眼镜后，画面看起来很模糊。

[注意事项]
摘掉眼镜

所有神经网
通向额叶

视觉、味觉、听觉——
所有这些都通过一个热点。

大脑接收所有的感觉信息，然后做出反应。它是怎样做出反应的呢？通过神经通路。

身体各个部位都通过感官发出信号。眼睛看到的图像、耳朵听到的声音、皮肤的触觉等。这些信号都到达脑的中心站：丘脑，然后被传送到需要处理的地方去。

例如，我们的听觉接收到周围的信息。但是，和处理其他感觉一样，大脑会把听到的和已知的联系起来。

大脑在听觉皮层，也就是在颞叶处理声音。当你听见音乐时，耳朵上方的听觉皮层异常活跃。信号沿着神经通道快速到达额叶。

不管是视觉、听觉、触觉、味觉，还是嗅觉，新信息不断进入大脑，永不停息地循环着。这些信息无时无刻不在创造着新的神经通道。

气味始于嗅觉系统，与鼻子有关。这些信号传达到颞叶的梨状皮质，接着经过丘脑到达额叶皮质，你就能闻到气味了。还有一些信号发送得更深远些，到储藏记忆的地方。这就是气味能引起强烈情感的原因。

王蛇的咽喉可以感觉到震动，因此能听见哪怕很细微的声音。

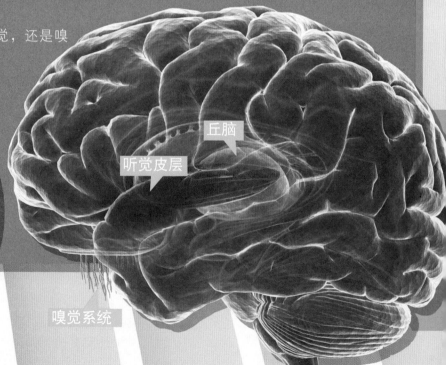

丘脑

听觉皮层

嗅觉系统

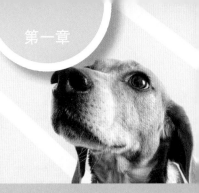

狗的脑只有不到人脑的十分之一大。但狗处理气味的部位却是人类处理气味部位的40多倍，所以狗对气味要比人类对气味敏感一千到一千万倍。狗在很大程度上依赖气味来了解同类和周围环境。狗相互之间嗅来嗅去时，其实就跟人之间打招呼和握手是一样的。

神经元特征

闻闻！闻到什么了？一般情况是，如果你闻到某种气味，你就知道闻到的是什么。嗯，这个闻起来像一块蛋糕，对吗？下面我们来看看原理。

气味先到达嗅觉器官（鼻子），然后传到颞叶的嗅觉皮层。味道通过颅内神经传播，从嘴巴到丘脑，再到感觉皮层，也被称作脑岛，这里是识别味道的地方。味觉和嗅觉结合起来就会引起情感反应。现在，谁想要蛋糕呀？

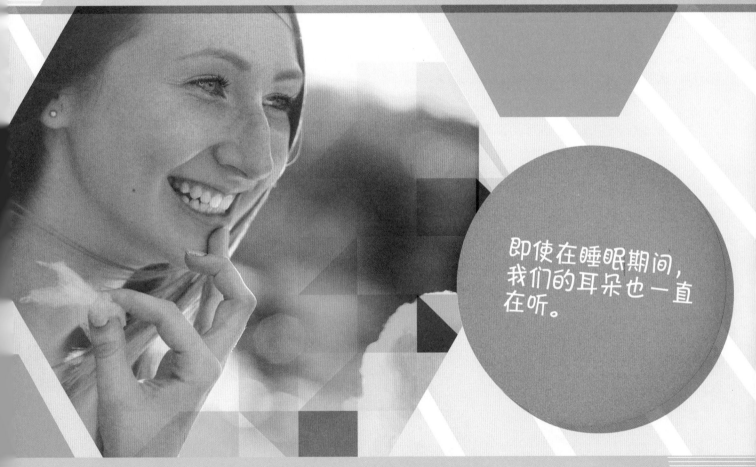

即使在睡眠期间，我们的耳朵也一直在听。

你是否有过这样的经历：一首歌卡在脑子里了？你知道第一句歌词，可怎么也想不起第二句。你的大脑说："不用担心，只是我在不断地回放第一句而已。"科学家将这种现象称作耳朵虫。其实就是脑卡在一种循环中，不希望有未完成事项，所以它不断回放第一句，希望你能完成这首歌。但很遗憾，一般你都完不成。纳闷，你应该怎样结束这种循环呢？看书、做数学题等，让大脑分析点儿别的，通常就能跳出这种循环。

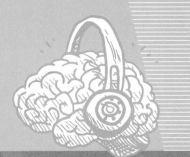

头盖骨下的神经高速通道

人脑内有个异常复杂的神经交通体系。神经信号从一个终端传到另一个终端，在脑内神经通道高速传输，这个速度在普通的高速公路上是绝对不允许的。如果某个信号的传送通道拥堵，它会立马调换方向或新开辟一条通道。大脑每吸收一样东西就形成一条新的信息通道。但是为了提高效率，脑需要储存已知信息，也就类似于汽车的停车库。这样的信息称作记忆。现在，准备好，坐好啦，让我们一起去游览记忆通道！

第342页

想法就是沿着神经元运行的电流信号。

你跟上这些想法了吗？

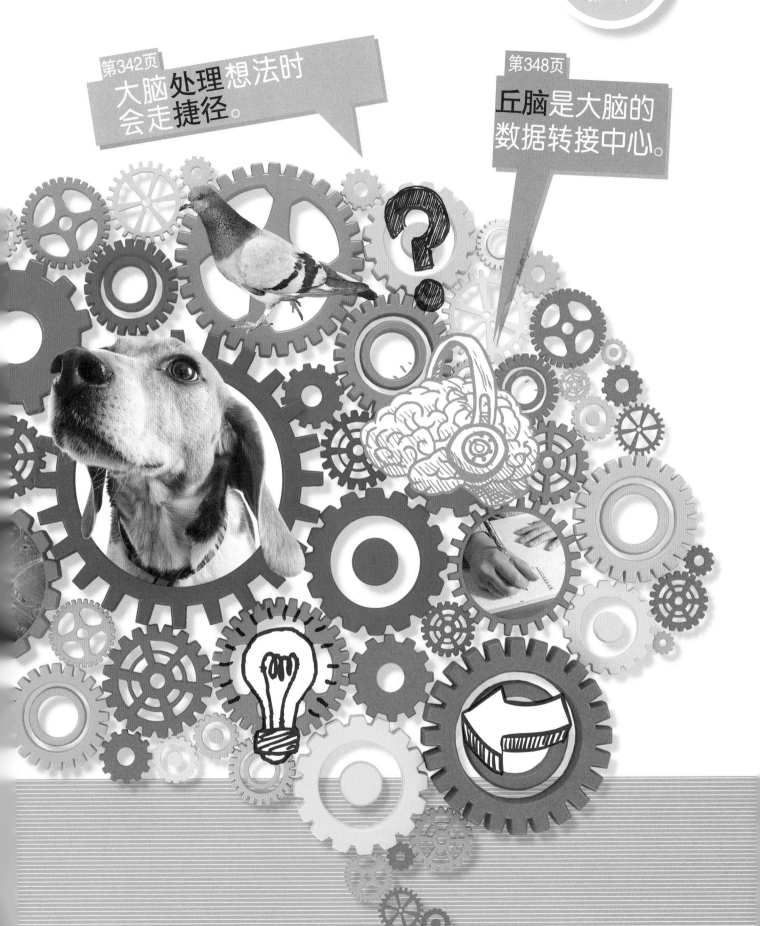

第342页
大脑处理想法时
会走捷径。

第348页
丘脑是大脑的
数据转接中心。

头脑休息站

1.这张图片是什么意思？

R I E N D
F   F
D   R
N   I
E   E
  D N E I R F D N

2.图片中的盒子是从4个选项中的哪一个折叠而成的？

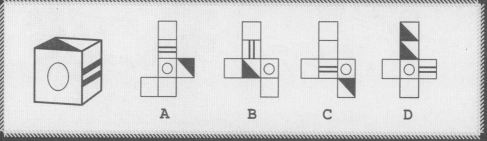

A   B   C   D

哇，信息量好大！玩玩这些好玩的游戏，让大脑休息片刻。

3.彩虹的尽头是什么？

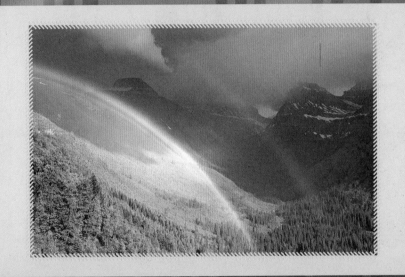

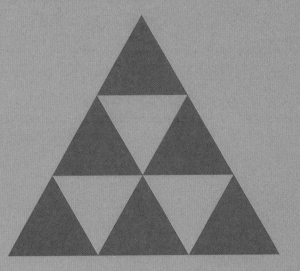

4.图中有多少个三角形？

5.图中汽车所在的停车位号码是多少？？

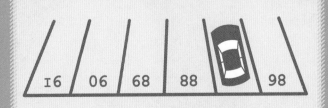

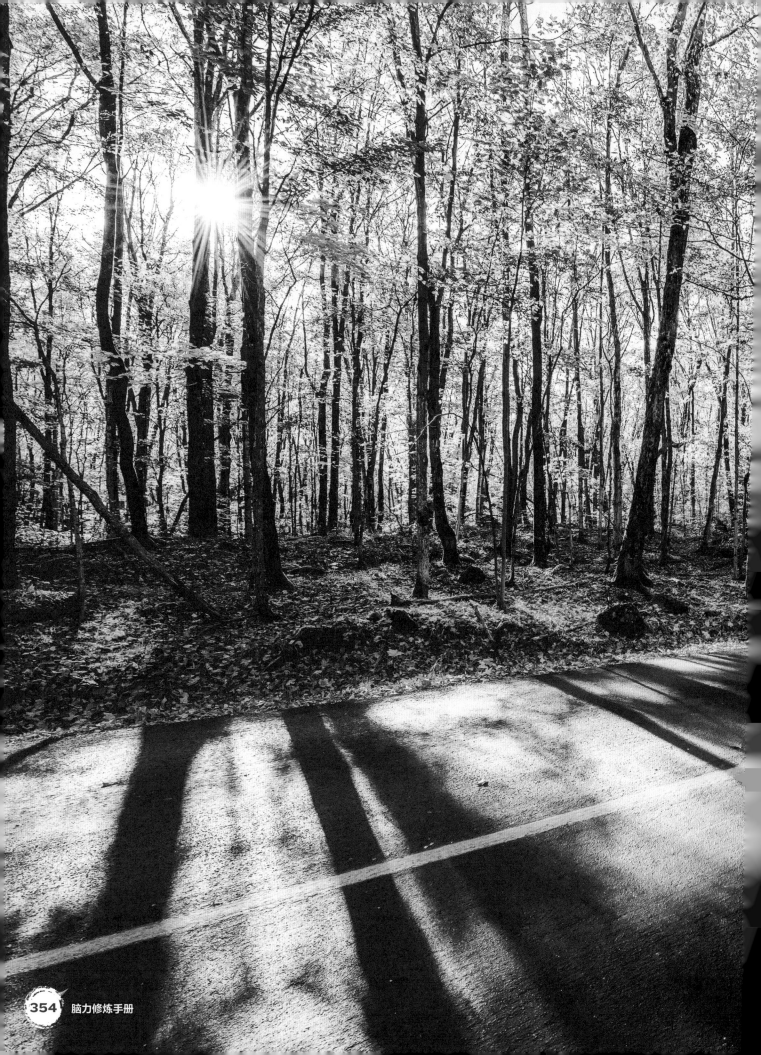

沿着记忆通道下去

你想看看世上最大的存储系统吗？当然可以！
打开这页，进去看看大脑是如何生成记忆的。 →

→ 找路线

记忆模式储存在头脑中。
找找看它们是如何逗留的。

挑战

开始唱ABC歌！你唱对了吗？大多数人小时候就学会了这首歌，但并没有每天都唱，为什么大脑还能回忆起来呢？

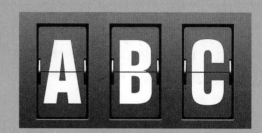

到底发生了什么？

人脑储存记忆。记忆就是对你经历过的某件事情、某种感觉或者某个人的印象的储存。海马体负责储存记忆，但实际上记忆充斥整个人脑。你可以把人脑想象成一座大城市，额叶、顶叶和枕叶就是周边城镇，所有道路都通向市中心——海马体。

神经元是大脑的交流体系。如果没有神经元，人就不能思考、记忆，甚至无法走路。神经元一接收到感觉信号后就开始高速运转，像被打开开关一样。电流信号沿着大脑蜿蜒的高速通道激活和传输。它也在寻找，要和大脑的其他神经元进行连接。没有通道吗？没关系！神经元会开辟新的连接线路和通道。这个过程称作学习。

神经元以某种特定的形式启动，就形成了记忆。

这个过程分为三步：

1.第一个神经元接收到信号。

2.第一个神经元将信号发送给第二个神经元，形成新的链接。

3.神经元之间彼此发送信息，产生记忆。记忆能否储存下来取决于那些神经元以特定模式启动的频率。

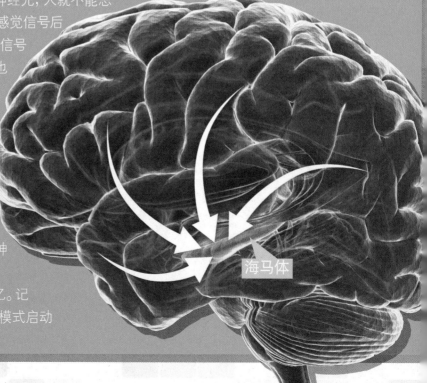

海马体

当你弹奏某种乐器或进行某项运动时,"熟能生巧"这句话你可能听过几百遍。练习某种行为会让神经元沿着相同的路线不断发送信号。

挑战

唱A, B, C...然后倒过来唱。试试看,你可以的。Z, Y, X...

你能倒着唱出几个字母呢?你是不是需要先在心里正着唱一遍,才能想出倒着唱时下一个字母是什么呢。很多人都这么做。

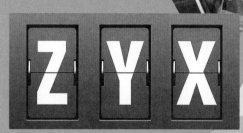

到底发生了什么?

学唱ABC歌曲时以某种特定的顺序激发了你的神经元。但要想倒着记住这首歌时,你就是在强迫神经元创造一条新的神经通道,它们很不喜欢这样!你的记忆模式是正着唱这首歌,倒着唱时,神经元不知道怎样找到字母顺序了,所以ZYX…字母歌很难唱。

学习改变了你头脑里的物理地图。

神经元特征

记忆是存储在脑内的一些微小信息。比如,你会记住别人的头发和眼睛的颜色,站姿,甚至气味。这些信息都是单独储存在不同的地方。颜色存储在视觉皮质,味道储存在嗅觉皮质,这些单独记忆合在一起就形成对这个人的记忆。

记忆会引发连锁记忆。想起你过去养的一只狗,你会想起拴它的皮带,它闻东西的方式,它软绵绵的毛,甚至你经常遛它的公园。你也会想到狗碗,还有你的狗在邻居家的院子里刨了个洞时邻居气疯了的样子。所有这些记忆都关联在一起。

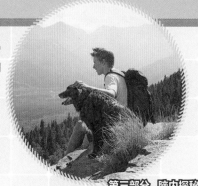

检查你的 记忆

大脑能记住多少？
让我们来测一测。

挑战

将这些词看三遍，然后遮住它们。

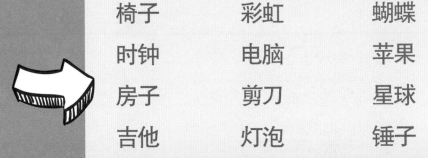

椅子	彩虹	蝴蝶
时钟	电脑	苹果
房子	剪刀	星球
吉他	灯泡	锤子

现在拿出铅笔和纸，写下你记住的词。你写对了几个？5个？8个？还是3个？大多数人能记住5~7个。但是大脑是怎样记住这些词的呢？

到底发生了什么？

大脑的短时记忆只能持续15~30秒，有时会长达1分钟。跟电脑重启的时间差不多。长时记忆持续的时间则要长一些。

当你读上面的词语列表时，神经元从视觉皮层到额叶皮质做了一个循环，然后从听觉线路到额叶皮质再做一个循环。海马体就像一个中间人，将信息从短时记忆送到长时记忆再折回。短时记忆在15秒内就形成了。

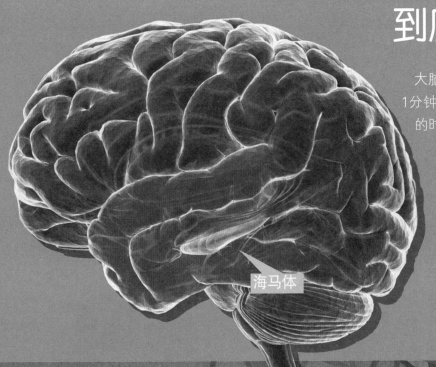

海马体

[注意 事项] 记忆类型

人脑有四种记忆类型,分别为:

情景记忆是对发生过的事的记忆,包括情感和感知。

语义记忆由事实组成,比如你的家庭作业。

程序记忆与行为有关,比如骑自行车。

工作记忆是指你马上需要的信息,比如做计划、组织活动、要注意的事项等。

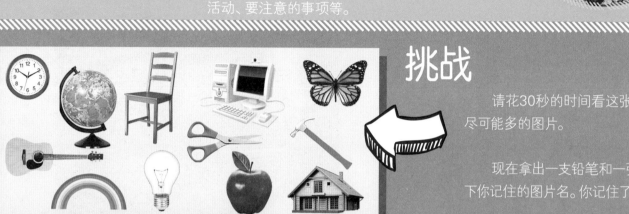

挑战

请花30秒的时间看这张图,记住尽可能多的图片。

现在拿出一支铅笔和一张纸,写下你记住的图片名。你记住了几个呢?

如果回头再看一遍,你会发现难点其实是图片的名称。这一次你记住的是不是更多一些呢?这是为什么?

到底发生了什么?

　　看图片确实能帮助大脑记得更好。短时记忆,也称作工作记忆,很大程度上依赖视觉皮质。人脑会迅速处理看到的单词,不会停留太长时间。而人脑记住一张图片所花的时间则要长得多,看图片花的时间越长,越容易记住。说出单词也是一样的道理。能说出单词比看单词花的时间要长。这就是为什么把单词读出声后记得更牢。从中你学到什么?当你做图片测试时,要看着图片并大声读出来。这样做,对你的记忆还有测试结果都有好处!

短时记忆一次最多能记住7样东西。

→反过来

啊，记忆力！尝试记住一些事情？跟随感觉指引。

挑战

尽量回忆一下3年前的事情。试着想起一次户外活动：逛公园、爬山或骑自行车等。

看看你能否回答下面这些问题：

那天有多热或者多冷？
那天感觉怎么样？你和谁一起？
那天的味道是怎样的？

可能你都能回答出来，记起更多的事情。你甚至能感觉到那天的冷热。为什么三年前的记忆就像刚刚发生的一样？

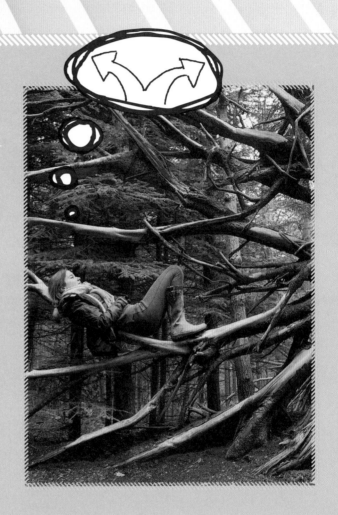

到底发生了什么？

你唤起了长时记忆。形成长时记忆花的时间很长，也很复杂。和短时记忆不同，长时记忆的形成涉及情绪、视觉、听觉、触觉、味觉和嗅觉。长时记忆是生动的，所以你能回忆起气味和温度，甚至能记得那天你是高兴还是难过。长时记忆能够持续一生。

嗅觉能唤起最强的记忆关联。

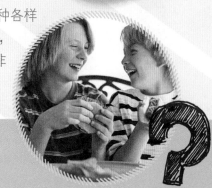

[注意事项]
遗忘能帮助提高记忆力

遗忘真的能帮助你记住事情吗? 是的。

遗忘能帮助头脑保持简洁。我们的记忆充满各种各样的细节,如果要记住每个细节,负荷就会太重。所以,人脑会忘记一些小事情而记住一些大事。这个系统非常棒! 比如你有必要记住两年前的1月15日中午吃的是什么吗?

神经元特征

长时记忆的形成涉及以下四个方面:

注意力 如果有什么吸引了你的注意力,丘脑马上就会知道,丘脑中的神经元沿着神经元高速通道到达额叶,让额叶知道你注意到了某个行为。

情绪 当人体需要情绪反应时,杏仁核会建立一个记忆通道,这样信号就能飞速穿过头脑,抵达能让记忆永久如新的区域。

感觉 视觉、听觉、触觉、味觉和嗅觉都会触发人脑的反应。神经元到达海马体,指引海马体从这些感官刺激中形成记忆。

储藏 海马体就像一台电脑,是一个存储和检索中心。它从人脑系统的方方面面收集数据,再把数据加工成长时记忆。

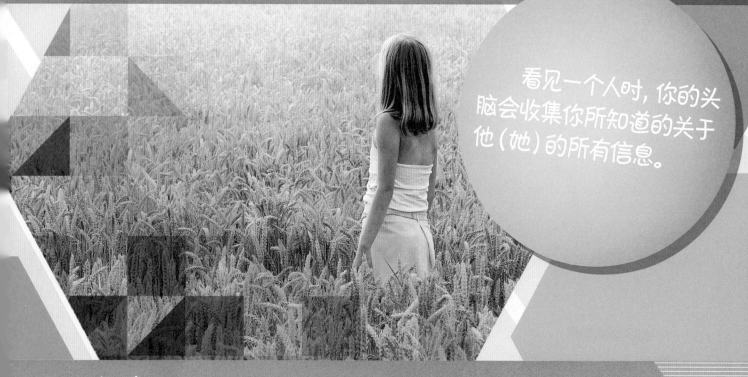

看见一个人时,你的头脑会收集你所知道的关于他(她)的所有信息。

[注意事项]
我之前做过这件事吗?

你第一次去一个地方。突然,你有一种很强的感觉,以前来过这儿。但你知道你没有来过。是大脑在戏弄你吗? 不是,是你正经历一种似曾相识的感觉。似曾相识是指某个新地方或者某件新的事情激发了你以前的记忆。这个场景或事情很熟悉,即便你之前没去过或没做过。

认知范围

影像并不总是和它看起来的一样哟！凑近点儿看，再近点儿。

挑战

你从右图里看到了什么？一个花瓶，还是两张脸？大脑无法决定，是吗？

到底发生了什么？

人脑天生能识别人脸。想看到一张脸的冲动特别强，但即使没有一张脸在那，人脑也能看出脸吗？再试试看。

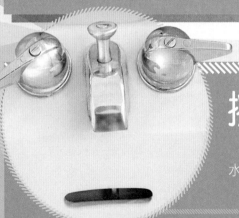

挑战

这张图是什么？你看到的是一张脸吗？其实，这只是一个水龙头和两个冷热水调节手柄。

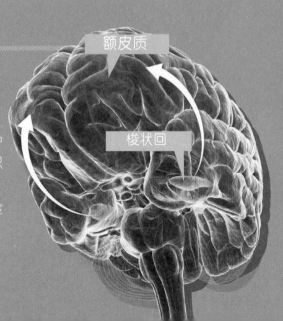

额皮质

梭状回

到底发生了什么？

大脑看到这个影像并识别成脸上的一些部位。这是一种幻想型错觉反应。脸由位于海马体下方的人脑的梭状回部位识别，当梭状回看见类似于脸——眼睛、鼻子、嘴巴的图像时，它就做出反应。神经元发送信号到额皮质，你就看见一张脸了，即使那并不是一张真实的脸。

[注意事项]
脸是你的密码

跟你的大脑一样，计算机也可以设定程序指定一些特征来识别某个人。眼睛颜色、鼻子形状、嘴巴大小、头发颜色，都是计算机可聚焦的特征。信息被扫描并存储在记忆中。当计算机再看见这个人时，就和储存的信息进行对比。信息匹配便识别成功。有趣的是，人一出生就有这个功能，但教会计算机，却花了工程师60多年的时间。

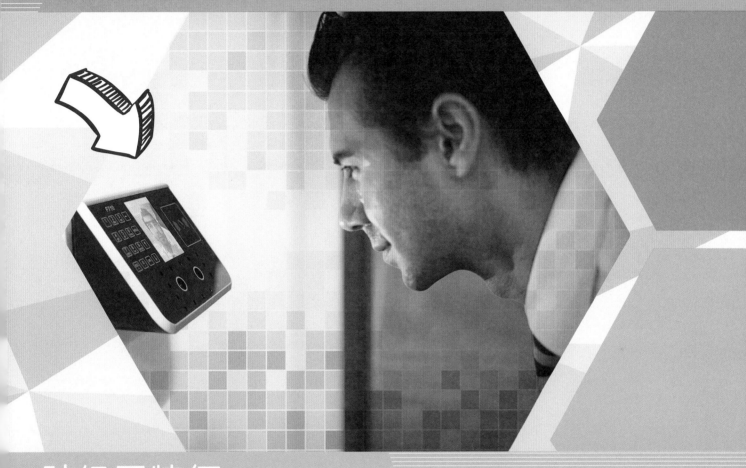

神经元特征

幻想型错觉，或者脸盲，是指人们无法辨别脸的一种情况。有幻想型错觉的人可能分辨不出陌生人和熟人，甚至也无法辨认出镜子里的自己。科学家认为造成脸盲的原因是识别人脸的部位——梭状回受过伤，中风、头部受伤、老年痴呆或痴呆症都会导致脸盲。

大脑可以保存25拍字节*的信息，这个信息量相当于300年的电视节目量。

*注：拍字节是计算机存储容量的单位。

图案通道

识别图案是大脑运作的一种方式。

挑战

观察下面这些图案。接下来会是什么形状呢?

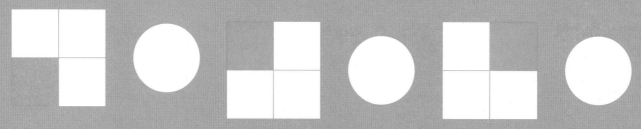

你觉得是这个吗?

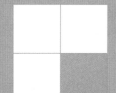

对啦!
你是怎么知道的呢?

到底发生了什么?

　　幻想型错觉反应能让你看见脸,也能让你看见图案。它能识别形状,辨认颜色,甚至解决数学问题。图案能帮助人脑弄明白接收到的信息。人脑接收到的很多信息都是碎片化的,就像相机拍下的一张张照片。通过创造出图案,大脑能够识别出信息应该放在哪里,就像找拼图一样。人脑越快看见图片,它就能越快理解并做出反应。看图案是一种很好的方式,能帮助我们识别周围环境,顺利生活。

[注意事项]

你能听见我吗？

每个人都有一个内部导航系统。大脑通过识别图案游走于世界。但你的内部导航系统可不仅仅依靠视觉哟！其他感官也在起作用。实际上，盲人主要依靠听觉走路。记忆能给你指路，把你带到去过的地方。你上次去过哪里或提到哪里，头脑中能形成一张地图并记住它。

NOTE

信息呈现的方式越奇特，越与众不同，我们越容易记住。

[注意事项]

走丢了很久的宠物

宠物也有识别图案的方式。你听说过这样的故事吗？丢失的宠物可以走很远并找到主人。科学家认为，有些动物的记忆中存有"心理地图"。这些动物将"心理地图"和敏锐的嗅觉结合起来，从而找到主人的家。

前方有岩石小径

记忆其实是人脑展示的一种地图。它能帮助我们识别去过的地方、做过的事情、看见的东西，还有一路遇到的人。但是，跟所有其他地图一样，记忆也会出错，需要更新。因此，你的海马体会超速运转，让记忆地图常换常新。生活在继续，记忆在增加。记录下你知道的事情，然后画出新的地图。

系好安全带，咱们要驶入关于情绪的高速公路啦！

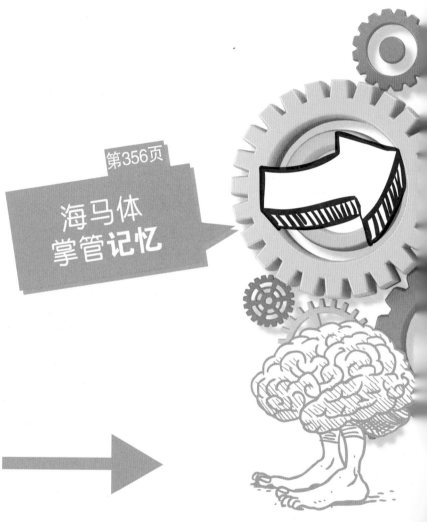

第356页

海马体掌管记忆

你跟上这些想法了吗？

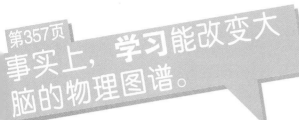

第357页
事实上，**学习**能改变大脑的物理图谱。

第359页
看图片能增强记忆力。

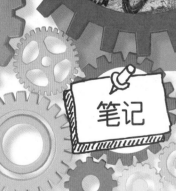

笔记

头脑休息站

1.下面哪个图形与拼图吻合?

2.公交车在朝哪个方向行驶?

答案: 1.C。 2.左边。门在另外一边。 3.Bubble bee; paper clip 4.据说少喜好越人,又可以兽养有人,取决于你看之量。 5.一样长。

你能把这些都记住吗？玩玩这些有趣的游戏，让大脑放松一下。

3.这些单词的顺序应该是怎样的？

elmbub ebe

repap plic

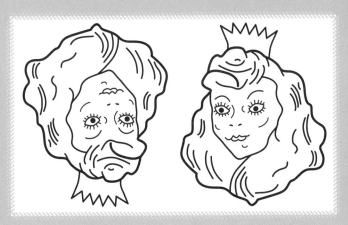

4.这件艺术品中的女士是老年人还是年轻人？

5.下面哪条线最长？

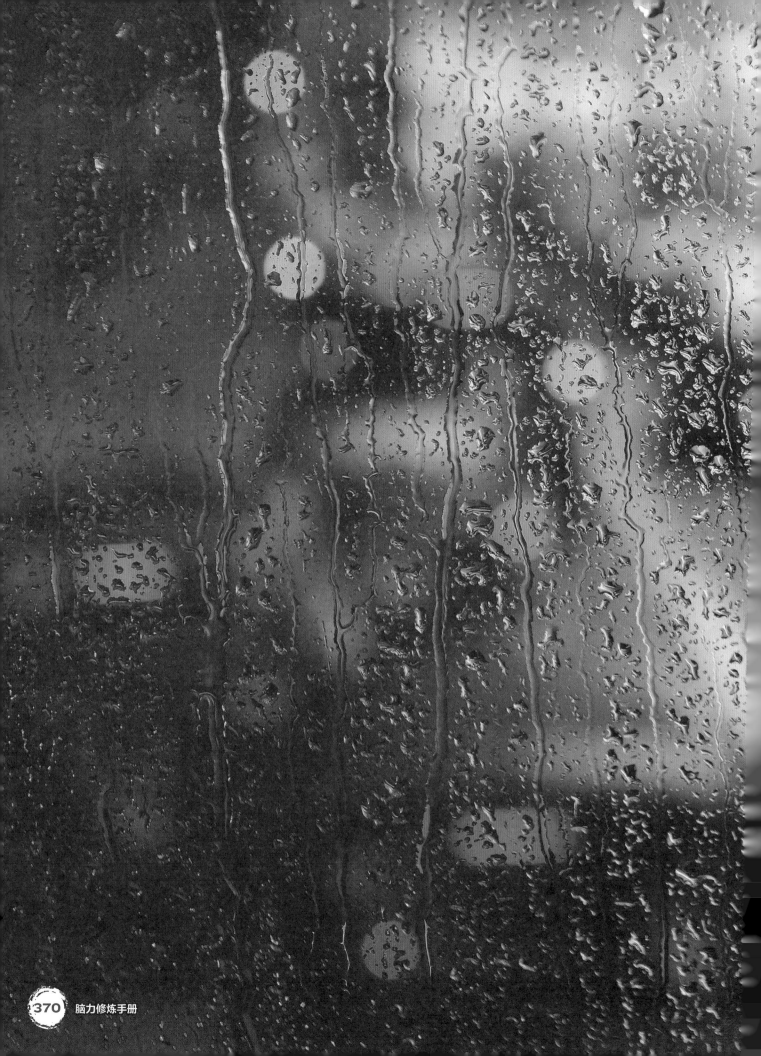

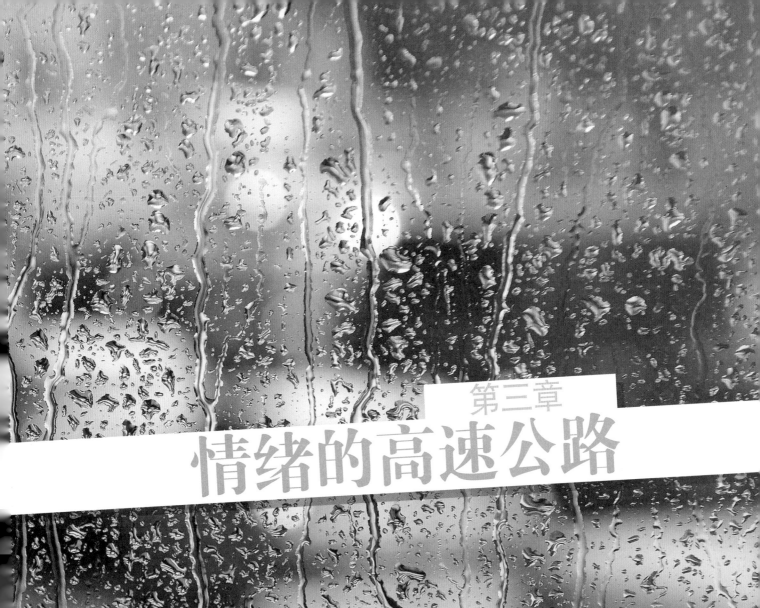

第三章

情绪的高速公路

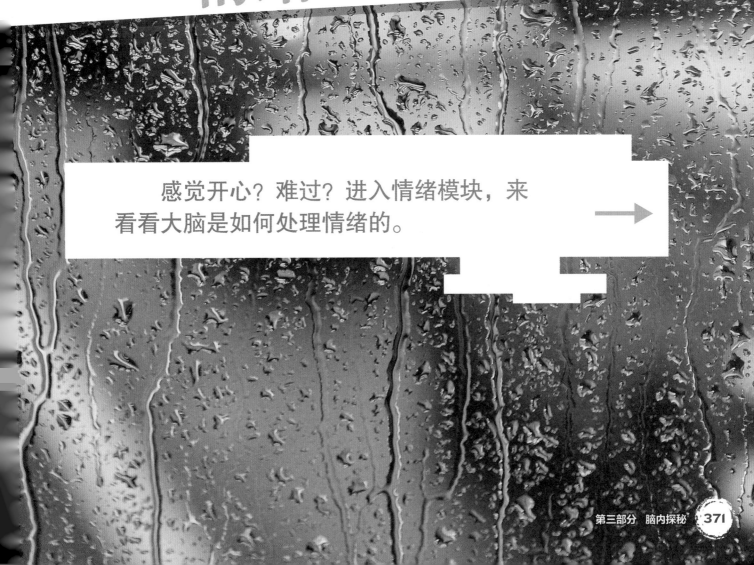

感觉开心？难过？进入情绪模块，来
看看大脑是如何处理情绪的。 →

双向交通

当感受到某种情绪时，人脑里不止一处在运作。

挑战

看这幅图，
你有什么感受呢？

这张图片让你有
什么感受呢？

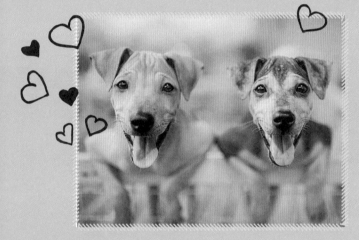 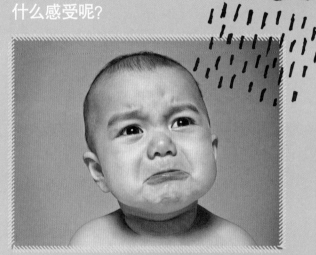

看着这些图片，是不是有想拥抱照片中的小狗和孩子的冲动？

为什么？因为你正在经历情绪。情绪是人脑表达自我的方式。就像汽车上的喇叭，它是和别人交流的一种方式。情绪是对某种刺激或我们某种经历的反应。在我们与其他人或我们自己互动时，情绪起着很大的作用。但是，为什么单单看一张照片就会让我们有情绪呢？

神经元特征

杏仁核和海马体通过一种特殊的神经纤维体连接在一起。它们通过神经网直接交换信息。纤维体将信息从海马体输入到杏仁核，再从杏仁核将信息输出到海马体。随着信息的来回传输，大脑迅速读懂了情绪。

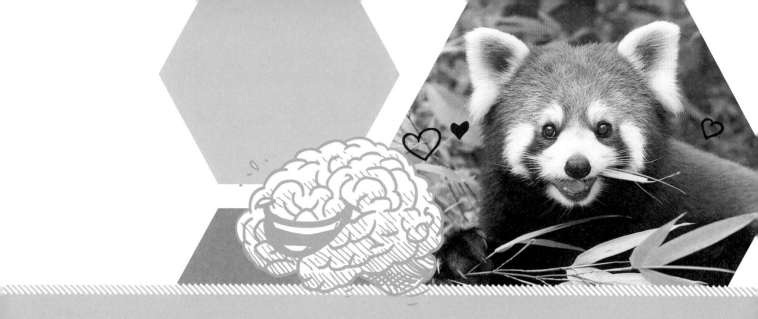

到底发生了什么？

情绪形成于大脑中心的边缘系统。边缘系统也被称为"感觉和反应的大脑"，它负责对我们看见的、摸到的、尝到的、听到的或闻到的做出情绪反应。边缘系统主要由杏仁核调控，你可以把它想象成一个大的交通负责人。杏仁核通过神经高速公路接收信息，然后让身体做出反应。杏仁核告诉大脑什么时候感觉害怕或高兴，什么时候感觉到压力或者愤怒，还有其他各种可能的情绪。

但杏仁核并不只按自己的想法行动。它通过自己的神经网将信号发送给人脑的其他部位，当然也包括海马体。海马体中的每个记忆都有情绪关联。

杏仁核从海马体接收到情绪信号，识别后给出反应。这个反应再通过双向交通的高速通道被传送到额叶皮质或新皮层。比如，你看到一只狗，大脑做出的反应是让你感受到开心并想抱起它。

不过大脑做出的反应并不是单一的。信号在杏仁核和额叶皮质之间反复传输。这样，大脑就能不断回顾情绪如何对周围世界做出反应。

与愉快的记忆相比，不愉快的记忆更容易被记住。

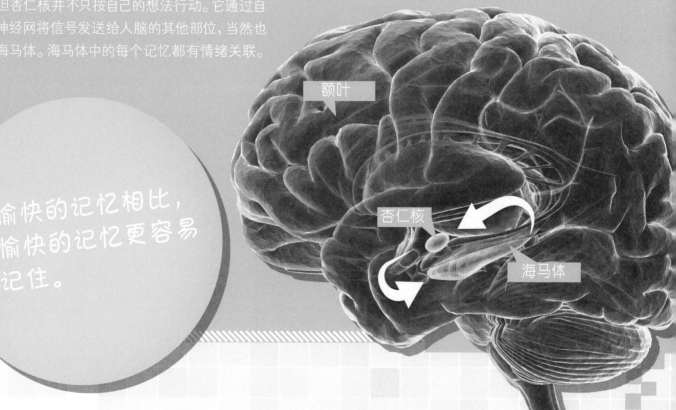

额叶

杏仁核

海马体

转弯指示灯

面部表情的变化能引起情绪的变化。

挑战

看这些图片。你有什么感觉? 开心, 难过, 还是恶心得受不了?

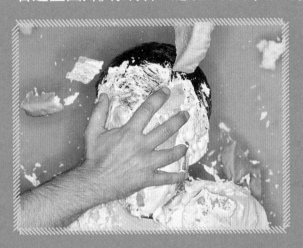 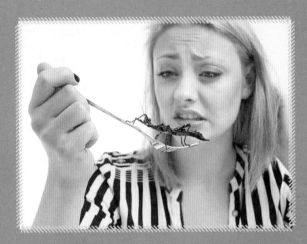

到底发生了什么?

第一张图片是有人把派拍在一个男孩脸上, 看到这张照片, 你会笑出声来。当然, 如果你想吃那个派的话, 就会感到难过了。第二张图片是一个女孩看着叉子上的虫, 这会让你感到恶心。尽管快乐、悲伤、恶心的感觉完全不同, 但大脑反应的方式是一样的。你的前额叶皮层给每种情绪设计了一个神经元代码, 并把神经元指定为积极的和消极的。它还给每种情绪反应创立了一个模式。如果这个模式中积极的神经元更多, 那么你就会感到开心; 如果这个模式中消极的神经元更多, 你就会感到难过或其他消极情绪, 如恶心。"呕——"

有趣的是, 每个人的神经元代码都类似。所以, 如果你看到左边的图片觉得好笑, 你朋友看到也会觉得好笑。很有可能, 你们大脑中创立的神经代码是相同的。很酷, 对不对?

巧克力所含的化合物能在大脑中释放出胺多酚, 或是叫快乐因子。

[注意事项]
注意事项
惊奇！

人类有六种主要的情绪：爱悦、憎恶、恐惧、惊奇、愤怒和悲哀。一次可以感受到一种或多种情绪。情绪很复杂，例如喜悦能让你感受到爱、快乐或希望。惊奇能让你感到高兴，有时也会让你觉得恐惧。恐惧和惊奇会导致愤怒，但是有时也会让你觉得开心，这取决于让你惊奇的事物是好还是坏。

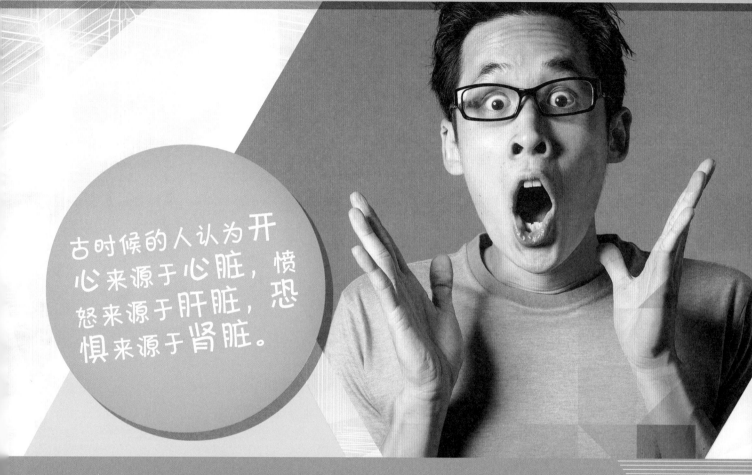

古时候的人认为开心来源于心脏，愤怒来源于肝脏，恐惧来源于肾脏。

[注意事项]
注意事项
动物的情绪

动物也有情绪。狗觉得好玩的时候会微笑，有时甚至会大笑，看起来很开心。科学家曾录下狗的笑声，然后回放给其他狗听，其他狗听到后会平静下来。在年幼的大猩猩和红毛猩猩腋窝下挠痒痒时，它们也会笑。老鼠被挠痒痒时也会笑。

HAHAHA

准备行动

有些情况确实能让你的某种情绪爆发。

挑战

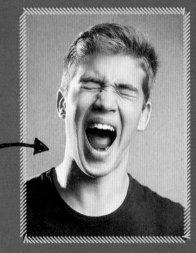

想象一下它爬过你的胳膊。

你会有什么反应？
也许你想这样做。

看到这只大蜘蛛，你是不是想一边尖叫，一边上下挥舞手臂逃跑？很多人看到蜘蛛都是这种反应。大脑一看见蜘蛛就迅速做出强烈的反应。为什么会这样呢？

到底发生了什么？

科学家认为，情绪是帮助我们摆脱危险或获得奖励的。想象蜘蛛爬上你的手臂，大脑会感知到直接的威胁。恐惧是最强的情绪之一。当杏仁核感知到恐惧后，就高速运转并启动身体的恐慌系统。

杏仁核以闪电般的速度向下丘脑传达一个信号，下丘脑控制着身体的内部运作。神经信号一抵达下丘脑，你就立马心跳加快、瞳孔放大、胃部紧缩、呼吸加速。恐慌！

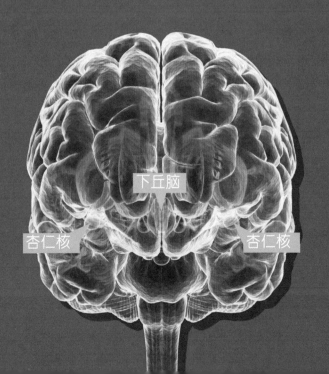

下丘脑

杏仁核   杏仁核

[注意事项]
踩刹车!

如果有人跳到你面前，大叫一声"嘿!"突然间，你心脏狂跳、胸脯起伏、浑身颤抖。其实，他们只是要祝你生日快乐。那么，是什么启动了你身体的恐慌按钮呢?是杏仁核!杏仁核并不能区分真正的威胁和感知的威胁，它只能感觉到危险，让你的身体做出反应。一旦大脑意识到真实的情况，会立马刹住恐慌反应。

恐慌

神经元特征

如果压力太大，身体承受不了，会转为恐慌模式。你会感觉自己无路可走，从而直接导致惊恐发作。在惊恐发作期间，你会嘴巴干燥、心跳加快、浑身冒汗、头晕目眩，甚至恶心。暂时把注意力从让你苦恼的事情上移开，深呼吸，尽量让自己平静下来，这样很有用。而且要让父母、老师或专业医生知道这些情况。

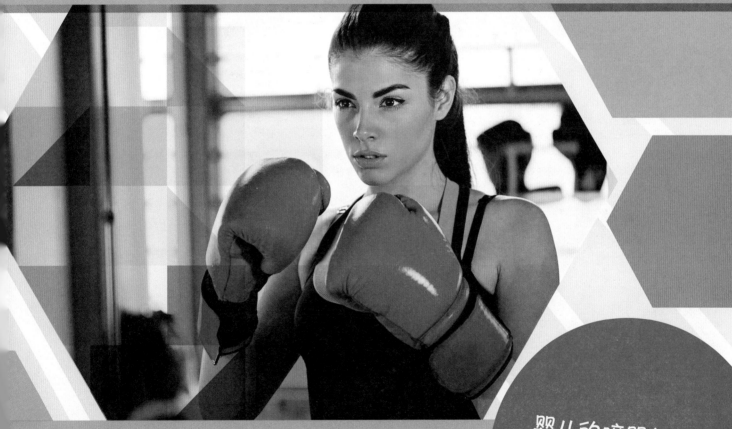

[注意事项]
当心后面!

"对抗或逃避"反应是一种自动反应。当杏仁核转入恐慌模式，大脑暂时没有思考。也就是说，额叶皮质感知到心跳加快、胃部缩紧后才意识到发生了什么。记住啦，下次如果你被身后突然的呼喝声吓了一跳，要知道这是杏仁核在作怪哟!

婴儿的啼哭触发了我们的"对抗或逃避"反应。

恐惧会驱使你逃避或者躲藏，但恐惧远不止这些。

挑战

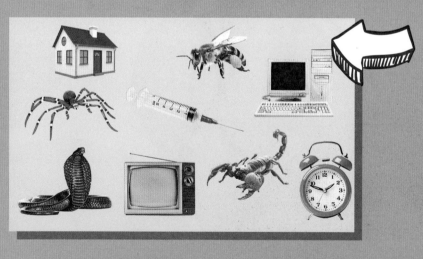

10秒内尽可能记住这些图片。
你能记住几个？

现在再记这些图片。
这次记住的是不是多一些？
为什么呢？

到底发生了什么?

　　恐惧会提高你的记忆力。这些像眼镜蛇、蝎子、蜘蛛、大黄蜂，吓人的东西会启动你的"对抗或逃避"反应。当经历恐惧时，感觉会高度敏锐，你会特别警觉，会对周围的事情异常敏感，随时准备采取行动。即使只是看到吓人的图片，你也会有这种反应。

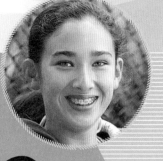

[注意事项]
传递

研究表明，如果让自己笑，你就会立马感觉开心。信不信？你可以试试。微笑，然后从1数到10。感觉开心吗？应该会的。至少你会感觉好一些了。你可以试着让微笑持久一点，看看会发生什么。如果你想让别人笑，也可以用这个办法。面带笑容地到处走动，看有多少人会回报以微笑。你可能会惊讶有这么多人也对你笑。

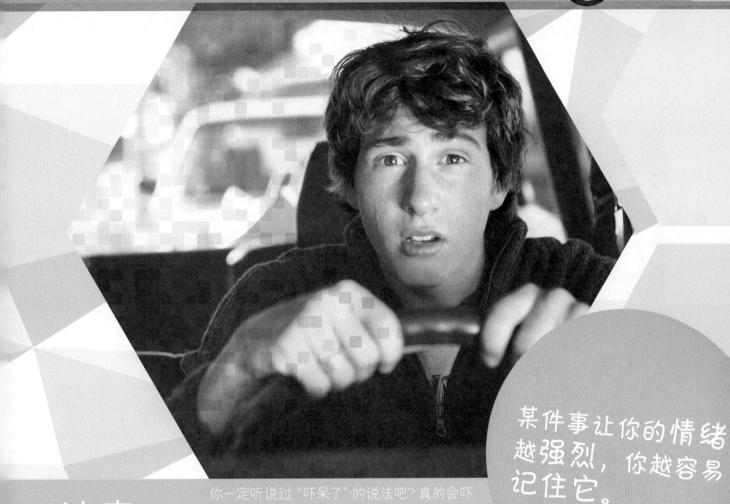

某件事让你的情绪越强烈，你越容易记住它。

[注意事项]
呆住了！

你一定听说过"吓呆了"的说法吧？真的会吓呆。有时候，强烈的恐慌会让你呆住。你根本动不了！科学家认为，这种反应是我们的祖先遗留下来的。因为静止不动时，肉食动物才不会注意到他们。肉食动物对移动中的物体会做出反应，所以静止不动是人们保证安全的一种方法，不动才能避免被吃掉。

竞争的世界

你愿意赢还是输?
答案非常明了。

挑战

想象你在参加这次比赛。你希望自己处在哪个位置?

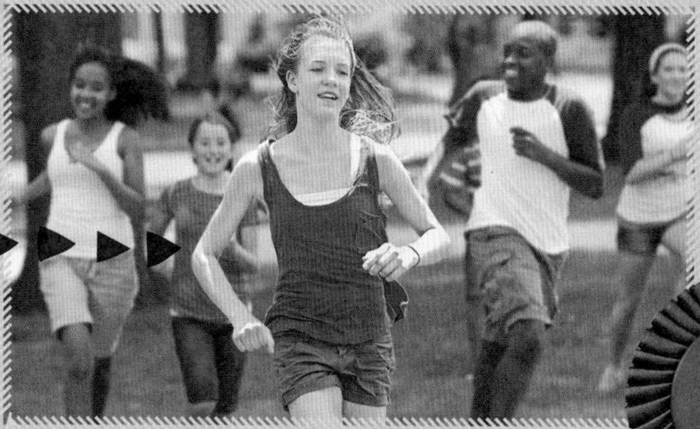

你在队伍的前面还是后面呢? 你可能会说在前面。

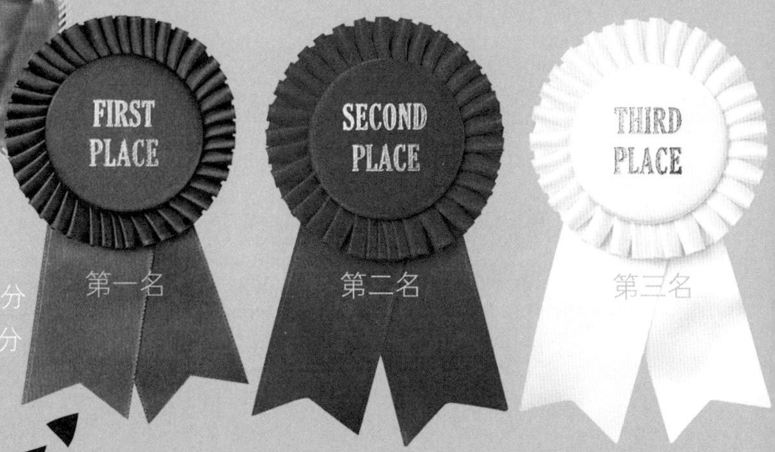

FIRST PLACE
第一名

SECOND PLACE
第二名

THIRD PLACE
第三名

现在再看另一种情况。你想要哪条丝带?

你可能会说第一条。是吗? 不用遮掩哟! 大部分人都想当第一名。为什么呢? 因为大脑想赢。大部分人的脑细胞都渴望竞争。

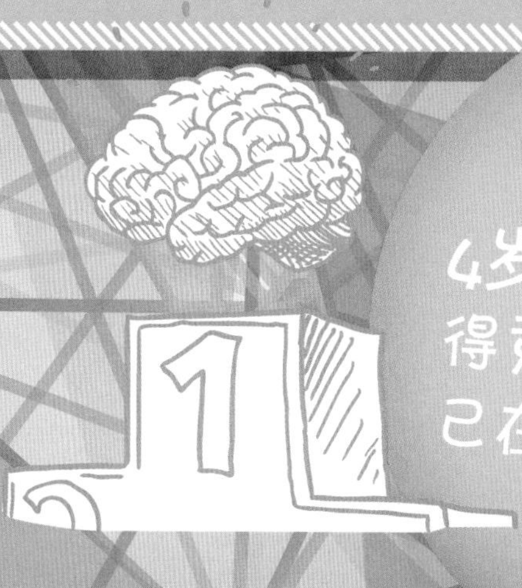

4岁的小孩就已经懂得竞争了,并希望自己在竞争中赢。

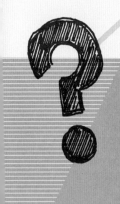

神经元特征

感觉好吗? 可能是某种刺激让下丘脑释放出多巴胺的缘故。这种刺激有可能是发生的好事情, 比如获得的某种奖励, 或某种动机, 比如想出去走走。多巴胺释放出来后, 就会给大脑发出指示, 让人感觉开心、冲动、小心; 或者帮助你控制自己的行为。多巴胺含量过高时, 会降低大脑有些部位的记忆力、注意力和解决问题的能力。

到底发生了什么?

大脑喜欢奖励, 喜欢完成某件事的感觉。奖励越大, 大脑越喜欢。所以当你得到一条丝带时, 感觉会特别好。

下丘脑掌管着内部组织的功能。下丘脑特别喜欢竞争, 你在竞争时, 下丘脑会释放多巴胺。多巴胺是一种神经递质, 能将化学物质从一个神经元传递到另一个神经元。多巴胺释放出来后, 会引起额叶皮质神经元的颤动。额叶皮质特别喜欢这种颤动, 希望这种颤动越多越好。所以我们会不停地竞争, 竞争让我们很开心。

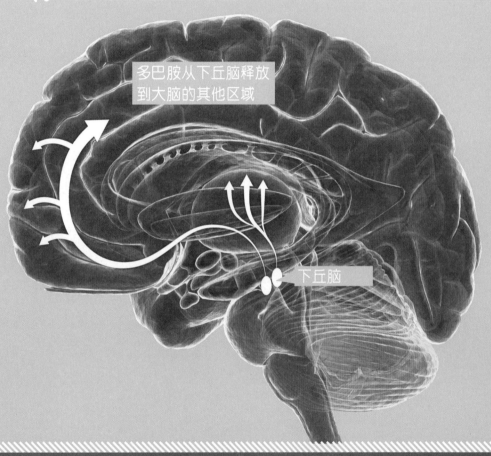

多巴胺从下丘脑释放到大脑的其他区域

下丘脑

[注意事项] 保持大脑健康

让大脑做脑力锻炼。 美国奥委会的心理健康专家组推荐下列方法来维持大脑的最佳状态。

1. **学会放松**: 深吸一口气, 感受大脑和身体的舒展。
2. **想象**: 闭上双眼, 想象你打算去做的事情。每部分都过一遍, 最重要的是, 想象自己成功了。
3. **集中注意力**: 排除所有不相关的事情, 集中在所进行的任务。
4. **相信自己**: 你以前做过这件事, 就能够再做一次。如果是第一次做, 相信你已经准备好了。

进入压力区

感到手心出汗，紧张、焦虑？这是有压力的缘故。

挑战

哪一种情况会让你更有压力？

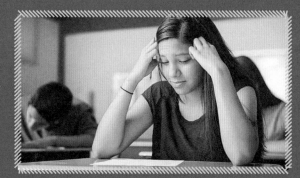

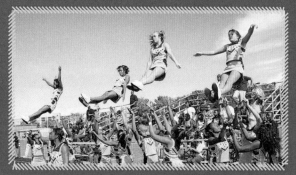

在规定时间内完成测试，还是……

在观众面前表演？

　　信不信由你，这两者都是竞争形式。一种是和你的全班同学竞争，要考出好成绩。另一种是参加表演比赛。那么，你觉得哪一种压力更大呢？这个因人而异。有些人认为考试很恐怖，有些人却对考试毫不在意。可是觉得考试轻松的人，一想到要在众人面前表演，他们可能手脚发抖、浑身颤抖。参加运动赛事和音乐比赛同样也会带来压力。我们为什么会受压力的困扰呢？

[注意事项]
最佳表演

竞技运动员习惯了挑战状态。有些运动员甚至特别喜欢挑战。挑战带来的兴奋会激发斗志。运动员会特别兴奋，心跳加快、血流加速，随时准备竞赛。这让他们充满活力尽情发挥。动起来吧！

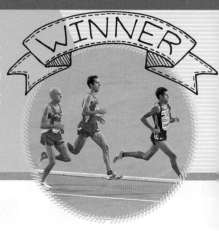

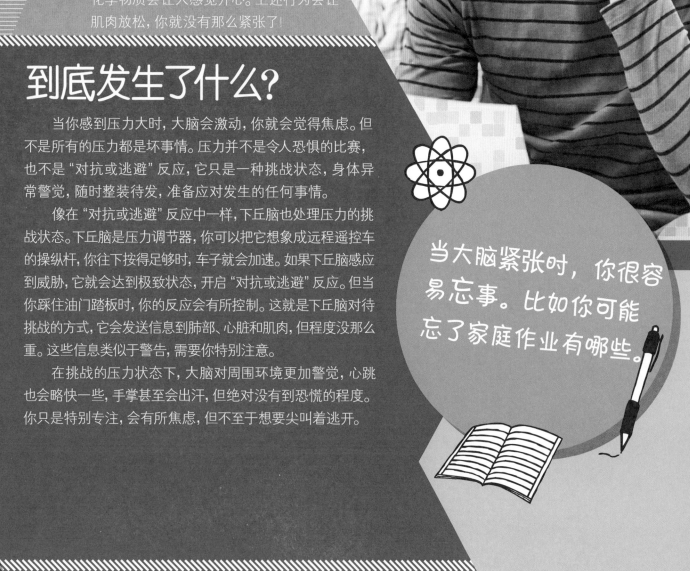

大声笑出来

想有一个万全之策来缓解压力吗?

大声笑出来。我可没开玩笑! 笑是缓解压力的较好方式之一。笑的时候,肺部会充满空气,心跳会加快,大脑会释放内啡肽,这种化学物质会让人感觉开心。上述行为会让肌肉放松,你就没有那么紧张了!

到底发生了什么?

当你感到压力大时,大脑会激动,你就会觉得焦虑。但不是所有的压力都是坏事情。压力并不是令人恐惧的比赛,也不是 "对抗或逃避" 反应,它只是一种挑战状态,身体异常警觉,随时整装待发,准备应对发生的任何事情。

像在 "对抗或逃避" 反应中一样,下丘脑也处理压力的挑战状态。下丘脑是压力调节器,你可以把它想象成远程遥控车的操纵杆,你往下按得足够时,车子就会加速。如果下丘脑感应到威胁,它就会达到极致状态,开启 "对抗或逃避" 反应。但当你踩住油门踏板时,你的反应会有所控制。这就是下丘脑对待挑战的方式,它会发送信息到肺部、心脏和肌肉,但程度没那么重。这些信息类似于警告,需要你特别注意。

在挑战的压力状态下,大脑对周围环境更加警觉,心跳也会略快一些,手掌甚至会出汗,但绝对没有到恐慌的程度。你只是特别专注,会有所焦虑,但不至于想要尖叫着逃开。

当大脑紧张时,你很容易忘事。比如你可能忘了家庭作业有哪些。

流动的情绪

情绪会让你在人脑地图上横冲直撞。前一分钟，你还快乐地行驶在欢乐之路上，下一秒就突然闯入愤怒大道。杏仁核充当交通警察的角色，加班加点地使情绪之路保持畅通有序。不过，和其他系统一样，杏仁核不能单独运作。大脑的其他部位也会前来帮忙。守好主管思维的警察哟，马上要到决定通道上啦!

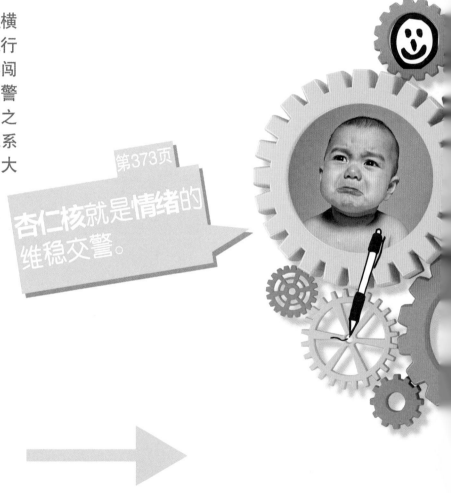

第373页

杏仁核就是情绪的维稳交警。

你跟上这些想法了吗？

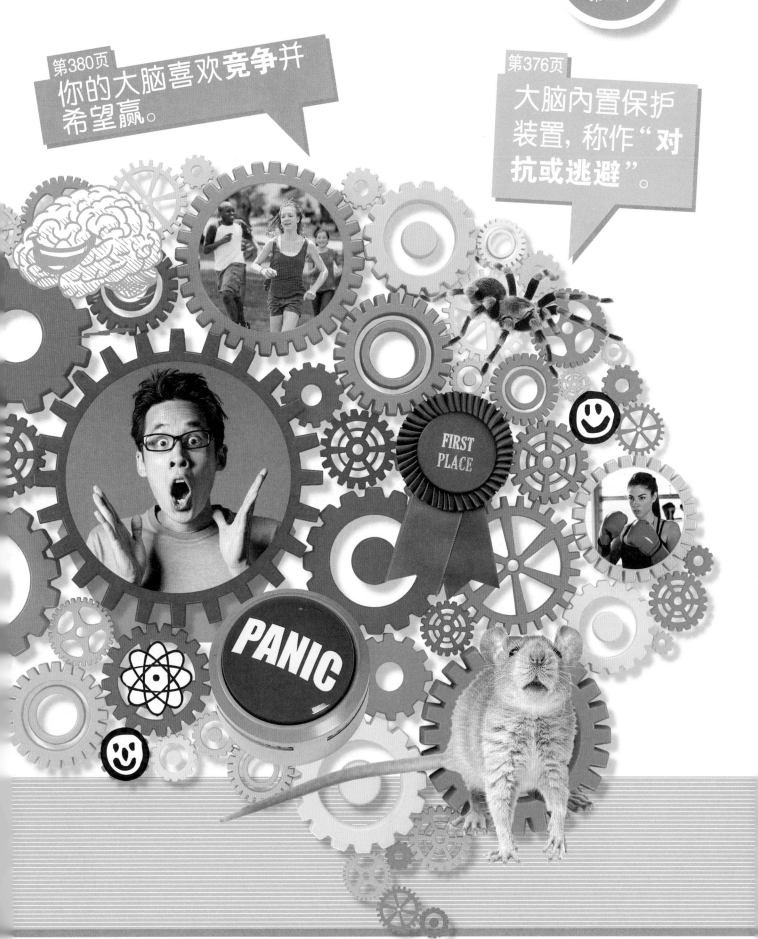

第三章

第380页
你的大脑喜欢**竞争**并希望赢。

第376页
大脑内置保护装置，称作"**对抗或逃避**"。

头脑休息站

1.一千克羽毛和一千克砖头，哪个更重？

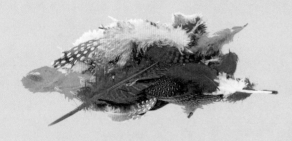

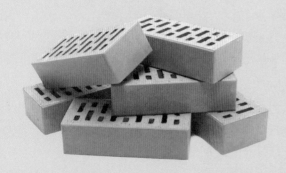

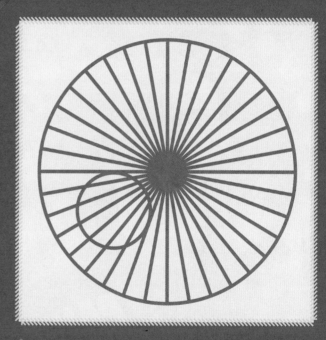

2.大圆里面的小圆是圆形的还是变形了？

来点乐子! 玩玩下面这些有趣的游戏, 让大脑放松一下。

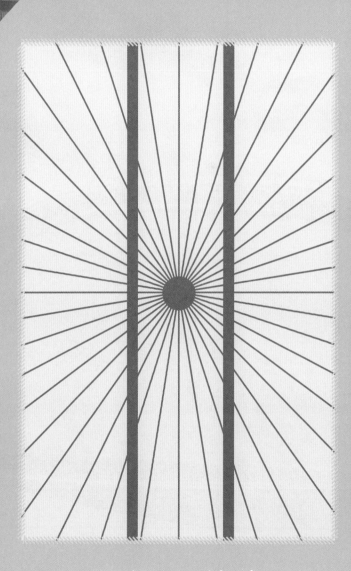

3.这两根粗线条是直的还是弯的?

4.这是什么意思?

i right i

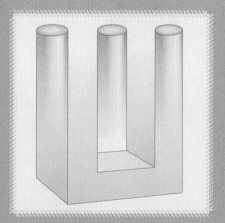

5.模型中的柱子是立方体还是圆柱体?

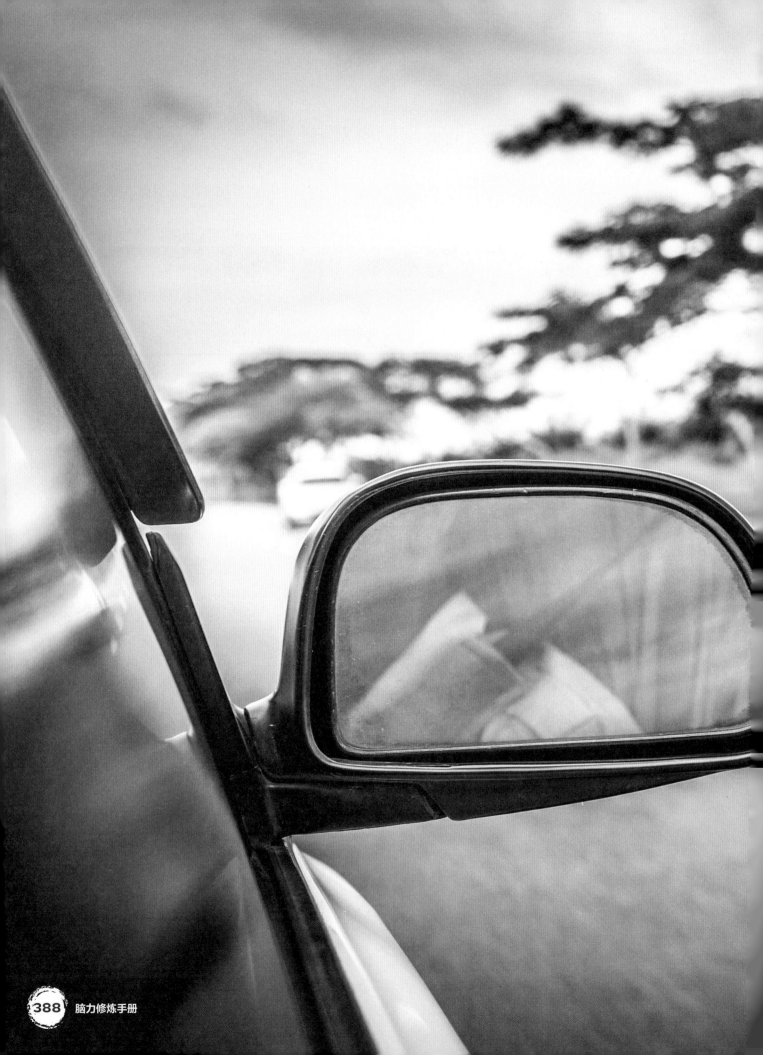

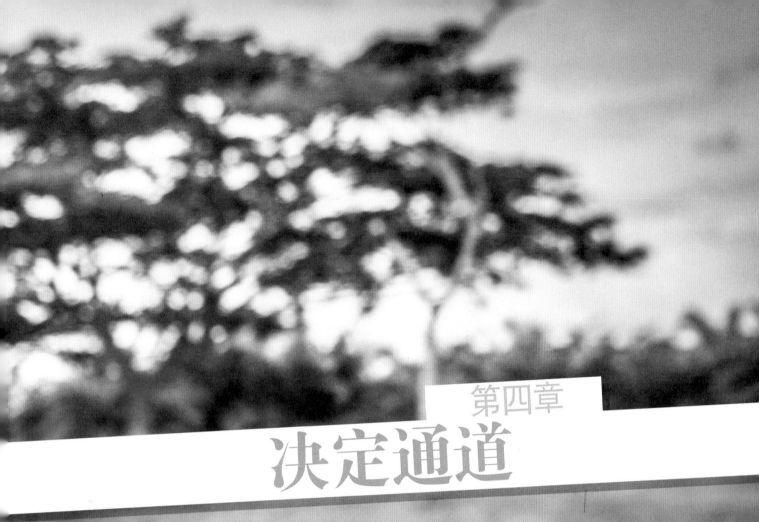

决定通道

决定，决定……你每天会做成千上万个决定。让我们看看大脑是如何做选择的。 →

→逻辑区域

面对一个决定时，大脑开始工作。

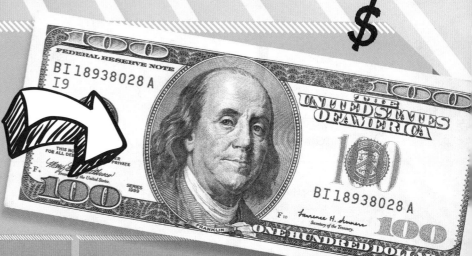

挑战

如果有人给你一张100美元的钞票，然后让你从下面选项中做一个选择。

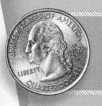

选项1: 抛硬币，决定你是再赢100美元，还是全部输掉。

选项2: 什么都不做，额外再得到50美元。

两个选项，你会选哪个？

新研究表明，大多数人会选第二个选项。第二个选项确实比第一个选项的钱少一些，但风险也小。人脑不喜欢风险，它要做确定的事情。

到底发生了什么？

人脑有两种不同的做决定过程：认知控制和基于价值的控制。认知控制的过程就像家用车一样，做决定时比较慢、比较仔细，缓慢地进行，不会冒风险。实际上，做决定之前仔细权衡，你会非常清楚这些认知思维，也就是说你知道自己做的决定。

但是，基于价值的决定更像一部闪亮的跑车。人脑放大了做决定的过程，它不会花时间权衡利弊，当场就做出决定。就像拍照按下快门一样，"咔嚓"一声，决定好了！基于价值的决定是无意识的，这就意味着你做完决定后才意识到。这类决定听起来不好，但其实不然，有时候就需要你快速决定。

两种决定过程主要发生在前额叶皮层。前额叶皮层位于大脑的最前面，它有不同区域，分别负责评估、回顾信息和先前的经验。最后，人脑做出一个决定。

面对上述两个选项时，你会选哪一个？这得看情况，看是哪种决定过程在做决定。如果是认知控制做决定，你会选第二个选项。一定是这样的。为什么呢？因为选项二的风险更小。说到底，数量再小，钱就是钱。你的脑一定记得有一次你在抛硬币时输过。但是，如果是基于价值的控制做决定时，你会有种冲动要选第一个选项。为什么？因为你有可能得到200美元。

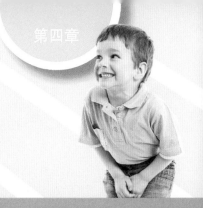

[注意事项]
等等!

尿急的时候,你就得赶紧去厕所,是吗?可是如果不去厕所,能帮你更容易地做一个大的决定呢?觉得这很疯狂吗?不过,这是真的。荷兰科学家米利安·图克证明了这一点。尿意强的人更耐得住,他们会选择等待一个更大的回报,哪怕这个要花更久。在这之后,他们很可能快速释放自己。

神经元特征

所有的决定——不管是认知控制,还是基于价值控制的决定过程,都发生在大脑的额叶。可是,你知道吗?不同决定类型发生在不同的脑叶哟。科学家用扫描仪研究过人的大脑。当人们做价值控制的决定时,大脑额叶中控制基于价值思考的部分亮了。做认知控制的决定时,情况也一样。

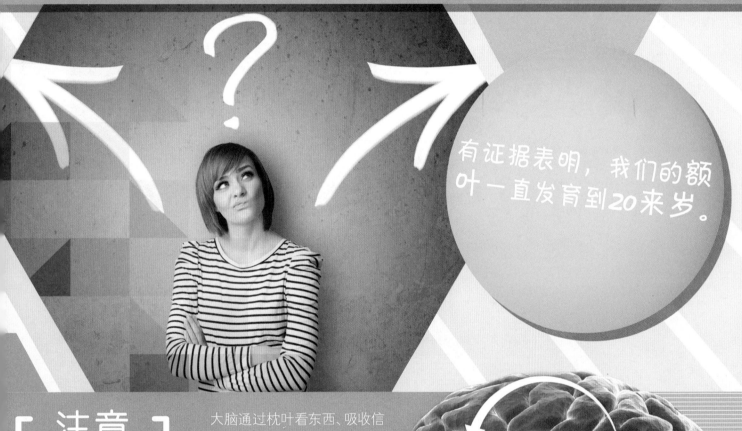

有证据表明,我们的额叶一直发育到20来岁。

[注意事项]
我们如何做决定

大脑通过枕叶看东西、吸收信息,然后将它们转变成电流信号或神经冲动。神经冲动沿着大脑的高速通道直达顶叶,顶叶再将神经冲动与自己的信息结合后传输到前额叶皮层,也就是大脑的最前方。

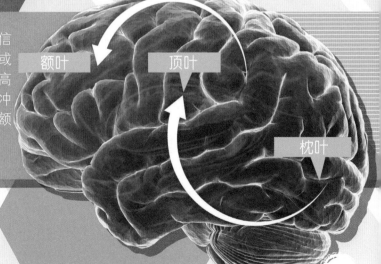

额叶 顶叶 枕叶

→ # 决定，决定

有些决定很容易，有些决定很困难。现在让我们来了解大脑的决定过程吧。

挑战

这位小顾客在用哪种决定类型。认知控制的，还是基于价值控制的？

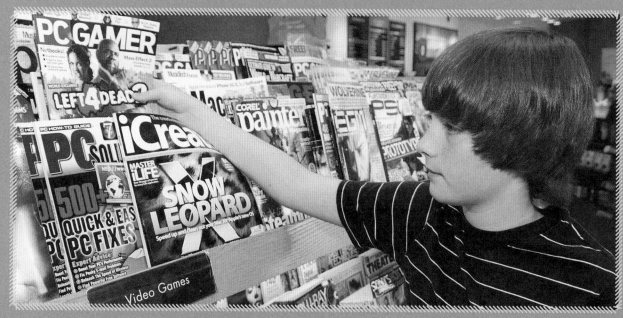

都有（这是一个陷阱问题哦）。

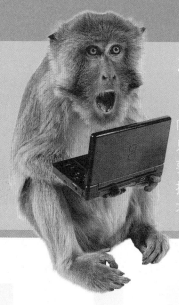

猴子看见了什么，它会怎么选择？

科学家让两只猕猴看屏幕上的一组小圆点，让每只猴子猜测小圆点的移动方向。如果哪只猴子猜对了，就奖励它；如果猜错了，则没有奖励。还有一个选项是：两只猴子都可以选择直接看屏幕下方的小圆点，这样的话就能马上得到奖励，但奖励要小一些。那么，究竟会发生什么呢？猴子们如果对选项感觉有把握，它们会选择挑战大奖。但如果它们没有把握，则会选择有保障的奖励。看来，不是只有我们人脑才怕输哟。

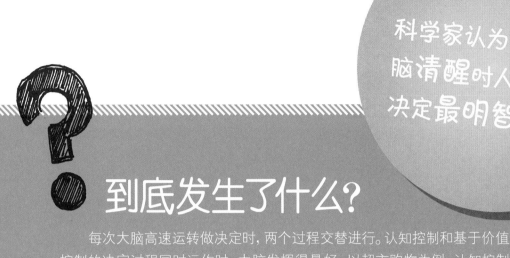

科学家认为，早上头脑清醒时人们做的决定最明智。

到底发生了什么?

每次大脑高速运转做决定时，两个过程交替进行。认知控制和基于价值控制的决定过程同时运作时，大脑发挥得最好。以超市购物为例，认知控制会让你目标明确，确保你挑选的麦片有益身体，是你喜欢吃的和想要吃的。

基于价值控制的决定过程则没这么有耐心，它可能告诉大脑："快点！只是选个麦片而已。噢，看！那边的巧克力曲奇饼打折！曲奇饼比麦片好吃多了！"在商店购物时，两种决定类型都需要。

[注意事项]
决定保持口渴

基于价值控制的思考归结于本能，也就是我们的自然行为。比如，长颈鹿口渴时想喝水，但是如果它感觉到威胁，就不会停在池塘边或湖边喝水。为什么呢？因为长颈鹿喝水时需俯身，这很容易成为捕食动物的猎物。如果长颈鹿感知到附近有捕食动物，它们会决定跑开，而不是继续喝水。

心情庄园

你认为是逻辑在指导你的选择吗? 再想想看, 记忆在选择时也起一定作用哟。

挑战

你坐在这两人之间。你会选择跟谁说话呢?

 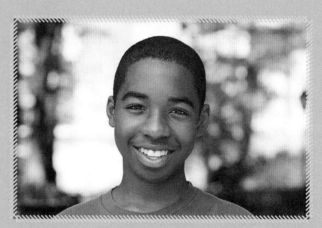

你可能选右边的这个男孩, 为什么? 你的脑认为: 他看起来更开朗, 更容易和你说话。

到底发生了什么?

你大脑的前额叶皮层是主要的决定者。但它和所有的好领导一样, 做决定前总要听听各方面的建议。各方面的建议信息都会通过杏仁核和海马体传达。杏仁核将信息和情绪关联起来, 海马体则将信息和记忆进行对比。砰! 它们一旦关联到信息, 神经信号就会沿着大脑内的高速公路传到额叶皮质。额叶皮质根据这些反馈调整决定。

你选择跟笑容满面的男孩交谈, 是因为你的杏仁核告诉你爱笑的人比较开心, 更有可能愿意跟你交谈。你的额叶皮质告诉大脑, 与这个男孩交流, 体验会比较好。所以, 你转向他, 跟他打招呼。

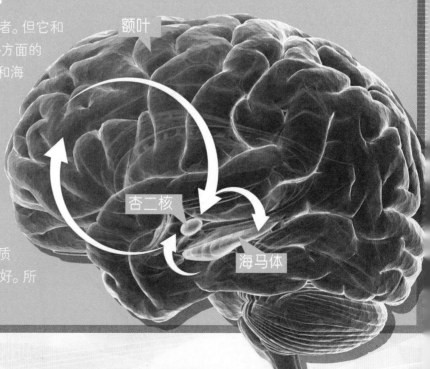

额叶

杏二核

海马体

挑战

这里看起来是个度假的好地方吗?

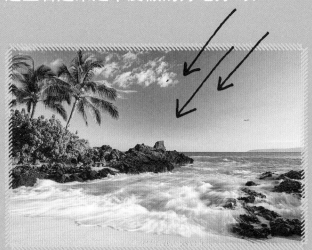

若这幅图会让你想起你穿拖鞋的时候,你会怎样?

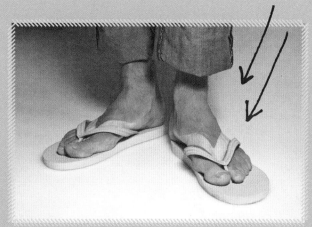

看到照片中的烈日,你可能会改变想法。为什么?

到底发生了什么?

看到海滩,大脑会想起你在海滩经受过的烈日。一回想起烈日,你就可能退缩。那么极有可能,你不打算去海滩,至少不会不涂防晒霜就去海滩。

情绪和记忆对我们的决定起很大的作用。有过愉快的经历,我们更愿意做类似的事情;但痛苦和悲伤的回忆,会让我们尽量避开类似的事情。这就看额叶皮质如何解读杏仁核和海马体发送过来的信息。

[注意事项] 中招!

喷喷喷! 位于前方的香蕉看起来很好,是吗? 你知道为什么吗? 因为有个熟透了的香蕉在旁边做对比,就让这些香蕉看起来特别突出、诱人。这就是对比效应。广告商用这个技巧影响你的情绪。当某个选项看起来更好时,你更容易下决定买它。

> 愤怒会让你更快下决定——但不一定是正确的决定。

拥挤的交通

如果可供选择的选项太多，那就是决策过载！

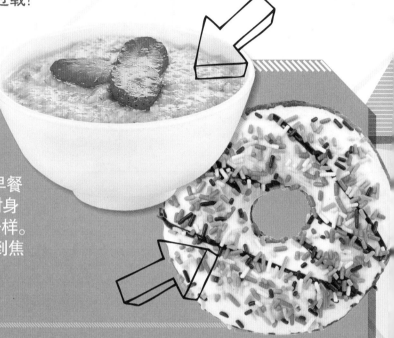

挑战

你会选哪种食物做早餐？

来吧，选一选。大脑会比较每种早餐的优缺点：甜甜圈很好吃，但燕麦粥对身体好。觉得左右为难吗？很多人跟你一样。而且大多数人不光很难决定，还会感到焦虑和担心。

到底发生了什么？

大脑一刻不停地在做各种决定。吃香蕉还是橘子？冰激凌呢？如果要冰激凌，要什么口味的呢？是学游泳还是钢琴呢？这类信息过多，就会起反作用。当不断地被要求做决定时，你会感到很难做决定，也就是说你根本做不了任何决定。这可不好！

这种情况下，大脑会创造捷径，自动做决定，甚至会编造信息。你认为自己想学游泳，大脑同意，不过会花时间弄清楚。如果在事态严重时，大脑也会做出决定，虽然不会总是最好的决定或者你真正想要的决定。

[注意事项] 打开音乐！

响亮、快节奏的动感音乐能帮助我们做出更好的决定。而舒缓的音乐会使你好不容易做出的决定产生偏差。为什么？因为快节奏的音乐会加快血液流动，让人愉快和兴奋。所以下次面对艰难决定时，听点音乐，让你的思维活跃起来，从而做出正确的决定。

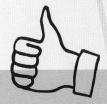 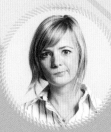 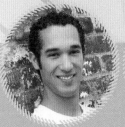 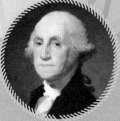

选认识的

这些人中，谁在历史上最有代表性呢？你可能会说乔治·华盛顿。如果让你在认识的人和不认识的人之间做个选择，大脑都会选认识的。为什么呢？因为这样最舒适。你认识这个人，或者听说过这个人。他很有名，不知为何，你更容易选择他。所以，不确定的时候，大脑通常会选你知道的或认识的。

任何年龄段都会受到同辈压力。

挑战

选一种口味的冰激凌。你选了自己最喜欢的吗？假设你的10个朋友都选了同一种口味，但你跟他们选的不一样。你会有种强烈的冲动，去换成跟他们一样的吗？

很多人都会这样。

到底发生了什么？

你正经受着同辈压力。当一群年龄、背景、兴趣相仿的人试图影响其中一个人的决定时，同辈压力就产生了。这种影响非常明显。比如，某个人告诉你要选草莓口味的，因为"酷小孩"只吃草莓口味。或者更微妙的情况是，仅仅因为其他人都选了草莓口味，所以你就选了。

为什么你会选择跟其他人一样的口味呢？因为你想融入他们。群体中随大流的人比特立独行、自行决定的人更受人喜欢。其实大错特错啦！做自己的决定并不表示你不想被人喜欢，仅仅因为你是个体，你想成为一个独立的人。别因为随大流容易就陷进去了，要大胆秀出你的决定！

→换挡

事情很多，时间太少。开启多任务处理模式。

挑战

大声说出这些词的颜色。

蓝色	红色	橘色	**棕色**
粉色	绿色	黄色	棕褐色
灰色	白色	**紫色**	**黑色**

你做对了吗? 还是你读出的是这些词而不是词的颜色?

到底发生了什么?

　　做这项挑战时，人脑糊涂了! 因为人脑同时要做的事情太多，既要有速度又要集中注意力。我们阅读时，人脑中处理话语的威尔尼克区迅速处理文字，但处理单词的颜色的枕叶部分速度要慢一些。比赛开始了! 哪种信息会率先到达额叶皮质呢? 谁先到达，人脑就先做什么: 读出单词还是认出单词的颜色。由于人脑识字比辨认颜色要快，而且人脑知道通常单词的含义比呈现的方式更重要，所以先读出单词含义。这就是为什么你认出了单词而不是辨别它们的颜色。这被称作斯特鲁普效应。

再试一次，这次要专注点哦!

蓝色	**红色**	橘色	棕色
粉色	绿色	**黄色**	**黄褐色**
灰色	白色	紫色	**黑色**

　　这次有没有做得好一点? 要想做得好一点，你可能得放慢速度。说出词的颜色需要更多时间、更加专注。即使这样，仍然很难。你甚至得尽力推翻大脑之前告诉你的答案。

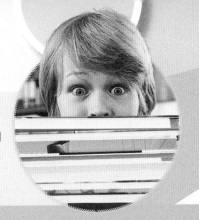

有太多事情要做？ 记住20分钟原则。如果每项任务集中完成的时间不超过20分钟，大脑的效率更高。不信你可以试试。深吸一口气，设好定时器。开始！20分钟工作完成。停下来！再深吸一口气，转向下一个工作任务。你会发现这样做完成的工作更多一些。而且，脑细胞也会感谢你。

神经元特征

科学家用斯特鲁普效应来测量大脑评估信息的好坏。通过斯特鲁普效应，科学家能测出你的大脑是接收颜色更快，还是接收单词更快。知道这一点，在你考试复习时会很有用。如果测出你是视觉型的，那么注意视觉线索会让你记得更好。如果测出你是单词型的，那么多写会让你记得更好。

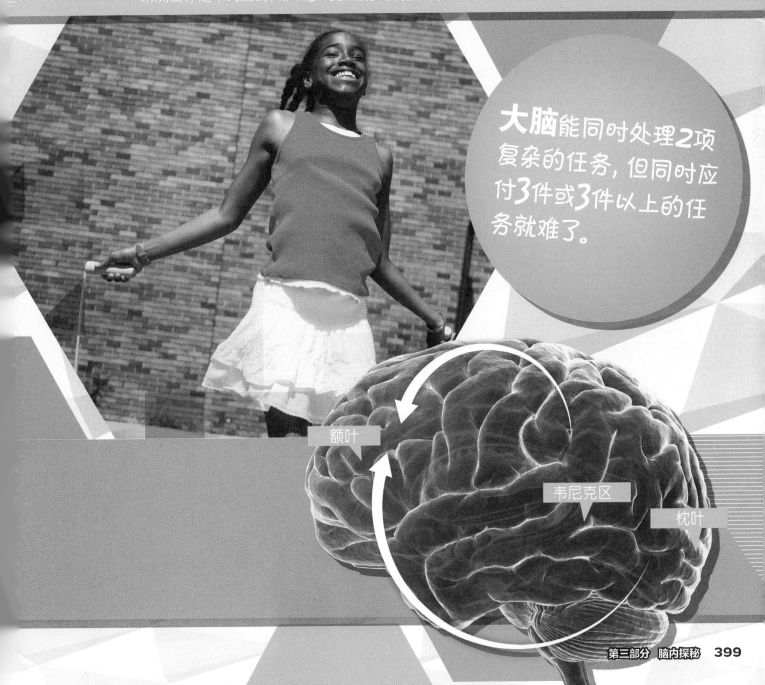

大脑能同时处理2项复杂的任务，但同时应付3件或3件以上的任务就难了。

额叶

韦尼克区

枕叶

分身

当你同时做两件事情时，大脑在超速运转。

挑战

左手画圈，右手同时画直线。
你能做到吗？也许不能。

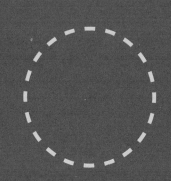

到底发生了什么？

多任务处理会让大脑分心。大脑并不是集中在一个任务上，而是同时集中在两件事情上。前额皮质必须在两个任务中来回切换。神经元信号首先发射给圆圈，然后发射给直线，在每项任务上只不过花几秒钟的时间。所以你会感觉你正要画好圆圈，大脑却停下来将注意力集中到画直线上。循环进行。再试一次！这次，先集中画好圆圈，再画直线。

能做好吗？当然可以。你给了额叶皮层时间单独集中处理每个任务。你可能意识不到两种方法中，你都在做多任务处理。它们是多任务处理的两种不同形式。第一种形式是同时做两个任务，第二种是依次做两个任务。很明显，第二种形式简单些。这也许可以解释我们为什么不能同时做两件事，比如一边发短信一边开车。

如果多任务操作时，有一个任务你已经做过无数遍，那么操作起来会容易很多。大脑能够识别出你经常做的任务，并将其视为已经学会的任务。每次大脑需要完成已经学会的任务时，都会记得需要做些什么，完全是无意识地在做。比如，想象一下在你家或学校爬一段楼梯，你根本不需要考虑每一步怎么走，把脚抬到什么高度——从过去的经验中，大脑知道该把脚抬多高。所以，走路的时候你可以做其他事情——和朋友交谈、看书、看电视节目。但是，如果楼梯上铺了一条新地毯，哪怕高度只改变了一点点，你如果不注意也可能被绊倒，这是因为脑需要重新适应。

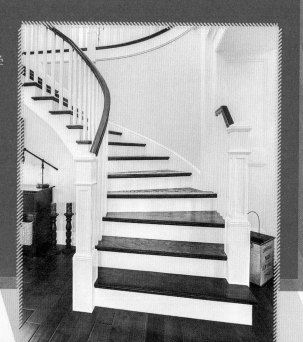

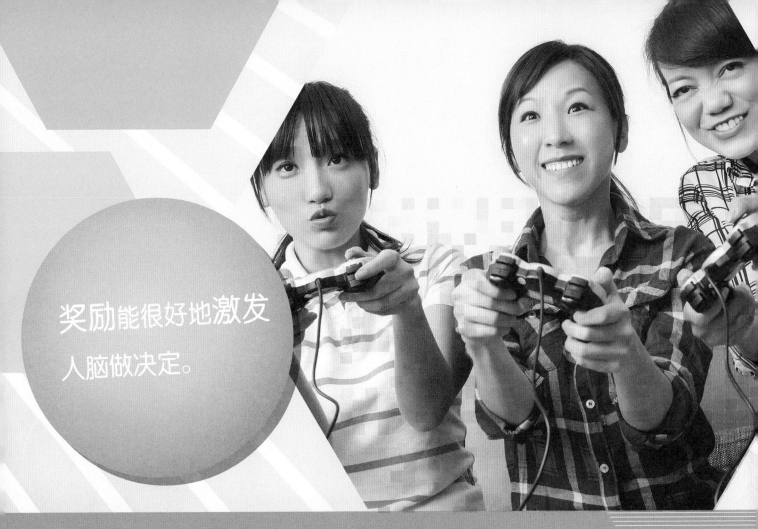

奖励能很好地激发人脑做决定。

[**注意事项**]

电脑游戏
能锻炼人脑?

你应该不止一次听说玩电脑游戏有害。其实,并不是这样。玩一些动作游戏能改善你做决定的过程。电脑游戏玩家对周围的环境更警觉,更善于处理多任务,反应也更快。所以,放心玩电脑游戏吧。谁说电脑游戏不是一项积极的运动呢?你其实在锻炼大脑。(不要沉迷于此就行了)

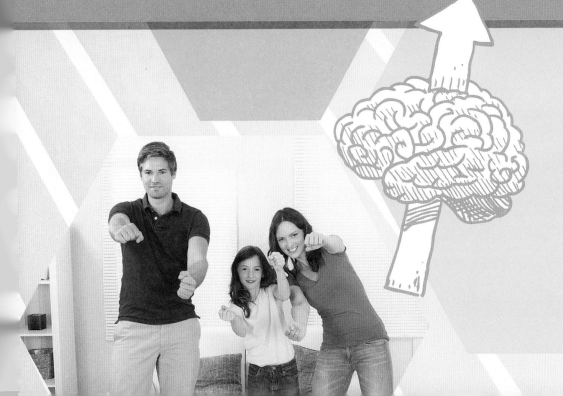

→左还是右？

决定贯穿着我们的一生。前额叶皮层手握方向盘操控着人脑，掌管着你的生活。不管是列计划、执行计划，还是完成任务，都得前额叶皮层下决定后人才会做。它独自将思想、情绪和记忆整合起来，让你准备好做决定。倒计时开始！3，2，1，出发！让我们去看看行动通道吧。

第390页

大脑有两种**决定**过程。

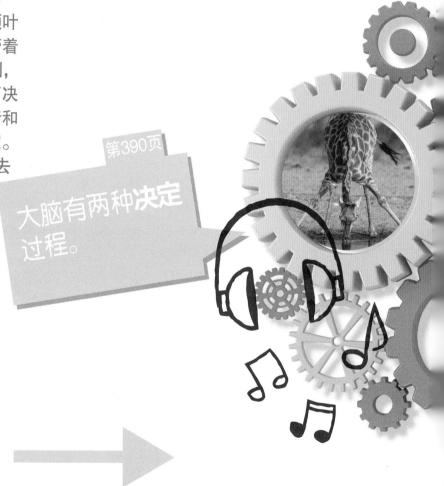

你跟上这种想法了吗？

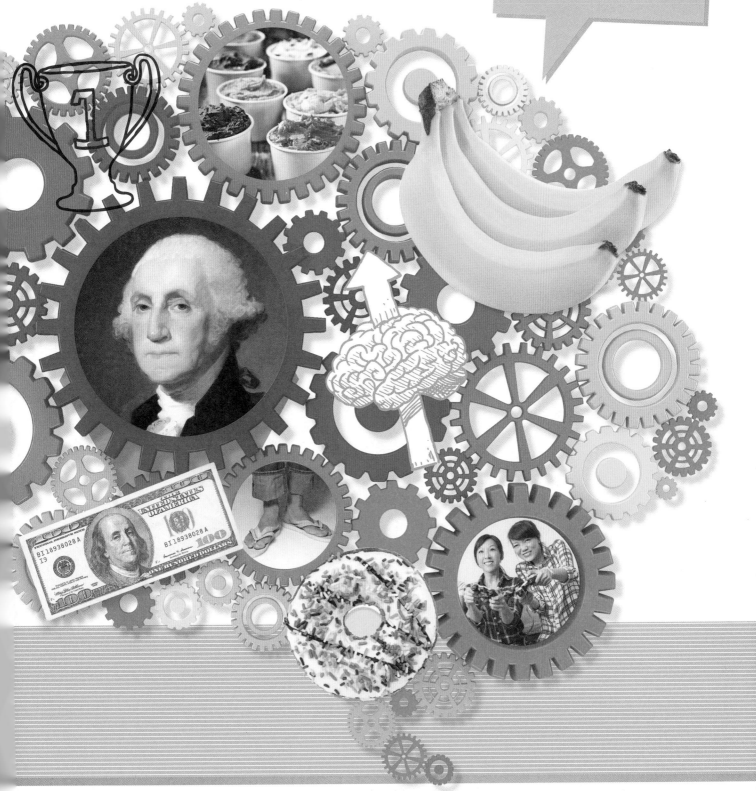

答案: 1.有人看到的是一些直角线,有人看到了字母E。　2.平行的。　3.树皮。　4.鸭子或兔子
5.静止的。但对很多人来说,钻石和背景之间的色差让他们觉得钻石是在旋转的。

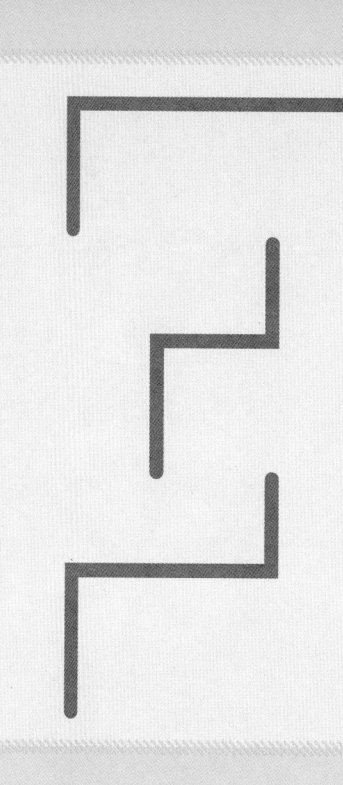

1.你看见了什么?

2.这条水平线是直的吗,还是倾斜的吗?

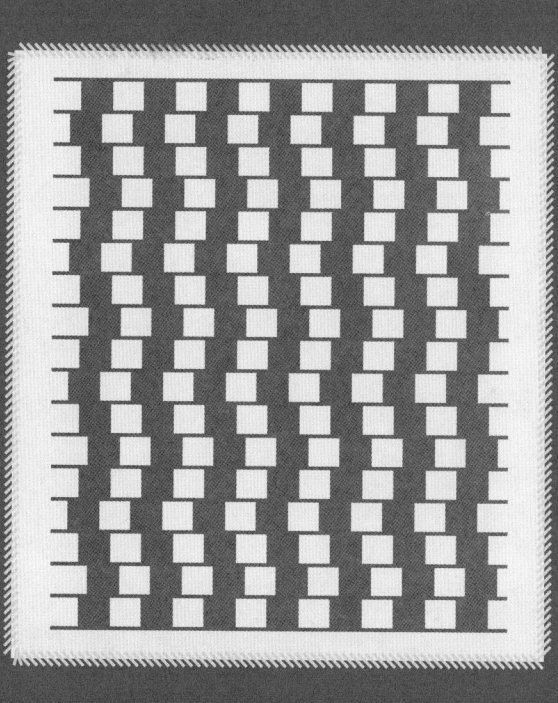

这么多选项！玩玩下面这些有趣的游戏，让大脑放松一下。

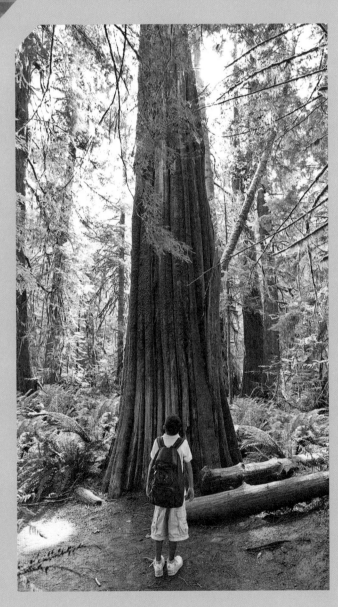

3.什么东西环绕着树但不会进入树内？

4.你看见了什么？

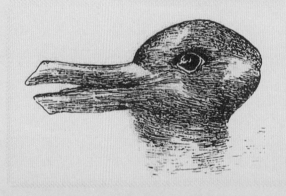

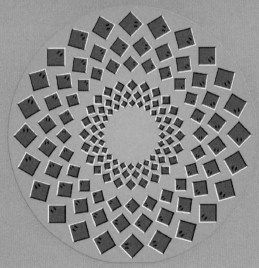

5.红色的钻石是在旋转，还是静止的？

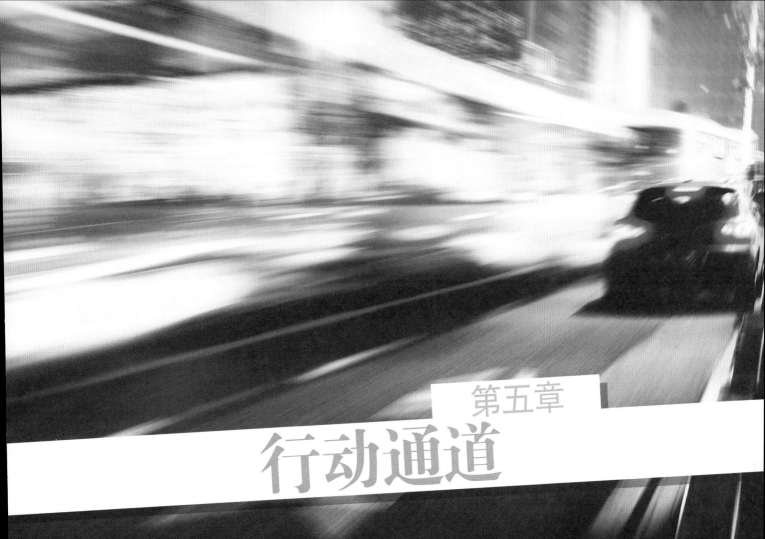

第五章

行动通道

你想过身体是怎样动的吗？继续往下看，看人脑是如何指挥我们做事的。现在，出发！ →

前方有复杂策略

额叶皮质手握方向盘，指挥大脑去操控我们身体的每一个动作。

挑战

　　快速地重复以下动作：起立，坐下，伸手碰某样东西，把手向后拉，做挥动棒球棒的动作，抬起一条腿放下再抬起另一条腿，唱"一闪一闪亮晶晶"。

　　要快速做完是不是很难？觉得难是正常的。对人脑而言，不仅做多任务思考时难，做多任务动作时也难。

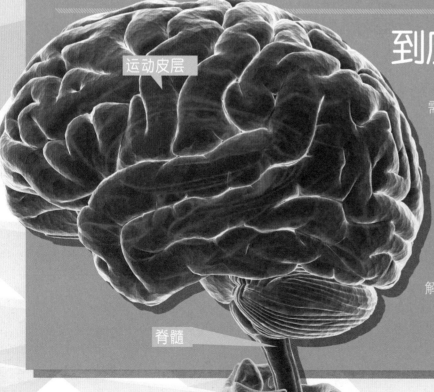

运动皮层

脊髓

到底发生了什么?

　　身体是一个庞大的复杂系统。每部分都需要大脑告诉它做什么。你每一个动作的背后，都有神经元从各个方向发送来的成百上千个信号。它们给肌肉发出如何动、朝哪里动的指令。运动皮层掌管着你的运动，控制着身体的所有自主运动，如走、跳、坐等。脊髓是输送系统，它从运动皮层接收到指令后，传输给身体需要动的部位，让我们一个部位一个部位地了解大脑是如何控制运动的。

人体约有650块肌肉，都由大脑控制。

挑战

站起来，再坐下。觉得这两个动作很容易吧？你可能会说："想都不用想，我就会做这两个动作。"大错特错啦！

到底发生了什么？

大脑的额叶皮质让你动起来，控制着身体的每一个动作，但额叶皮质并不是单独起作用的。额叶皮质依靠几个不同的区域让你动起来，运动皮质是其中的"大佬"。

当你要站起来时，大脑感官被激活，先确认肌肉可以动。一旦它们给额叶皮质肯定的答案，主要的运动皮质就发动起来，将信号发送给运动神经元，运动神经元控制着背部和腿部的肌肉，你就站起来了。坐下也是在这样一连串的指令下完成的。

[注意事项]
条条大路通大脑

运动皮质要将其所需要的信息收集起来，这些信息来源于大脑的方方面面。大脑中部有一种微小结构，称作基底神经节，主要由它拖住神经元信号穿行于额叶、前额叶和顶叶之间。丘脑作为中转站，把信息传达给主要的运动皮质。

神经元特征

让身体运动是一项艰难的工作，这需要大脑的不同部位加以配合。大脑分成两块区域，分别控制运动的不同步骤。前运动区负责从感官接收信息，再通过运动神经元告诉肌肉做什么。辅助运动区处理比较复杂的动作，比如挥动棒球棒。两块区域结合起来，你就动起来了。

它们
掉下去了！

是什么让你的身体动起来的?

挑战

随便拿起你面前的一样东西，一支铅笔或一杯水。现在想想：你认为大脑有几个部位参与了这个动作？两个？三个？

正确答案是六个。

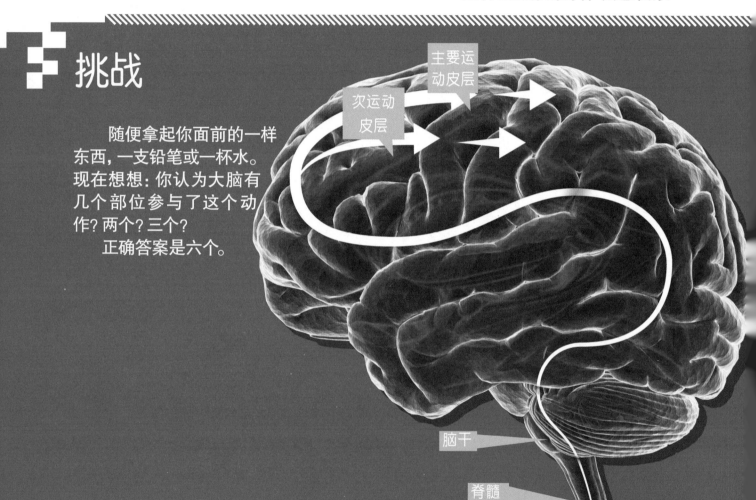

次运动皮层

主要运动皮层

脑干

脊髓

[注意事项]

随他吧！

如果你刚才拿起的杯子特别烫，你猜会发生什么？大脑会把拿杯子的动作反过来做一遍，把杯子放回去吗？不会！你会直接松开杯子。大脑有快速反应电路，称作反应能力。反应能力是直接的、无意识的反应。就像医生用橡胶锤击打你的膝盖时，你的脚会不自觉地踢出去一样。大脑知道烫的东西会造成灼伤，所以告诉你松开手。你松开手，杯子掉下去了！啪！

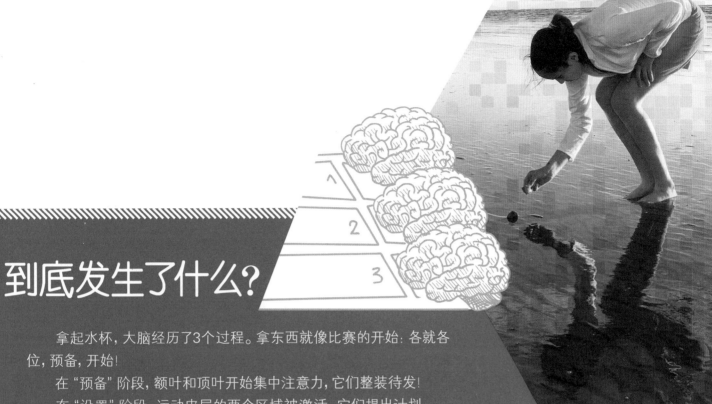

到底发生了什么?

拿起水杯,大脑经历了3个过程。拿东西就像比赛的开始:各就各位,预备,开始!

在"预备"阶段,额叶和顶叶开始集中注意力,它们整装待发!

在"设置"阶段,运动皮层的两个区域被激活。它们提出计划——动哪块肌肉,怎么动。

最后,在"行动"阶段,基底神经节循环被激活。神经元发出信号去收集信息,并将信息传输到前运动皮层。前运动皮层通过脑干把神经信号传送到脊柱。于是,手伸出去,拿起铅笔或水杯。

哇!做完这么多动作,你甚至需要喝杯水休息一下了,是吗?

神经元特征

我们的身体有大约650块肌肉,其中43块分布在面部。面部肌肉很多,而我们用这些肌肉做的动作更多——微笑、皱眉、打哈欠、咀嚼、吞咽、吐口水、交谈等。这些复杂动作都由人脑的某处控制着,这就是前运动皮层。前运动皮质的绝大部分精力集中在面部运动的处理上。简单点的动作,比如扭动脚趾,花费的时间要少得多。

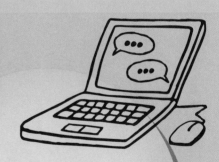

脊髓从身体的其他部位把信息带到大脑。

把它放进马达

你想做的任何运动，大脑都会发出一系列信号。

挑战

做一个挥动棒球棒的动作，你认为肌肉需要做几个动作？1个还是5个？

其实是需要超过15个肌肉动作来完成一个挥棒球棒的动作。

到底发生了什么？

想想需要的步骤。首先要把脚的位置设好，然后举起棒球棒，和肩膀形成一个角度。你看见球过来，向前跨一步，挥出棒球棒。砰，打中！你的每个动作都是肌肉运动产生的。

每个动作都是通过运动神经元从主要的运动皮层接收信息。信息量很大！每个信息都指挥肌肉动作。主要的运动皮层上有一亿左右的运动神经元。基底神经节是一群神经细胞，负责从大脑收集信息，再将信息发送到运动皮层。这些信息和小脑的信息一起循环，整合你的行为。

当你要挥动棒球棒时，神经元就忙起来了。电流信号蜿蜒着到达脊柱部位。运动神经给肌肉一个电击信号，肌肉收缩。你双手紧握球棒，然后挥出去。砰！球被你打过围栏。

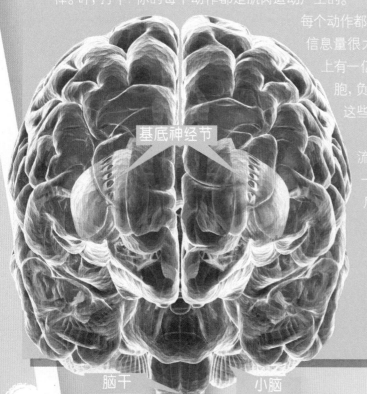

基底神经节

脑干　　　　小脑

挑战

抬起右脚, 沿顺时针方向转动。右脚继续沿顺时针方向转动, 右手食指在空中写个6。

你能同时做好吗? 还是脚转动的方向改变了?

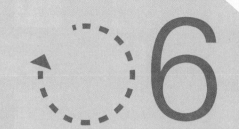

到底发生了什么?

人脑分左右两个半脑。右脑和创造性有关, 左脑和逻辑思维有关。但是, 你知道吗? 涉及运动的时候, 两个半脑就有了交叉。当神经通道从运动皮层到脊柱时, 两个半脑就交换了。大脑的左半部控制身体的右半部, 大脑的右半部控制身体的左半部。

在上述挑战中, 左脑控制节律和定时, 它不能同时让身体的同一边朝两个不同的方向运动。于是它短路了, 将两个动作合二为一, 所以你的右脚也和右手一样朝左边运动起来。

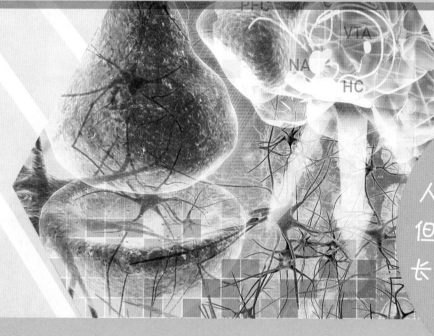

人的脊柱长约70厘米, 但脊髓只比脊柱的一半长一点点。

[注意事项]
你可以重组

生病或受伤会扰乱神经通道, 这会阻碍运动神经的走向。但如果受伤不太严重, 神经通道是可修复的。通过运动和训练, 人可以重组神经通道。但这一过程会持续几周、几个月, 甚至几年。

笔直走

站着不动——做起来可没那么容易。

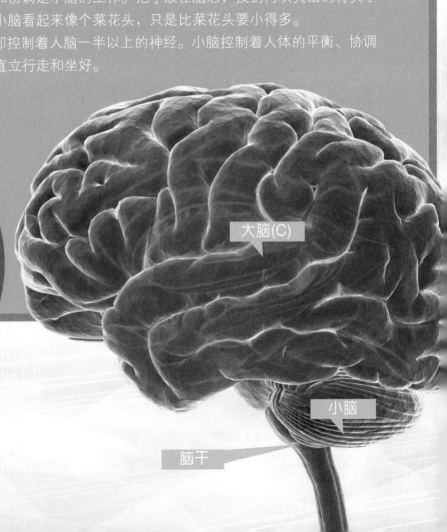

挑战

单脚站立，持续20秒。你能坚持吗? 可能不行。

到底发生了什么?

　　头脑在维持你的平衡。平衡和协调是小脑的工作。把手放在脑后，摸到两块突出的骨头了吗? 小脑就在这两块骨头下面。小脑看起来像个菜花头，只是比菜花头要小得多。

　　尽管小脑只占人脑的1/10，却控制着人脑一半以上的神经。小脑控制着人体的平衡、协调和运动。因为有了小脑，你才能直立行走和坐好。

你的大脚趾在维持平衡上起很大的作用。

大脑(C)

小脑

脑干

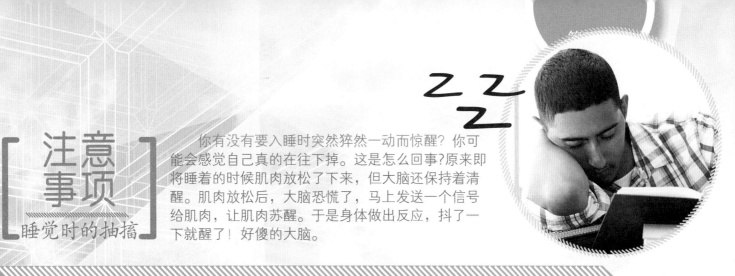

你有没有要入睡时突然猝然一动而惊醒？你可能会感觉自己真的在往下掉。这是怎么回事？原来即将睡着的时候肌肉放松了下来，但大脑还保持着清醒。肌肉放松后，大脑恐慌了，马上发送一个信号给肌肉，让肌肉苏醒。于是身体做出反应，抖了一下就醒了！好傻的大脑。

挑战

再单脚站立，这次闭上眼睛。闭上眼后，单脚站立是不是更难一些？可能是。

到底发生了什么？

小脑通过眼耳的感官接收信息，也从运动皮层接收信息。小脑协调整合所有信息后，再通过神经通道发回运动皮层。运动皮层通过运动神经元向肌肉发出指令。闭上眼后，小脑用来维持平衡的视觉提示就没了，所以你会晃动。

这听起来很简单，其实不然。小脑负责整合所有信息和指示的时机。如果错过时机，身体不会做适当的补偿，所以你会站不稳。小脑会不断查视运动皮质和感官皮质，确保一切进展顺利。就像驾驶员开车时，会不断查看前方和两边的道路，查看后视镜，保持适宜车速。哇！要开好车，同时要做好多事情。

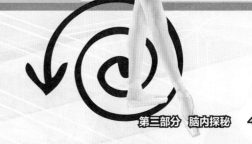

穿着足尖鞋的芭蕾舞者是怎样维持平衡的呢？ 足尖鞋的鞋底只有10.2厘米宽，也就是一张便笺纸的大小。想象一下，芭蕾舞演员全身的重量就在这么一双小鞋子上，不仅要维持平衡、不摔跤，还要旋转跳舞！研究表明：芭蕾舞演员的小脑比普通人的小脑要小一些。为什么呢？因为他们经常做让头脑忽略眩晕的训练，所以小脑会稍微缩紧一些，这样它们维持平衡时会稍微容易些。

→ 没有转弯

小脑帮助我们保持笔直。

挑战

把头前后摇晃几秒钟。什么感觉？晕，是吗？

到底发生了什么？

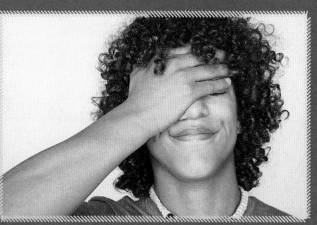

内耳影响我们的平衡感。内耳的结构使它能感知位置和运动。它的迷宫式结构是决定平衡的因素之一。迷宫式结构是一个由通道和管道组成的体系，通道和管道内充满液体，每个通道内壁有一层绒毛。当液体从绒毛上流过时，迷宫就记下来，发送信号给脑干和小脑，告诉它们头的位置变了。脑干收到信号后调整人体姿势，小脑调整信息后发送给运动皮层并让头活动，恢复平衡。

那么，你为什么会觉得晕呢？因为有时候，从眼睛、内耳和小脑获得的信息被搞混了。一下子，平衡完全被打破，所以你感觉眩晕。当你前后晃动头、打头，或坐车时，就会发生这样的情况。通常眩晕不会持续太久，大脑辨别清楚眼睛、内耳和小脑的信息后，眩晕就会消失。但有时候眩晕持续得比较久，这时候你得注意了。把这种情况告诉家人或医生，看是不是别的地方不对劲。

当你坐在过山车上翻转时，小脑会拼命维持你的平衡，防止你眩晕。

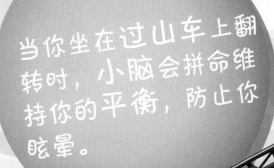

[注意事项]
打喷嚏

冷可不好玩！冷不仅会让你打喷嚏和感觉累，还会让你感到眩晕。为什么呢？这是因为多余的液体堆积在迷宫。管道内液体太多的话，管道会肿胀，迷宫很难决定运动。这样，小脑就会弄不清该把哪个信号发送给运动皮层。各种信息混合把大脑转晕了，所以你会觉得眩晕。

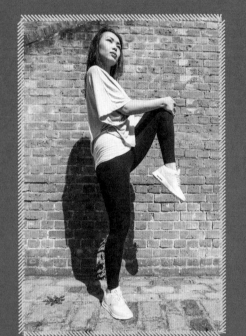

挑战

单脚站立，能站多久站多久。你能持续多久呢？到最后你可能会摇晃，想要扶住什么。

到底发生了什么？

小脑发送信号给腿部肌肉，让腿部肌肉保持不动。你单脚站时，可能会感觉肌肉有点抽搐或摇晃。稳定性是通过脚、脚踝、膝盖和臀部来维持的，这些部位的肌肉需要弯曲，并做一些小调整来维持不动。你的各种感官信息不断传达给这些部位，让你保持直立，直到这些肌肉累了，撑不住了，你就会倒。

单脚站立能很好地测试你的平衡能力。平衡感好的人，单脚站立能持续30秒以上。你能持续多久呢？

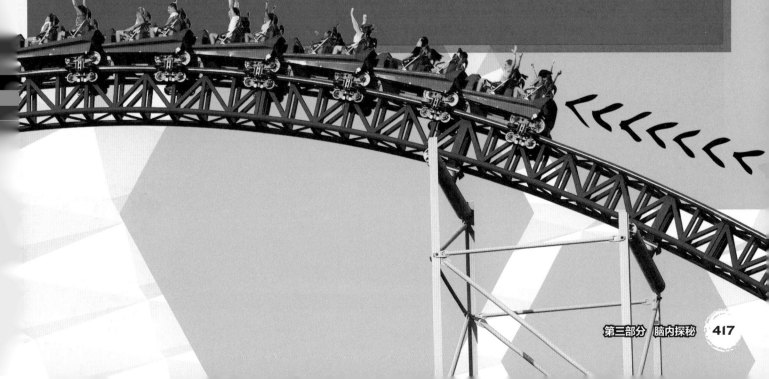

现在全体集合

做些复杂的动作! 没问题! 大脑知道怎样协调运作。

挑战

做下列活动时, 大脑要完成多少个动作? 10, 100, 还是1000?

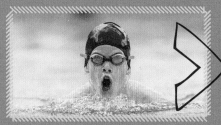 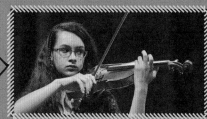 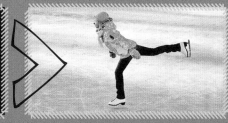

到底发生了什么?

做游泳、拉小提琴这样的技能活动时, 大脑要同时做很多调整, 这些调整数都数不清。试想想, 游泳时头前后在动, 这需要小脑调整每个角度。你的胳膊在动, 脚在踢, 这些肌肉活动都分别需要大脑提供单独的信息。记忆力也得激活, 你才能记住怎样划水。大脑还得清楚什么时候转身、什么时候呼吸。

哎哟!

疼痛会打断我们的进程。当人感觉痛时, 痛处的神经发送信号给脊髓, 脊髓再飞快地将神经信号传输到大脑额叶。所以, 你击打膝盖, 哎哟! 大脑马上就知道了。为什么? 痛的信号马上引起额叶的注意, 额叶采取一切办法让痛停止。我们的身体可不喜欢痛。

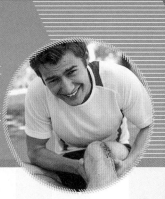

[注意 事项]
冰山一角

著名的心理学家西格蒙德·弗洛伊德把头脑比作冰山。浮在水面上的冰山角是意识，它负责处理我们思考的内容，以及需要我们即刻注意的事情，比如与人交谈。冰山的底部是我们的潜意识，负责处理我们没有意识到的思考和行为，比如呼吸或者我们已经做得非常熟练的事情。就像从上面看不到水下的冰山一样，潜意识是看不到的，也不为意识所知。

挑战

你做了一份三明治当午餐，这个行为你需要考虑多少呢？可能考虑得并不多。

到底发生了什么？

考虑用什么肉、什么奶酪、什么面包，放芥末还是沙拉酱，这些是有意识的思考，你得想一想。但你真的想过怎样把这些材料放在一起做出三明治来吗？极有可能你根本不用想。你的手自然地将面包铺平，把芥末涂在上面，然后加肉和奶酪。你可能一边和别人说话，一边就把三明治做好了。你根本不用考虑怎么做。这就是无意识的思考。

不管是无意识的行为，还是有意识的行为，都要通过运动皮层。但无意识的行为由顶叶安排，顶叶可以通过海马体的帮助唤起记忆，使你记起怎么做事情。只有某个动作被安排好马上要做时，才会到达额叶皮质，你才会意识到正在做的事情。

运动皮层

顶叶

额叶

神经元知识

我们很多行为都是有意识的行为，也就是说在做之前我们实际上都想过。但也有很多行为是无意识的，比如眨眼或打喷嚏。而且有的时候，有意识的行为练习多了也会变成无意识的行为。比如，假设你喜欢打高尔夫球，一直在练习，练到一定程度后，只要你一推杆，潜意识就会接管你的意识，你不必思考下一步要做什么。

人脑没有感受痛的感觉器官，所以你的大脑是感觉不到痛的。

 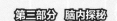

→ 跟着领头羊

尝试新的事情是比较艰难的，但跟着别人做就好多了。

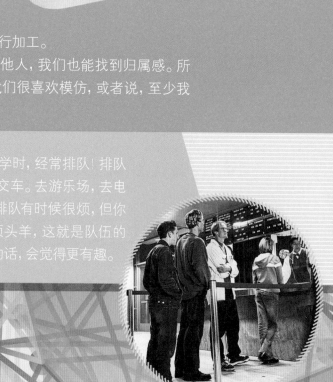

■ 挑战

回忆一下你第一次做某事时的情景，比如骑自行车、烤蛋糕。
你是怎么知道要如何做的呢？可能有人教过你。

到底发生了什么？

你的脑就像一个模仿者，喜欢模仿别人。我们观看别人怎么做，然后重复那些动作。人的视觉皮层看见这些行为，传送到额叶皮质或大脑的思考区域，进行加工。

大脑喜欢重复，一遍遍地做就是学习的方式。通过模仿他人，我们也能找到归属感。所以，跟在他人身后排队对我们来说非常自然。实际上，我们很喜欢模仿，或者说，至少我们的大脑很喜欢模仿。

[注意 事项]
下一位，请！

你想过我们排过多少队吗？上学时，经常排队！排队吃午餐，排队上课，甚至排队上公交车。去游乐场，去电影院，有时去厕所都要排队。尽管排队有时候很烦，但你的大脑并不介意。大脑喜欢跟着领头羊，这就是队伍的意义所在。不过，如果你排在前面的话，会觉得更有趣。

[注意事项]
锻炼大脑

大脑就像一块巨大的肌肉。每个人都知道肌肉需要锻炼，大脑也需要锻炼。当你用力思考某件事时，就是在锻炼大脑。神经元将信号穿过大脑，帮助它保持良好状态。这些神经元形成更强的记忆关联，这样下次记东西时更容易些。所以下次你想锻炼脑力时，不妨读读书或者做做数学题。你的大脑也需要一些行动！

1+2=3

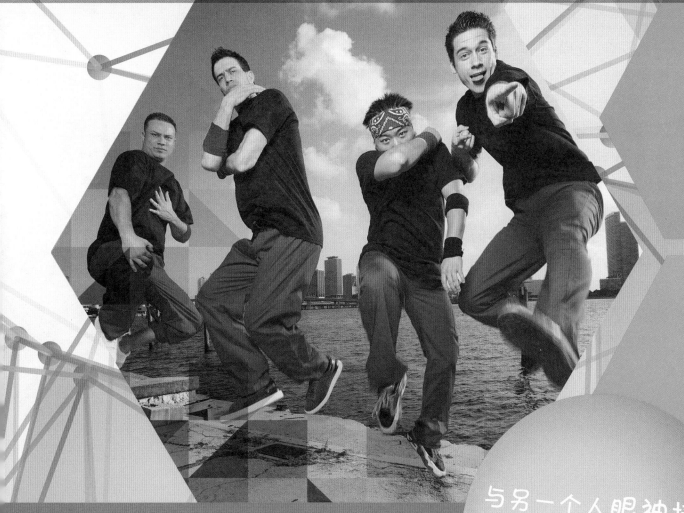

[注意事项]
自动驾驶仪

想想游泳或拉小提琴。大脑做这些复杂任务时，就将其储存在你的潜意识里。当需要再次做这些事情时，大脑从存储中取出即可。再次做这些任务时你根本不需要思考，相反，你可以集中注意力在细节上。

与另一个人眼神接触，能让你更好地模仿他做的事情。

迂回
线路

第413页

人脑的**左半球**负责掌握**节奏**和**控制**时间。

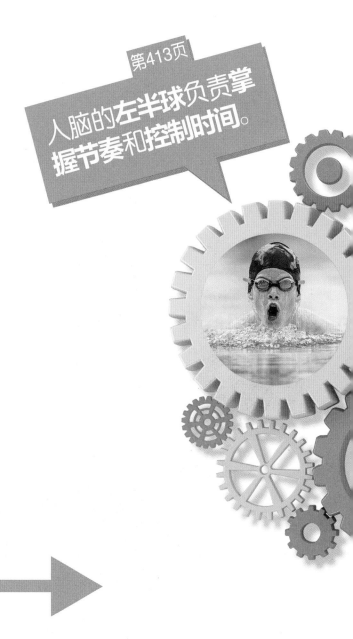

人脑是地球上最复杂的超级电脑。它是罗盘、仓库、时间机器的综合体。它的储存能力是无限的，而且有足够多的记忆，可以在时间轴上来回穿梭。正是有了人脑这台超级电脑，你才能每天早上自动醒来，走路时不会撞到墙。

神经元发出的信号像赛车一样，以惊人的速度驰骋在弯弯曲曲的头脑高速公路上，把头盖骨下发送的命令传达到身体相应的部位。如果没有一条现成的道路，这些神经元会开辟一条新路。人脑从不关机，即使是在你睡觉的时候，大脑也在不停地工作。

你跟上这些想法了吗？

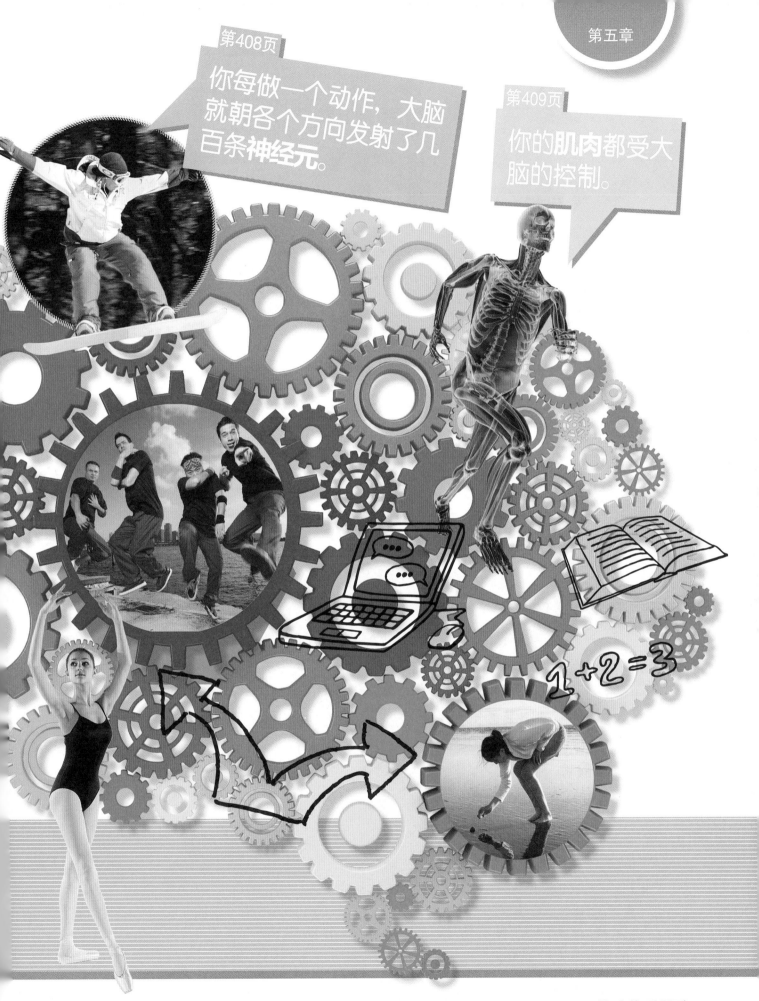

第408页

你每做一个动作，大脑就朝各个方向发射了几百条**神经元**。

第409页

你的**肌肉**都受大脑的控制。

1+2=3

头脑休息站

1.什么东西你走得越远，留下的越多？

2.两张图中，哪个中心的圆圈更大些？

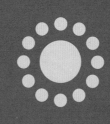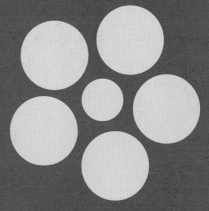

大脑需要休息? 玩玩这些有趣的游戏, 让大脑放松一下。

3.这个句子里有几个F?

Finished files are the result of years of scientific study combined with the experience of years.

4.什么东西满身是孔, 但仍然能装水?

5.这幅图会让你想到哪个英文单词?

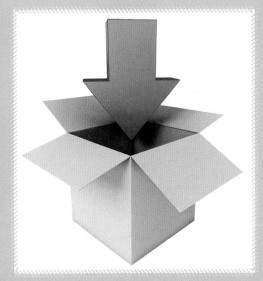

人脑地图

第7页　目录
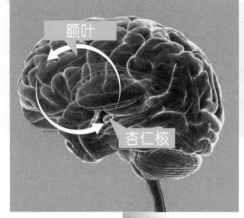
额叶

杏仁核

了解大脑
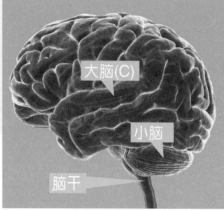
大脑(C)

小脑

脑干

第340页　启动你的引擎
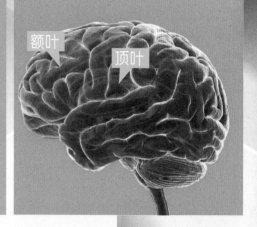
额叶

顶叶

第348页　所有神经网通向额叶
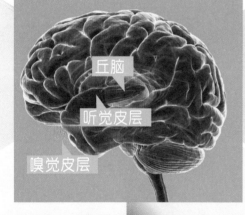
丘脑

听觉皮层

嗅觉皮层

第356页　找路线
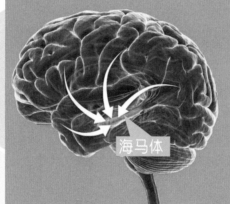
海马体

第358页　检查你的记忆
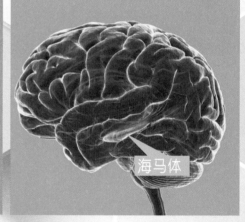
海马体

第362页　认知范围
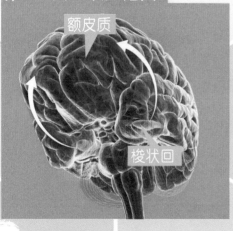
额皮质

梭状回

第373页　双向交通
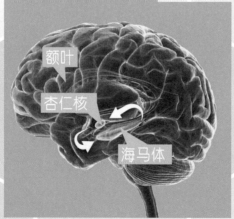
额叶

杏仁核

海马体

第376页　准备行动
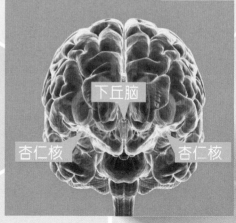
下丘脑

杏仁核

杏仁核

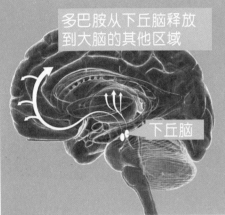

第381页　竞争的世界

多巴胺从下丘脑释放到大脑的其他区域

下丘脑

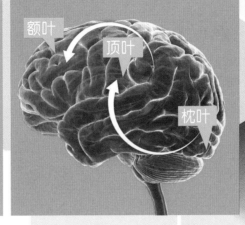

第391页　逻辑区域

额叶

顶叶

枕叶

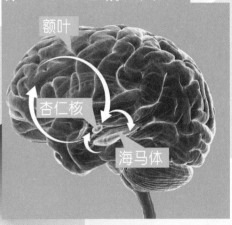

第394页　心情庄园

额叶

杏仁核

海马体

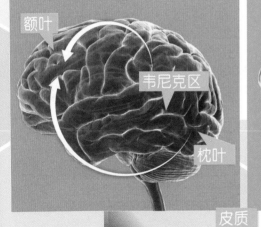

第399页　换挡

额叶

韦尼克区

枕叶

皮质

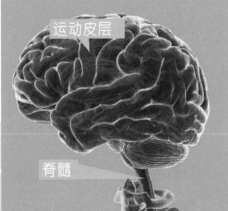

第408页　前方有复杂策略

运动皮层

脊髓

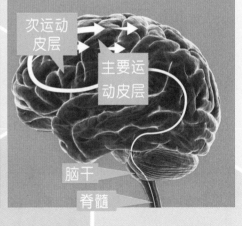

第410页　它们掉下去了！

次运动皮层

主要运动皮层

脑干

脊髓

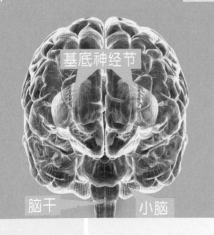

第412页　把它放进马达

基底神经节

脑干

小脑

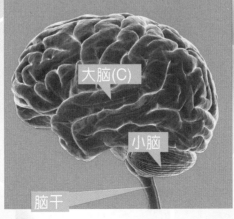

第414页　笔直走

大脑(C)

小脑

脑干

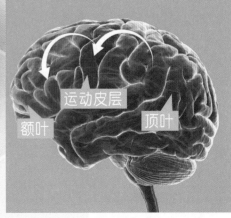

第419页　现在全体集合

运动皮层

额叶

顶叶

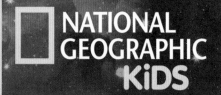

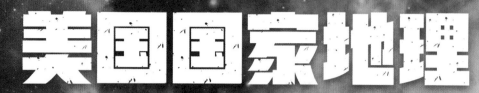

美国国家地理

少儿版

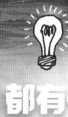

很多人的**童年回忆里**，
都有一本《美国国家地理》

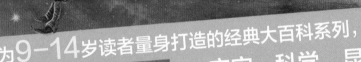

为9—14岁读者量身打造的经典大百科系列，
精选**宇宙、科学、昆虫、生活、动物**和**大脑**等多个主题

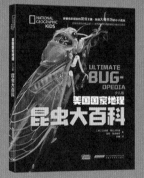

《昆虫大百科》

探索色彩缤纷的昆虫王国
发现大有作为的小小昆虫

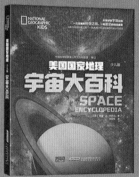

《宇宙大百科》

一次震撼的宇宙之旅
一场星空的视觉盛宴

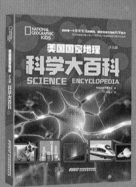

《科学大百科》

回味每一个改变生活的瞬间
感受科学的无限魅力

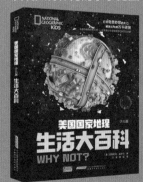

《生活大百科》

打开奇思妙想的大门
解答心中的万千谜团

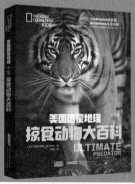

《掠食动物大百科》

认识身怀绝技的佼佼者
揭开动物世界的生存法则

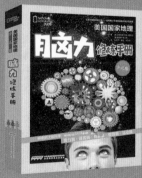

《脑力修炼手册》

探索神奇的大脑科学
500道趣味谜题带您提升脑力